A. CROWET & A.-J. NOEL

# PLANTES DU PAYS

### DONT LES VERTUS BIENFAISANTES
### SONT PROPRES A SOULAGER ET A GUÉRIR NOS MAUX
### ET NOS MALADIES

OUVRAGE CONTENANT LA DESCRIPTION DE 180 PLANTES MÉDICINALES

PLUS DE 1000 RECETTES MÉDICALES

ET DE NOMBREUX CONSEILS AYANT RAPPORT A L'HYGIÈNE

## ORNÉ DE GRAVURES EXPLICATIVES

Les simples, autrefois, guérissaient; pourquoi
ne guériraient-ils plus maintenant?
Dieu, en semant les végétaux sous nos pas,
n'a-t-il pas voulu nous avertir que c'était
pour notre bien?                    (RODIN.)

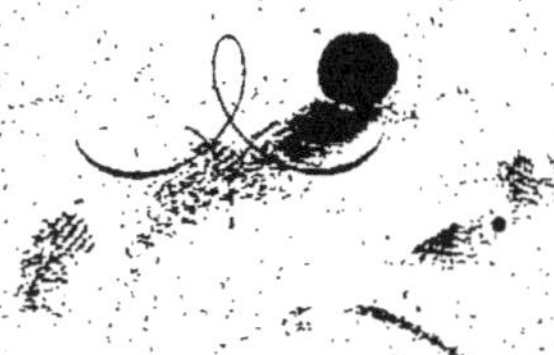

NAMUR.

LIBRAIRIE DE AD. WESMAEL-CHARLIER, ÉDITEUR, RUE DE FER, 51.

1880.

# PLANTES DU PAYS

DÉPOSÉ.

*Les formalités voulues par la loi ont été remplies.
Les exemplaires sont revêtus de la signature des
auteurs.*

NAMUR — IMPRIMERIE DE AD. WESMAEL-CHARLIER.

A. CROWET & A.-J. NOEL

# PLANTES DU PAYS

## DONT LES VERTUS BIENFAISANTES
## SONT PROPRES A SOULAGER ET A GUÉRIR NOS MAUX
## ET NOS MALADIES

OUVRAGE CONTENANT LA DESCRIPTION DE 180 PLANTES MÉDICINALES
PLUS DE 1000 RECETTES MÉDICALES
ET DE NOMBREUX CONSEILS AYANT RAPPORT A L'HYGIÈNE

### ORNÉ DE GRAVURES EXPLICATIVES

Les simples, autrefois, guérissaient; pourquoi
ne guériraient-ils plus maintenant?
Dieu, en semant les végétaux sous nos pas,
n'a-t-il pas voulu nous avertir que c'était
pour notre bien !       (RODIN.)

NAMUR.

LIBRAIRIE DE AD. WESMAEL-CHARLIER, ÉDITEUR, RUE DE FER, 51.

1880.

BIBLIOTHÈQUE NATIONALE R.F. ESTAMPES

ACQUISITION N° 85292

# ERRATA.

Page  25, ligne 1, *caillet*-lait, lisez *caille*-lait.
  »   27, » 13, gaillet *blanc*, lisez gaillet *jaune*.
  »   35, »  7, transporte, lisez transplante.
  »   37, » 29, *fleurs* blanches, lisez *feuilles* blanches.
  »  115, »  7, *cerveau*, lisez fleurs de *sureau*.
  »  133, » 14, (Voir page 17), lisez *118*.
  »  175, » 11, après le mot : armoise, ajoutez : primevère.
  »  208, » 21, (Voir page 101), lisez *139*.

# PRÉFACE.

*La santé.* — Nul bien, ici-bas, n'est aussi précieux que la santé; chacun le sait par expérience.

Le riche, comme le pauvre, est malheureux dès qu'il l'a perdue.

Pour conserver la santé, il faut, dit un savant docteur, être sobre, tempérant, exercer également et dans de justes mesures, le corps et l'esprit; faire enfin tous ses efforts pour garder la sérénité, le calme de l'âme.

Bien qu'on sache le prix inestimable de la santé, on prend cependant si peu de précautions pour la conserver bonne!

Combien de rhumes, de catarrhes, de bronchites, de maladies de poitrine et d'estomac, d'échauffements, etc. ont pour cause l'imprudence, le défaut de précaution!

La santé se perd encore par indifférence ou par ignorance : nous ne soignons ni à temps ni convenablement les petites indispositions qui dégénèrent souvent, par notre faute, en maladies graves.

Alors, que de souffrances, que d'inquiétudes, et que de frais! Heureux encore, si l'on en revient!

*Bul de ce livre*. — Le but de ce livre est de mettre toute personne souffrante à même de se soulager à temps, sans frais pour ainsi dire, et de prévenir bien des maladies graves avec leur triste cortège de douleurs physiques et morales, et leur traitement ruineux.

*Remèdes*. — Les nombreux remèdes que nous indiquons pour chaque maladie sont, pour la plupart, tirés des plantes du pays.

*Tous ont été recommandés et expérimentés par un grand nombre de médecins, et beaucoup sont d'une efficacité souveraine.*

*Avantages*. — N'est-il pas bien avantageux de trouver autour de soi, au jardin, le long des fossés, dans la prairie, partout, des plantes douées de vertus merveilleuses contre tous nos maux, et qui ne coûtent que la peine de les cueillir ?

Est-il raisonnable, que l'homme, l'homme des champs surtout, ignore et leur nom, et leurs propriétés, et la manière de les utiliser ?

« La connaissance des plantes, dit Louis Figuier, peut rendre des services dans une foule de circonstances. Celui qui habite la campagne et qui ne connaît pas les plantes qu'il foule sous ses pieds, est comme un étranger qui serait transporté dans un pays plein de charmes, mais dont il ignorerait la langue et les coutumes.

„ Dieu n'a pas seulement accordé aux plantes l'élégance et la beauté, il leur a aussi donné en partage la puissance de calmer nos maux et d'adoucir nos souffrances physiques. „

Et cependant, combien peu cherchent à les connaître! et quelle indifférence on leur témoigne!

Nul n'est prophète chez soi, dit le proverbe; il est vrai pour les plantes comme pour les hommes. En effet, nous dédaignons les plantes que la Providence a fait croître dans nos climats et qui conviennent spécialement pour combattre les maladies les plus fréquentes de nos régions; et nous leur préférons celles, extrêmement chères et souvent avariées, qui nous arrivent des pays lointains.

Certes, ces dernières peuvent produire d'admirables effets sur les habitants des contrées où elles poussent; mais soyons persuadés qu'elles sont moins efficaces chez nous; parfois même elles sont nuisibles si, en route, elles ont été avariées ou mal conservées.

Du temps de Joseph II, un homme avait trouvé un remède souverain contre certaines fièvres, et il avait obtenu des cures merveilleuses. L'empereur, dans le but de vulgariser ce spécifique, en acheta le secret pour 1500 florins. Mais à peine sut-on que le précieux remède était le buis commun, qu'on le délaissa; il perdit son prestige et tomba dans l'oubli....

Et voilà comme nous traitons nos pauvres plantes.

Elles n'ont qu'un tort, celui de croître vulgairement sous nos pieds.

M. le D<sup>r</sup> Saffray a bien raison lorsqu'il proclame que nous portons à l'étranger des millions pour payer des produits dont nous foulons chaque jour l'équivalent sous nos pas.

Nous aimons mieux, nous, payer au poids de l'or des drogues décorées de noms barbares qui s'étalent dans des bocaux dorés, enguirlandés. « Anciennement, dit un autre ami des plantes, les remèdes étaient bien plus simples qu'aujourd'hui. On étudiait mieux la nature et l'on savait mettre à profit, pour soulager les souffrances humaines, les sucs bienfaisants qu'elle renferme dans les plantes. On les recueillait soigneusement, on les conservait par la dessication, et c'était là toute la pharmacie. »

Vivait-on moins vieux qu'aujourd'hui?

A l'exemple de nos pères, ne dédaignons pas ces bonnes et humbles plantes, apprenons à les mieux connaître et sachons mettre à profit leurs vertus bienfaisantes.

C'est le double but de cet ouvrage.

Afin que l'on puisse facilement reconnaître les plantes dont nous y avons fait mention, nous avons joint, au nom de chacune, les noms vulgaires qu'on lui donne; nous en avons décrit les caractères saillants; nous avons fait connaître les terrains, les lieux qu'elle préfère.

Enfin, pour faciliter les recherches et rendre les erreurs impossibles, nous avons joint une figure à la description des plantes qui pourraient n'être pas connues de tous.

D'un autre côté, il importe de cueillir les plantes à l'époque où les parties actives sont dans toute leur vigueur, et de connaître quelles portions du végétal, racine, tige, écorce, fleurs, feuilles ou fruits sont utilisables; nous avons clairement indiqué tout ce qui concerne ces objets; comme aussi les doses qui varient selon les propriétés plus ou moins actives des plantes et suivant l'âge des personnes qui les utilisent.

De cette manière, chacun peut se former une petite pharmacie domestique pleine de remèdes presque toujours efficaces et tout à fait gratuits. Si l'on doit consulter le médecin, on les aura sous la main pour les employer selon ses prescriptions.

Nous avons cru prudent de réunir, dans un chapitre spécial. les principales plantes vénéneuses de notre pays, afin que, les rencontrant, on pût les reconnaître et éviter leurs propriétés nuisibles.

*Maladies.* — Il nous a paru plus simple, plus naturel, de suivre, pour passer en revue toutes nos maladies, l'ordre des diverses parties du corps. Ainsi, le chapitre 1er concerne toutes les maladies de la tête; le second. celles du cou; etc.

Pour être complet, nous avons indiqué les soins à

donner en cas d'accidents, et la manière de se servir de sangsues, vésicatoires, désinfectants, etc.

Chaque maladie a son article spécial rédigé de manière à en présenter d'abord les principaux caractères; puis les remèdes, tirés des plantes, et qui sont propres à les combattre; puis enfin, sous forme de conseils précis, les règles d'hygiène à observer pour en prévenir le retour.

Loin de nous la pensée de vouloir tout guérir sans le secours du médecin. Il y a bien des cas graves où sa présence est nécessaire, et mention en est faite. Mais, dans ces cas même n'est-il pas utile de savoir donner les premiers soins en attendant son arrivée?

Par contre, son ministère n'est pas indispensable dans une foule d'affections peu graves, telles que rhumes, catarrhes, fièvres, migraine, rhumatismes, maux de ventre, d'estomac, de gorge, de dents, de tête, faiblesses, langueur, insomnie, goutte, etc. Notre ouvrage indique une foule de recettes qui opèrent merveilleusement contre ces maladies, ces malaises légers; elles arrêtent le mal, le guérissent promptement, et tuent ainsi, dans son germe, une maladie grave, mortelle peut-être, qui aurait pu se déclarer faute de soins opportuns.

C'est ainsi que bien des gens conservent des semaines, des mois entiers, des rhumes, des catarrhes qui dégénèrent parfois en maladies de poitrine; tandis qu'il eût suffi de boire quelques potions de lierre terrestre, par exemple, pour s'en débarrasser en moins de 24 heures.

Nous pourrions citer ici beaucoup de guérisons qui s'obtiennent aussi facilement et sans qu'il soit besoin de recourir à des remèdes étrangers.

Ajoutons enfin que, pour rester à la portée de tout le monde, nous avons exclu de notre langage les termes qui conviennent à la médecine et à la botanique; nous les avons remplacés par des expressions vulgaires.

Nous avons visé à la clarté plutôt qu'à l'élégance. Nous n'avons eu qu'un but : être utile en nous faisant comprendre de tous.

Puissions-nous l'avoir atteint et avoir initié l'homme des champs au secret de faire servir les plantes, ses compagnes, au soulagement, à la guérison prompte, facile et peu coûteuse de tous les maux auxquels l'expose son tempérament, ou qu'il s'attire par son imprudence, ses excès ou sa négligence.

# QUELQUES EXPLICATIONS PRÉALABLES.

Les mots tisane, infusion, décoction, cataplasme, gargarisme, sinapisme, reviendront à chaque pas dans cet ouvrage. Il est bon de s'en faire une idée claire.

*Tisane.* — Une tisane se fait de deux manières : soit en versant de l'eau bouillante sur des plantes, fleurs, feuilles, racines, etc., ce qui s'appelle une *infusion ;* soit en faisant bouillir ces mêmes plantes pendant quelques minutes, ce qui se nomme *décoction.*

*Dose.* — Si l'on emploie des feuilles, des fleurs ou des sommités de plantes, la dose peut varier de 5 à 30 grammes; c'est-à-dire depuis le poids d'une pièce d'un franc jusqu'à celui de 6 francs.

Si l'on fait usage de la racine, du bois ou de l'écorce des plantes, la dose est double ou triple : elle varie de 20 à 100 grammes.

La dose, en général, dépend de la force de la plante et de l'intensité d'effet que l'on veut produire, soit à l'intérieur, soit à l'extérieur; c'est pourquoi elle s'écartera parfois de ces chiffres : dans ce cas, elle sera toujours minutieusement indiquée.

La dose varie encore avec l'âge ou la force des personnes souffrantes.

Voici, quant à l'âge, une règle indiquée par M. le Docteur Dupasquier :

Pour un homme de 20 à 60 ans, dose entière.

Au-dessous d'un an, un quinzième ou un douzième.

|   |   |   |   |   |   |
|---|---|---|---|---|---|
| 2 ans, | un | huitième. | 7 | ans | un tiers. |
| 3 " | " | sixième. | 14 | " | une moitié. |
| 4 " | " | quart. | 20 | " | deux tiers. |

Au-dessus de 60 ans, on suit la gradation inverse.

*Infusion.* — On verse de l'eau bouillante sur les substances mises dans un vase; on le ferme et on laissé infuser pendant dix minutes. Les tisanes de fleurs, de feuilles et de substances aromatiques se préparent, en général, par infusion. Si ce sont des racines, des écorces ou du bois, il faut les diviser en parties très menues et faire durer plus longtemps l'infusion.

*Décoction.* — C'est faire bouillir les substances destinées à être employées en tisane ou en cataplasme. On emploie surtout en décoction les fruits et les matières difficiles à diviser. Ne pas trop prolonger une décoction pour tisane.

*Cataplasme.* — C'est un médicament que l'on applique sur les tumeurs pour les faire disparaître. Les cataplasmes sont un mélange de farine ou d'autres poudres avec un liquide, soit de l'eau, soit une infusion ou une décoction de plante.

Raspail dit qu'en général, dans un but de propreté, on a soin d'étendre le cataplasme carrément sur la partie moyenne d'un linge doux, clair, mais sans déchirure et sans trous. On replie, par-dessus, les deux autres tiers du linge, de manière qu'ils se recouvrent mutuellement; on ramène de même l'une sur l'autre les deux extrémités du linge, et l'on applique le cataplasme sur la peau par son côté simple. De cette façon, quand on enlève le cataplasme, il n'en reste de trace nulle part, ni sur la peau, ni sur les hardes. »

« Il ne faut jamais appliquer un cataplasme trop chaud. Le degré de chaleur convenable doit être tel qu'on puisse toucher le cataplasme avec le dos de la main sans se brûler. Autant que possible, il ne doit pas s'étendre au delà des parties malades, ni gêner par son volume ni par son poids.

Renouvelez le cataplasme assez souvent pour qu'il ne puisse s'aigrir ni refroidir le malade.

Dès que le nouveau cataplasme est prêt, enlevez celui qu'il doit remplacer, essuyez la peau avec un linge fin et propre et appliquez le nouveau, sans retard, pour éviter tout refroidissement.

*Gargarisme.* — Le gargarisme est une potion liquide destinée à baigner les parois de la bouche et particulièrement du gosier; on la rejette sans l'avaler (Dupasquier).

Mais si l'on veut que le liquide pénètre jusqu'au fond de la gorge ou arrière-bouche (angine-croup), il faut en imbiber une petite éponge ou un petit pinceau de charpie, fixés solidement au bout d'une baguette ou d'un fil de fer, se placer devant un miroir, si l'on opère soi-même, et baigner les parties malades.

*Sinapisme.* — C'est une sorte de cataplasme que l'on prépare en délayant de la farine de moutarde dans de l'eau tiède, mais jamais bouillante. C'est un excitant énergique qui ramène le sang vers la peau et active la circulation.

## REMARQUES.

I. En décrivant les plantes médicinales, nous en avons indiqué, mais d'une manière générale seulement, les propriétés curatives les mieux établies.

Il ne faut donc pas s'attendre à trouver, à la suite de chacune, la nomenclature des maux ou des maladies qu'elle combat ou guérit.

C'est à la seconde partie qu'il faut demander ces détails.

Voici, d'ailleurs, le principe essentiellement pratique qui nous a guidés : vous souffrez d'un mal quelconque, d'un mal de gorge par exemple ; ouvrez le livre à l'article : mal de gorge, dans la seconde partie ; vous y voyez les plantes propres à combattre cette affection. Ne connaissez-vous pas ces plantes, ou ignorez-vous les doses à employer ? recourez aux descriptions de la première partie.

II. Nous avons omis la description des plantes potagères à propriétés médicales, et de quelques autres connues de tous.

# PREMIÈRE PARTIE.

DESCRIPTION POPULAIRE DES PLANTES MÉDICINALES.

## I. — Antilaiteux.

Ce sont les médicaments qui ont pour effet de diminuer la formation du lait.

La racine de fraisier, les feuilles d'aune appliquées sur les mamelles, la menthe poivrée, le persil, le cerfeuil et le roseau commun sont des antilaiteux.

### MENTHE POIVRÉE.

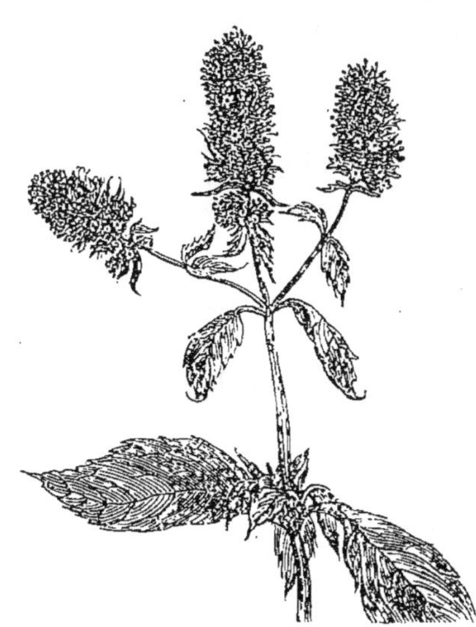

Fig. 1 — Menthe poivrée.

La menthe poivrée ou menthe anglaise a la tige dressée, branchue et couverte de poils (fig. 1); les feuilles pointues, dentées en scie, d'un vert foncé au-dessus et duveteuses au-dessous; les fleurs petites et rougeâtres, disposées en épis à l'extrémité des rameaux. Elle se distingue par une odeur aromatique très forte et cam-

phrée, une saveur chaude et poivrée. On la récolte un
peu avant la floraison et on la dessèche le plus vite possible. Elle croît sur les bords des eaux courantes, mais
on la cultive aussi dans les jardins où elle fleurit en juin
et en juillet.

L'infusion se fait avec une pincée de rameaux séchés
par litre d'eau. On la prend par petites tasses de temps en
temps.

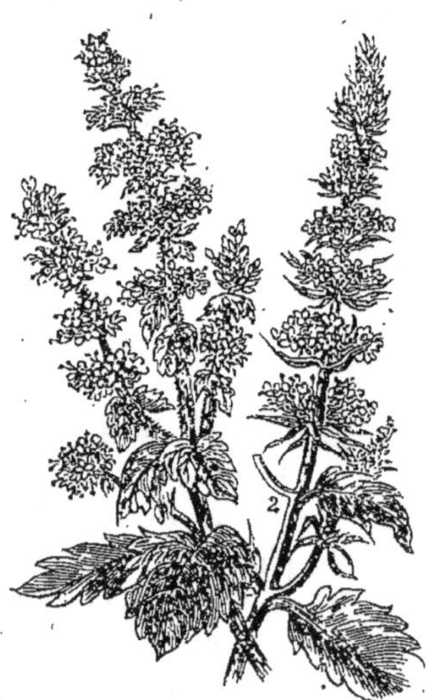

Fig. 2. — Menthe sauvage.
Fig. 3. — Menthe à feuilles rondes.

On trouve aussi, aux lieux incultes, un peu humides, sur le bord des ruisseaux, la *menthe sauvage*, à longs épis de fleurs roses, velues en dehors; et la *menthe à feuilles rondes* très velue, aux feuilles blanchâtres, et dont une variété à feuilles crépues, crispées, dégage une odeur très forte. Enfin, il y a la *menthe pouliot* qui croît dans les marais et les terrains humides.

Elles ont toutes des propriétés analogues à celles de la menthe poivrée.

## II. — Antiscorbutiques,

Ce sont les remèdes que l'on emploie pour combattre le
scorbut, maladie caractérisée par un affaiblissement ex-
traordinaire, par une halaine puante, par les plaies et

le saignement des gencives. Les personnes qui en sont atteintes s'essoufflent au moindre exercice et leur figure devient comme plombée. Voici quelques-uns de ces médicaments : le cochléaria, la capucine, la fumeterre, le trèfle d'eau, la moutarde noire, la patience, le cresson, le pourpier, la petite centaurée, le marrube, l'ail, le pissenlit nommé vulgairement *pichoulit*, l'oseille, le raifort sauvage, le génévrier, le saponaire, le vélar et l'angélique.— L'ail, le pissenlit, l'oseille ou *churelle*, le pourpier sont suffisamment connus : nous n'en donnerons pas la description.

### LE COCHLÉARIA.

Sous les noms d'*herbe de cuillers*, de *cranson* et d'*herbe au scorbut*, cette plante est cultivée dans les jardins. Sa racine est blanche, assez grosse et droite; son extrémité est fibreuse. Ses fleurs s'ouvrent en avril; elles sont blanches, ont quatre pétales en croix (crucifère) et sont réunies en boule; ses feuilles, en forme de cœur, sont placées à l'extrémité d'une longue queue. C'est un stimulant énergique et l'un des meilleurs antiscorbutiques. On en mange les feuilles comme celles du cresson. On récolte la plante lorsqu'elle est en fleur et on l'emploie à l'état frais. Séchée, elle perd beaucoup de sa propriété. — L'infusion se prépare avec 20 à 40 gr. de feuilles par litre d'eau, de bière, de lait ou de petit-lait.

### LA CAPUCINE.

C'est une plante grimpante qui fleurit jusqu'aux gelées et que l'on nomme quelquefois *cresson d'Inde*. Ses feuilles sont rondes et soutenues vers leur centre par une queue assez longue; ses fleurs sont grandes et de couleur d'orange. Toutes les parties de la plante sont utiles. On la cultive dans les jardins. On met ses fleurs dans la salade pour lui donner le goût agréable du cresson de fontaine et en même temps pour l'orner. — C'est aussi un stimulant.

### LA FUMETERRE.

La fumeterre, nommée aussi *fiel de terre*, *pied de géline* a une tige carrée, garnie de petites branches très tendres, et une hauteur de 30 à 60 centimètres. Ses feuilles, d'un vert bleuâtre ou cendré, présente beaucoup de découpures, elles ressemblent assez bien à celles du persil. Ses fleurs, d'un bleu rougeâtre, sont tachetées de pourpre au sommet et forment de petites grappes qui apparaissent, de mai à octobre, à l'extrémité des rameaux. On récolte cette plante aux mois de mai et de juin et on la sèche promptement. Quand on veut faire une infusion ou une décoction, on emploie de 30 à 60 grammes de plante sèche par litre d'eau ou de lait.

### LE TRÈFLE D'EAU.

Cette plante est aussi connue sous les noms de *ménianthe* et de *trèfle des marais*. Ses tiges sont rampantes; ses feuilles sont lisses et divisées en trois parties; ses fleurs sont blanches et disposées en grappes le long des tiges. On rencontre cette plante dans les marais, les ruisseaux et sur les bords des étangs où elle fleurit en mai. En été, on utilise les feuilles fraîches; en hiver, on prend les feuilles récoltées fin d'été. Pour infusion ou décoction : 15 à 30 grammes de feuilles par litre d'eau.

### LA MOUTARDE NOIRE.

Il y a deux sortes de moutarde que l'on peut se procurer dans le commerce : la moutarde noire et la moutarde blanche. Les graines de cette dernière sont un peu plus grosses que celles de la première. La plante qui est si répandue dans nos champs et que l'on désigne vulgairement par le mot *sené*, c'est la moutarde sauvage. On ne l'emploie pas en médecine parce que ses propriétés sont moins énergiques que celles de la moutarde noire. Comme fébrifuge, on donne 4 à 5 cuillerées de graines entières; comme excitant, 10 à 15 grammes; comme purgatif, 15 à 30 grammes de graines écrasées. En décoction on prend 50 grammes de graines écrasées par pinte d'eau. Une cuillerée de farine de graine de moutarde mélangée à un verre d'eau est un vomitif prompt et sûr.

## LA PATIENCE.

C'est une plante connue sous les noms de *churelle, parelle, dogue, oseille aquatique.* On la trouve ordinairement dans les lieux humides, les prairies, le long des ruisseaux. On n'utilise guère que la racine de cette plante. Il vaut mieux l'employer fraîche que sèche. Si l'on veut la conserver, il faut l'arracher en automne, la fendre et la sécher soigneusement. On emploie la décoction de racine à la dose de 30 à 60 grammes par litre d'eau.

## LE CRESSON.

C'est le cresson de fontaine ou cresson d'eau. On en fait usage en toute saison mais préférablement au mois de mai. L'infusion ou la décoction se prépare avec 30 à 60 grammes par litre d'eau.

## LA PETITE CENTAURÉE.

*Herbe à Chiron, herbe au Centaure, herbe à la fièvre, fiel de terre, cintor,* tels sont les noms populaires de cette

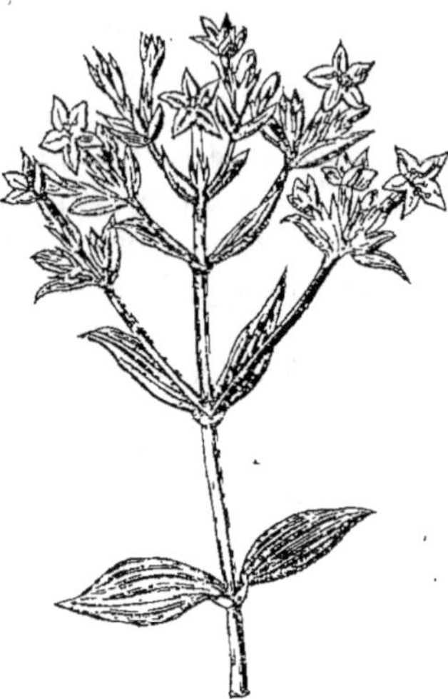

Fig. 4. — La petite Centaurée.

plante. D'une hauteur de 30 cent. environ, la tige est dressée, rameuse au sommet; les feuilles sont petites, ovales, en forme de lance; les fleurs d'un rose foncé, forment une espèce de bouquet au sommet de la tige; elles apparaissent aux mois de juillet et d'août. Cette plante se rencontre dans les bois, les terres légères et sablonneuses. Ce sont les extrémités fleuries qui sont employées. On les récolte au moment de la floraison. L'infusion se fait avec 10 à 30 grammes par litre d'eau.

## LE MARRUBE.

Le marrube, nommé aussi *marrube blanc, marrube commun, marrochemin, herbe vierge,* croît partout dans les lieux non cultivés, sur les bords des routes et des fossés, sur les décombres. Sa tige droite, branchue et cotonneuse au sommet, atteint de 30 à 60 centimètres. Ses feuilles arrondies, cotonneuses et dentées irrégulièrement sont d'un vert blanchâtre. Les fleurs petites, blanches et nombreuses sont réunies en groupe autour de la queue des feuilles et se montrent de mai à octobre. L'odeur de la plante est pénétrante, mais elle n'est pas désagréable. La récolte se fait vers le moment de l'apparition des fleurs.

En se desséchant cette plante perd son odeur musquée, mais elle conserve sa saveur chaude, amère et piquante. On utilise les feuilles et les extrémités fleuries pour faire des infusions; la dose est de 15 à 30 grammes par litre d'eau ou de lait.

### LE RAIFORT SAUVAGE.

Cette plante est cultivée dans les jardins. On arrache la racine après l'apparition des fleurs. Selon les localités le raifort s'appelle *grand raifort, cochléaria de Bretagne, moutarde des capucins, moutarde des Allemands, radis de cheval, cranson rustique, cran de Bretagne* ou *rave sauvage*. Il fleurit en juin. Les fleurs sont blanches et en forme de croix. L'infusion se fait avec 15 à 30 grammes de racine par litre d'eau. Comme antiscorbutique, on verse 15 à 30 grammes de suc dans du vin. Contre l'enrouement et l'extinction de voix, on administre 15 à 60 grammes de sirop à prendre par cuillerées mélangées à un petit verre d'eau, chacune.

### LE GENÉVRIER.

Arbrisseau toujours vert, aux feuilles étroites, longues et piquantes, réunies 3 à 3 sur les branches; aux fruits ronds, de la grosseur d'un pois, verts pendant 2 ans et noirâtres à la fin de la troisième année. Nommé vulgairement *pétriau, pétrio, pétrot, potron, pétron* et *genièvre* (on le pend comme enseigne au-dessus de la porte des cabarets à la campagne), cet arbrisseau se rencontre dans les terrains stériles et pierreux où il atteint la hauteur d'un demi à 2 mètres. Ses fruits se récoltent lorsqu'ils sont mûrs aux mois d'octobre et de novembre; ils se sèchent en les étendant au grenier et en les remuant souvent. L'infusion se fait à la dose d'une poignée de baies (fruits) par litre d'eau ; elle stimule le système nerveux, donne du ton aux viscères et à l'estomac, augmente la transpiration insensible. Comme sudorifique, on utilise la décoction du bois découpé à la dose de 60 grammes par litre d'eau. Cette dernière préparation convient aussi pour laver les ulcères.

## LE VÉLAR.

On le rencontre sur les chemins, le long des murs et dans les terrains incultes où il fleurit tout l'été. C'est le *sinapi*, la *tortelle* ou l'*érysimum* pour les uns; la *moutarde des haies* ou *herbe-au-chantre* pour les autres. Sa tige haute de 30 à 60 cent. est dressée, dure et rougeâtre; ses feuilles sont velues et découpées; ses fleurs jaunes, très petites et en forme de croix sont disposées en épis fort grêles. Les fleurs se récoltent en mai-juin et les feuilles pendant tout l'été. Cette plante ne perd presque pas de ses propriétés par la dessiccation. L'infusion se prépare avec 30 à 60 grammes de feuilles par litre d'eau. Le suc se donne à la dose de 15 à 30 grammes.

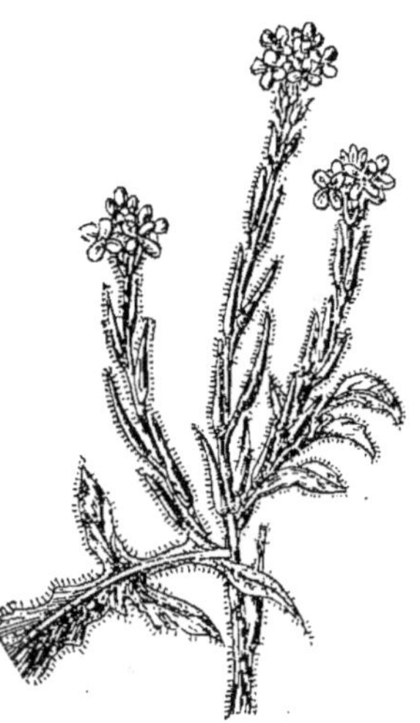

Fig. 5. — Vélar.

## L'ANGÉLIQUE.

L'angélique qu'il ne faut pas confondre avec l'angélique sauvage (espèce de *crolau*) que l'on rencontre près des fossés et des ruisseaux ainsi que dans les lieux ombragés et humides, est cultivée dans les jardins sous les noms d'*angélique des jardins* et de *racine du Saint-Esprit*. Sa tige, haute d'un à 2 mètres, est épaisse, souvent rougeâtre à la base, et garnie de feuilles dentées et assez grandes. Ses fleurs sont blanchâtres et placées en parapluie au sommet de la plante. Son odeur est musquée. Les feuilles d'angélique perdent leur vertu par la dessication. On ne conserve donc que les graines et la racine. Celle-ci se récolte en automne ; on la nettoie, on la fend en morceaux, on la sèche puis on l'enferme dans une boîte. Fraîches, les jeunes tiges, peuvent s'employer à la place de la racine, L'infusion se fait avec 10 à 30 grammes de racine ou de jeunes tiges par litre d'eau. — L'angélique passe pour stomachique, cordiale et sudorifique. Les habitants du nord font la salade avec ses tiges jeunes et tendres. Confites au sucre, elles donnent un excellent dessert.

### III. — Antispasmodiques.

Les médicaments antispasmodiques sont ceux qui servent à calmer, à combattre et à prévenir les convulsions, c'est-à-dire les mouvements irréguliers et involontaires des muscles et des nerfs connus sous le nom de spasmes. Citons les principaux : les fleurs de primevère, la menthe poivrée, les feuilles et les capsules de pavot blanc, la maroute ou camomille puante, la camomille cultivée et la camomille romaine, la tanaisie, le laurier, le gui, la valériane officinale, le caille-lait, l'armoise, la mélisse, le souci, les fleurs de tilleul, celles de jasmin.

#### LA PRIMEVÈRE.

Plante dépourvue de tige qui fleurit en avril et qui est très commune dans les prés. On la désigne dans certains

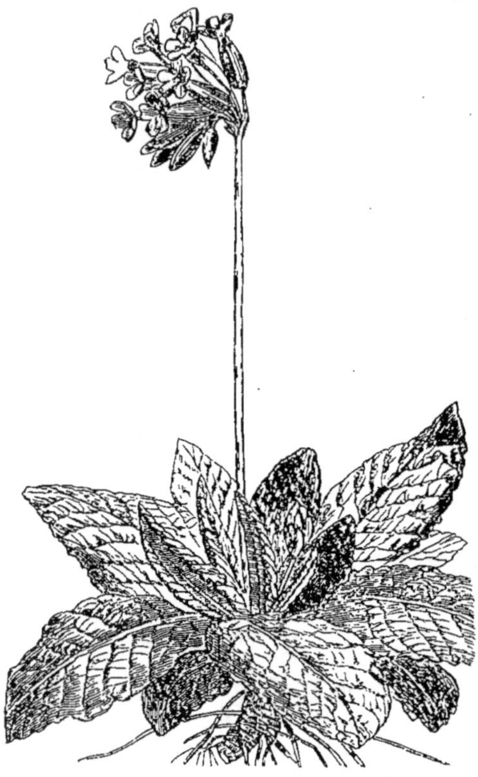

Fig. 6. — Primevère.

pays par les mots *braie dé t'chat*. Ses feuilles, partant toutes de la racine, sont ridées, ovales et un peu dentées. Ses fleurs sont jaunes et leur gorge est marquée de cinq taches orangées ; elles sont penchées et se trouvent ramassées en un petit bouquet à l'extrémité d'une hampe ou queue haute de 20 centimètres environ. C'est la fleur qui est utilisée.

## LA CAMOMILLE.

Citons les noms populaires de cette plante : *maroute, bouillot, amouroche, camomille simple*. Tige de 35 à 70 centimètres, dressée, rameuse et presque toujours sans poils ; feuilles divisées en lanières très fines ; fleurs blanches avec le milieu jaune, paraissant en juin et en juillet ;

odeur forte, désagréable, puante. Cette plante est commune dans nos champs pendant tout l'été. Elle se plaît surtout dans les terres légères et maigres. On récolte les fleurs de juin en septembre et on les sèche au poêle ou au soleil. La plante est également utilisée, mais on préfère les fleurs. Pour l'infusion ou la décoction ordinaire, on emploie 4 à 8 grammes de fleurs par litre d'eau. Comme fébrifuge, on donne une infusion préparée avec 8 à 15 grammes par litre d'eau ou la poudre des fleurs à la dose de 4 à 8 grammes en pilules ou dans du vin.

### CAMOMILLE CULTIVÉE ET CAMOMILLE ROMAINE.

Ces plantes très connues sont généralement cultivées dans les jardins. Leurs propriétés sont les mêmes que celles de la camomille simple, mais celle-ci est préférable car elle surpasse les autres camomilles en odeur et par conséquent en activité et en valeur. Les doses indiquées pour l'emploi de la camomille puante s'appliquent aussi dans l'usage des camomilles cultivées. — Souveraines contre les fièvres du printemps des personnes nerveuses, elles ne valent rien contre les fièvres paludéennes (des marais).

### LA TANAISIE.

Appelée vulgairement *herbe aux vers*, *tanzi*, *barboline indigène*, *herbe de Saint-Marc* et *graine de vers*, la tanaisie se reconnaît facilement à ses tiges dures, rameuses, lignées du haut en bas et haute de 60 à 90 centimètres ; à ses feuilles découpées en lanières étroites, dentées et d'un vert foncé ; à ses fleurs jaunes, de même grandeur et réunies en bouquets arrondis à l'extrémité des tiges ; à l'odeur forte et pénétrante de toute la plante et à sa saveur amère. Cette plante se rencontre dans les prairies, les lieux inclutes, pierreux et un peu frais. Elle fleurit en été. On coupe le sommet des tiges au mois d'août. Les fleurs ne perdent aucune de leurs propriétés lorsqu'on les dessèche. Les feuilles sont un peu moins énergiques que les fleurs. L'infusion se prépare avec 15 à 30 grammes de sommités fleuries par litre d'eau. Comme vermifuge, on avale 2 à 8 grammes de poudre de fleur ou de graine mêlés à du miel, à une pomme cuite ou à toute autre chose. Les graines se récoltent au mois d'octobre.

LE LAURIER.

Il se trouve dans presque toutes les maisons. On emploie les feuilles ainsi que les petits fruits nommés baies. Les fruits s'emploient toujours secs. L'infusion se fait avec 10 à 20 grammes de feuilles par litre d'eau.

LA VALÉRIANE OFFICINALE.

Communément appelée *petite valériane, valérienne, valériane sauvage, herbe à la meurtrie, herbe Saint-Georges, herbe aux chats*, cette plante s'élève à une hauteur de 1 mètre à un 1 mètre 50. Ses feuilles, profondément divisées, sont couvertes de poils en dessous et ont leurs lanières dentelées. Ses fleurs petites et d'un blanc violet sont disposées en bouquets à l'extrémité de la tige et ont une odeur agréable; elles paraissent de juin en octobre. Ses racines ont une odeur puante et une saveur amère; elles sont brunes en dehors et blanchâtres en dedans. Celle qui vient sur les montagnes et les lieux secs est plus active et par conséquent préférable. La racine seule est employée en médecine. Elle se récolte au printemps avant la pousse des tiges. On choisit de préférence celle qui a 2 ou 3 ans d'âge. Elle est nettoyée, puis séchée à l'ombre. Les préparations les plus usitées sont l'infusion de 15 à 30 grammes de racine par litre d'eau ou la poudre à la dose de 2 à 30 grammes mêlée à du miel, de l'eau, etc.

## LE GAILLET JAUNE OU CAILLET-LAIT.

Tige de 40 à 50 centimètres, carrée, grêle, faible et ramifiée; feuilles étroites, petites, pointues et lisses, réunies au nombre de 6 à 8 et formant une espèce de roue dont la tige est le centre; fleurs jaunes, petites et disposées en bouquets. Cette plante croît tout l'été sur le bord des chemins et généralement dans tous les lieux secs. La récolte de la plante se fait à la floraison. On dispose les extrémités fleuries en guirlandes pour les sécher promptement. Il est à remarquer que les fleurs noircissent en vieillissant et que la plante perd ses propriétés. On assure que le caille-lait donne du lait aux nourrices. Bouilli dans l'alun, il sert à teindre en jaune, et sa racine, en rouge.

## L'ARMOISE.

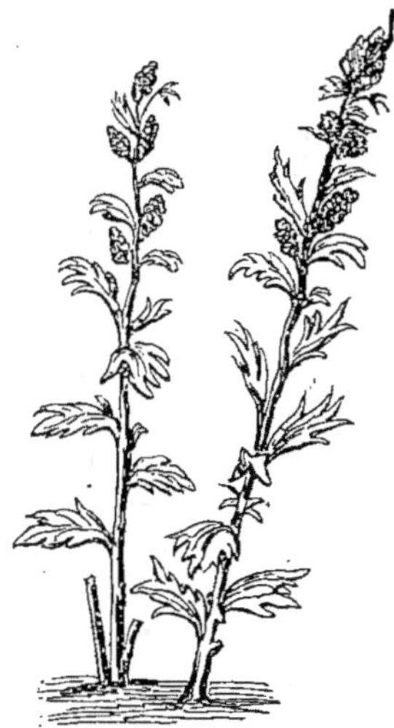

Fig. 7. — Armoise vulgaire.

Nommée aussi herbe de *Saint - Jean, herbe à cent goûts,* cette plante s'élève de 60 à 90 centimètres. La tige est dressée, rougeâtre et présente de petites côtes dans toute sa longueur. Les feuilles sont longues, découpées, d'un vert sombre sur le dessus, mais blanches cotonneuses au-dessous. Les fleurs jaunâtres sont dans de petits boutons ronds situés le long de la tige. Cette plante croît dans les terrains non cultivés, sur les ruines, le bord des chemins. Elle fleurit en juillet. On cueille les extrémités au moment de

la floraison et on les sèche avec soin. L'infusion se fait
avec 10 à 30 grammes de plante par litre d'eau ou de vin
blanc; 2 à 8 grammes de poudre de racine pris dans un
peu de bière chaude quelques instants avant l'accès épileptique sont, dit-on, très recommandés. La *citronnelle* est
une espèce d'armoise.

### LA MÉLISSE.

La mélisse que les villageois baptisent des noms de *citro-
nelle*, de *citronade*, d'*herbe de citron*, de *mélisse citronelle*, de *pouchirade* et de *piment des ruches*, ne vient pas naturelle-ment dans notre pays. Il faut aller dans les environs de Paris et au midi de la France pour la rencontrer; mais elle est cultivée dans beaucoup de jardins. La tige est droite, rameuse et haute de 60 centimètres. Elle porte des feuilles ova-les, dentées, d'un vert luisant et de petites fleurs blanches ou d'un rouge pâle, qui s'ou-vrent dans le mois de

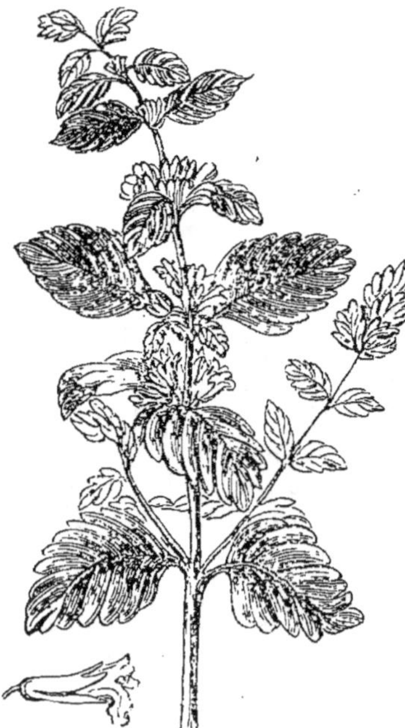

Fig. 8. — Mélisse.

juin. On cueille cette plante vers l'épanouissement des
fleurs. L'infusion se fait avec 4 à 12 grammes par litres
d'eau. Cette plante est surtout efficace contre les affections

pituiteuses, les langueurs et les débilités de l'estomac.
— Certaines personnes utilisent son infusion tous les
jours, soit le matin, soit après chaque repas (une tasse).

### LE SOUCI.

Le souci ou *petit soleil jaune* est une plante très commune dans les jardins. Les boutons, les fleurs et les tiges
doivent toujours être employés à l'état frais. La tisane se
fait avec 15 à 32 grammes par litre d'eau. Une décoction
destinée à servir pour compresses extérieures peut contenir
30 à 60 grammes par litre d'eau.

### LE GUI.

Le gui est une plante parasite qui croît sur les pommiers,
les poiriers, les noyers, etc. Ses feuilles n'ont pas de queue,
elles sont épaisses, allongées, opposées et réunies dans la
bifurcation des rameaux. On l'emploie avec succès dans
des cas de coqueluche, de hoquet, de danse de Saint-Gui.
On se sert de 20 à 60 grammes de la plante sèche par
litre d'eau.

## IV. — Apéritifs.

Ce sont des remèdes propres à ouvrir l'appétit et à ramener la liberté dans les conduits de la digestion, de la
bile et des urines. Plusieurs plantes appartiennent à cette
catégorie. Ce sont : la saxifrage granulée, le gaillet blanc
(vulg. *urinette),* la campanule raiponce, l'absinthe, l'asperge, la carotte, le cerfeuil, le fenouil, le hêtre, le poireau,
la racine de bugrane ou arrête-bœuf, la véronique, la bétoine, la bardane, les feuilles de bouleau, le persil, le céléri, la racine de fraisier, le chiendent, l'orge, la chicorée
sauvage, la rhubarbe, la saponaire, le trèfle d'eau.

### LA SAXIFRAGE GRANULÉE.

La racine de cette plante est remarquable par le grand
nombre de petits tubercules (corps à peu près ronds) dont
elle est garnie. La tige, haute de 10 à 30 centimètres, est
velue et ramifiée; les feuilles inférieures sont arrondies;
les supérieures divisées en 3 coins. Les fleurs, ouvertes en
avril-mai sont grandes, blanches et terminales. Cette plante
se trouve dans les prés secs. On la nomme aussi *casse-
pierre, perce-pierre*.

### LE GAILLET BLANC.

On rencontre cette plante dans les prés et le long des
haies sa tige s'élève de 60 à 90 centimètres; elle est faible,
non velue, carrée, ramifiée et noueuse. Ses petites feuilles
réunies ordinairement au nombre de 8 sur le même point,
forment une espèce de roue autour de la tige. Ses fleurs
sont petites, blanches et réunies en bouquet.

### LA CAMPANULE RAIPONCE.

Elle se trouve le long des haies. Sa tige, haute de 40 à
60 centimètres, est cannelée et ramifiée. Les feuilles de la
base sont ovales et un peu allongées; celles qui se trouvent
le long de la tige sont étroites, pointues et en forme de
lance. Les fleurs bleues ou blanches ont la forme d'une
cloche.

### L'ABSINTHE.

L'absinthe a plusieurs noms populaires. On l'appelle
*grande absinthe, absin menu, absinthe commune,
alouine, aluine, armoise amère, herbe sainte* et *herbe
aux vers*. C'est une plante aux tiges droites et rudes,

rameuse et d'un gris cendré s'élevant à environ 60 centimètres, garnie de feuilles fortement découpées, soyeuses
des deux côtés et blanches au-dessous. Les fleurs sont
petites, jaunâtres et en forme de globe. Elles apparaissent
de juin en septembre au sommet de la tige. Cette plante
vient naturellement dans les lieux non cultivés et pierreux; elle est aussi cultivée dans les jardins. On la récolte
au moment de la floraison. Les extrémités fleuries sont
coupées et séchées soigneusement. L'infusion se prépare
avec 4 à 8 grammes par litre d'eau; elle est tonique, fébrifuge et vermifuge. Voyez ces mots.

On emploie aussi la poudre à la dose de 4 à 16 grammes,
comme fébrifuge. L'amertume et l'arôme de l'absinthe se
transmettent au lait des nourrices qui en font usage à
trop forte dose. — En infusant cette plante dans le vin,
on a le *vin d'absinthe*, si usité comme tonique. La liqueur
nommée *absinthe* n'est autre chose qu'une teinture alcoolique d'absinthe. Le vermout s'obtient en infusant l'absinthe
dans du vin blanc.

L'absinthe ne produit d'effets salutaires qu'à fort petite
dose, dans les cas où il est nécessaire de stimuler les organes ou de lutter contre une action affaiblissante chez les
tempéraments lymphatiques attachés à des travaux
pénibles.

Elle est surtout nuisible aux personnes nerveuses ou
qui ont l'estomac irrité.

### LE FENOUIL.

Le fenouil ou *aneth, anis doux, fenouil des vignes*, a
une tige de 1 m. 20 à 1 m. 80 de hauteur, ronde, lisse,
rameuse et verte; des feuilles très découpées; des fleurs
jaunes et réunies en bouquets; une odeur douce et un goût
agréable. Il croît dans les lieux secs et surtout dans les
jardins où on le sème. Sa racine se récolte en septembre

et ses semences à maturité. L'infusion comprend 15 à 30 grammes de semence par litre d'eau ; la décoction 30 à 60 grammes de racine. — Sa graine mâchée donne une odeur agréable à la bouche. — Elle forme un spécifique contre les fièvres putrides accompagnées de malignité.

### LE HÊTRE.

Le hêtre, connu sous le nom de *fau* est très commun dans nos forêts. C'est un des plus beaux arbres du pays. Son écorce est employée en médecine. On la détache sur les petits arbres d'un ou de deux ans au plus. Comme fébrifuge, on emploie la décoction d'écorce à la dose de 60 grammes d'écorce fraîche ou de 30 grammes d'écorce sèche par litre d'eau. Cette potion est administrée une heure avant l'accès. A dose plus forte l'écorce agit comme vomitive et purgative.

### L'ARRÊTE-BŒUF.

On la nomme suivant les localités *timbœu, bugrane, bougranc, chaupoint tenou, tabouret du diable, herbe aux ânes, tendon nonis*. Elle vient dans les terrains incultes, les terres sablonneuses ; ses racines très fortes font obstacle à la charrue. C'est de là qu'est venu son nom d'arrête-bœuf. Ses tiges, hautes de 30 à 40 centimètres, ont presque la dureté du bois ; elles sont rampantes et portent des épines. Ses feuilles sont ovales et velues. Ses fleurs sont rougeâtres et apparaissent en juin-juillet. La décoction contient 30 à 60 grammes de racine par litre d'eau.

### LA VÉRONIQUE OFFICINALE.

La véronique officinale, nommée aussi *thé d'Europe* ou

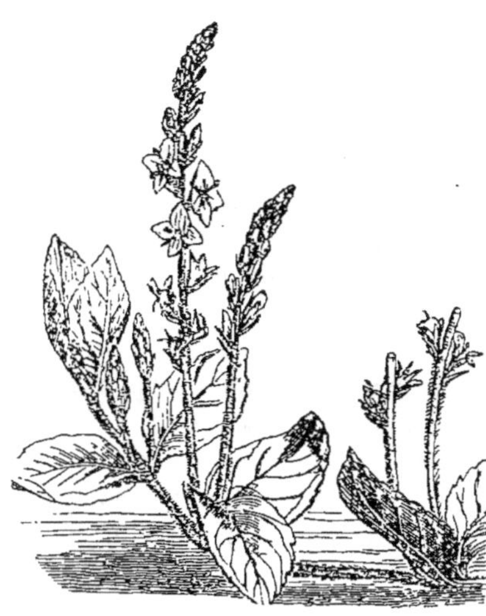

Fig. 9. — Véronique officinale.

*herbes aux ladres, herbe S<sup>t</sup>-Pierre,* se reconnaît à ses tiges dures, velues et renversées, à ses feuilles poilues, ovales et dentées; à ses fleurs d'un bleu pâle, disposées en épis à l'extrémité des rameaux. Elle fleurit en mars, avril ou mai, et c'est alors qu'on fait sa récolte. L'infusion se prépare avec 15 à 25 grammes par litre d'eau.

## LA BÉTOINE.

C'est une plante que l'on trouve généralement dans les endroits ombragés et qui atteint une hauteur de 30 à 60 centimètres. On la nomme vulgairement *bitouenne, bitwenne.* Sa tige est droite, simple, carrée et velue; ses feuilles assez longues et opposées; ses fleurs rougeâtres et disposées en épis. Elle fleurit en juillet. Pour l'infusion, on emploie 10 à 20 grammes de feuilles par litre d'eau. Pour obtenir des évacuations de l'estomac et des intestins, on emploie la poudre des racines à la dose de 1 à 3 grammes. Contre les fièvres, on prend dans un jaune d'œuf 3 à 6 grammes de poudre des feuilles, 4 heures après la fin de l'accès.

## LA BARDANE.

Nommée communément *huot, napolier, dogue, glouteron, copeaux* et *herbe aux teigneux*, cette plante croît dans les terrains incultes, le long des chemins et sur les décombres où elle fleurit en juin. Sa tige, haute de 60 centimètres, est velue, rameuse et dressée. Ses feuilles, en forme de cœur, sont grandes comme des feuilles de choux et cotonneuses au-dessous. Ses fleurs, de couleur violette et de la grosseur d'une noix, se trouvent au sommet des rameaux; elles forment de petits corps ronds qui s'accrochent facilement aux habits et que les enfants se plaisent à jeter sur le dos de leurs camarades où ils s'attachent. La racine s'emploie fraîche ou sèche; pour la sécher, on la découpe en morceaux que l'on sèche ensuite au four. Lorsque la plante n'a qu'un an, on récolte sa racine en octobre; si elle a deux ans, on l'arrache au commencement du printemps. La décoction se prépare avec 15 à 60 grammes de feuilles ou de racine par litre d'eau. Selon le docteur Saffray, cette plante semble capable de remplacer la salsepareille qui vient d'Amérique et qui coûte fort cher.

## LE CHIENDENT.

Le chiendent est ainsi nommé parce que les chiens en mangent instinctivement pour se purger et se faire vomir. On le nomme aussi *dent de chien, froment rampant*. Il pullule dans certains champs et beaucoup de cultivateurs le considèrent comme un fléau pour leurs cultures. En médecine on utilise sa racine. On la récolte au mois de septembre et on lui enlève son écorce extérieure par le battage; ensuite, on la fait sécher par petites bottes. Il vaut mieux l'employer fraîche que sèche. La tisane se prépare avec 20 à 25 grammes de racine par litre d'eau.

## LA CHICORÉE SAUVAGE.

Cette plante est commune sur le bord des chemins. Ses fleurs sont d'un bleu très joli. Ses racines se récoltent en septembre et ses feuilles en juin. Mais il est préférable de les employer fraîches. Pour infusion et décoction, on prend 15 à 60 grammes de racine ou de feuilles par litre d'eau. Comme tonique, apéritif, laxatif et fébrifuge (voyez l'explication de ces mots) on donne le suc des feuilles à la dose de 30 à 120 grammes.

## LA RHUBARBE.

On la cultive dans les jardins. Sa tige est droite, et assez élevée; ses feuilles très grandes; ses fleurs d'un blanc jaunâtre. C'est souvent la poudre de rhubarbe qui est employée en médecine. L'infusion se fait avec 15 à 30 grammes de racine par litre d'eau.

La rhubarbe des jardins contient beaucoup de tannin, principe âpre, amer, et d'amidon.

Elle forme un médicament précieux contre les gastralgies, les obstructions, la chlorose, la faiblesse de l'estomac, l'inappétence, les flatuosités (vents), la diarrhée. C'est un purgatif doux et non affaiblissant. Cependant, il faut en interdire l'usage aux personnes tourmentées par une chaleur, une irritation vives de l'estomac ou des intestins. La pulpe des tiges s'emploie en cataplasmes résolutifs ou maturatifs, selon les cas.

La rhubarbe n'est pas seulement une plante médicinale, mais aussi une plante potagère. « Rodin rapporte qu'en Angleterre, en Suède, en Sibérie, en Russie, on la considère comme un aliment sain et délicat. On fait d'excellentes tartes, au printemps, avec la partie inférieure des nervures et des feuilles; elles remplacent en Angleterre les groseilles à maquereaux, et l'on en fait des poudings; les feuilles hachées menu se servent en guise d'épinards ou d'oseille; les jeunes pousses et les queues peuvent servir d'aliments, soit en purée, soit en marmelade, soit en confiture.

Les Cosaques du Don aiment à manger les pousses et les feuilles du rhapontie (rhubarbe des moines); ils les considèrent comme souveraines contre le scorbut. Avec le suc exprimé de la tige de la rhubarbe pulpeuse et des queues de ses feuilles, on fait un sirop acidulé très rafraîchissant. On en confit les jeunes pousses dans le suc et le miel et avec le moût du raisin. Cette espèce sert particulièrement de nourriture dans tout le Levant. Les Persans en font des sirops et des conserves qui sont d'une grande ressource pour les caravanes de l'Asie. Ils en mangent aussi les queues crues après en avoir enlevé la peau; elles sont très agréables au goût, légèrement acides et très rafraîchissantes. Dans la Russie, on mange les jeunes pousses de la rhubarbe ondulée, comme nous mangeons le chou brocolis, pelurées et coupées par tronçons. Les Anglais sont très friands de ces mets savoureux. Les Moscovites mangent les feuilles crues de la rhubarbe ondulée pour apaiser la soif. »

« Les propriétés de la rhubarbe, dit le même auteur, dépendent beaucoup de son mode de dessiccation. Séchée au four ou à une chaleur vive, elle perd son principe aromatique et son action s'affaiblit. En Chine, on cueille la tige aérienne au printemps et en automne, on la coupe par morceaux, qu'on étend sur de longues tables et qu'on retourne trois ou quatre fois par jour, après les avoir essuyés avec un linge. Dès que ces fragments ont pris une sorte de consistance, on les enfile et on les expose au vent pour en achever la dessiccation. Quand on fait la récolte des tiges; il faut choisir les plus vieilles, elles se reconnaissent à leur largeur et à leur épaisseur.

« Les rhubarbes demandent des terres grasses et légères, un terrain sablo-argileux; elles réussissent encore mieux si l'argile est quelque peu ferrugineuse, ocreuse. Il est bon aussi de les couvrir de terre pour les faire blanchir. »

« Mettre les plants de rhubarbe à 1 m. 30 de distance après la 1<sup>re</sup> année.

Lorsqu'on transporte les rhubarbes on coupe les petites racines latérales afin que les tiges ne se bifurquent pas. On arrose de temps en temps. La 1<sup>re</sup> année on n'obtient que des feuilles; la 3<sup>e</sup>, des tiges avec des fleurs; mais c'est la 4<sup>e</sup> ou 5<sup>e</sup> année que les rhubarbes fleurissent généralement, et l'automne de la 5<sup>e</sup> année est l'époque de la récolte des tiges. »

### LA SAPONAIRE.

Vulgairement nommée *saponière, savonnière, herbe à foulon*, cette plante est commune dans les haies, les fossés, sur le bord des ruisseaux et des rivières. On la cultive parfois au jardin. D'une hauteur de 30 à 60 centimètres, la tige est herbacée, ronde et peu rameuse. Elle est garnie de feuilles ovales, lisses, opposées; elle offre de jolies fleurs blanches ou rougeâtres ouvertes en juillet-août et situées à l'extrémité des tiges et des rameaux.

On utilise les extrémités fleuries et les racines qui se récoltent en septembre. La décoction se prépare avec 25 à 50 grammes de racine ou de sommités fleuries par litre d'eau; on la boit tiède. Elle est aussi antiscorbutique.


## V. — Astringents.


Les astringents sont des médicaments qui ont la propriété de resserrer les chairs sur lesquelles on les place.

On les emploie pour arrêter les écoulements de sang, la diarrhée, la dyssenterie, les flux d'humeur, de bile, le dévoiement, les évacuations d'urine trop fréquentes, la trop grande abondance de lait chez les nourrices, la trop grande abondance de salive, pour dissiper les inflammations. A l'extérieur, les astringents rapprochent les fibres et peuvent ainsi s'opposer aux hémorrhagies et à tous les écoulements provenant du relâchement des chairs; ils préviennent ou diminuent l'inflammation en empêchant le sang d'affluer à la plaie. A l'intérieur, ils s'opposent à ce que les humeurs se corrompent et rendent le sang plus épais; c'est ce qui explique leur utilité dans les hémorrhagies et les écoulements de toute nature (toniques-astringents).

Le géranium herbe à Robert, la salicaire, l'épervière piloselle, la prèle majeure, l'aigremoine, l'écorce de chèvrefeuille ou de *sau-des-r'naux*, la pervenche, les feuilles et les fruits de l'épine blanche, la racine de fraisier, les feuilles et les fleurs d'ortie blanche, le millefeuille, la joubarbe, l'écorce du marronnier, l'aune, les feuilles de vigne, le plantain à grandes feuilles, l'argentine, la bistorte, la brunelle, la grande consoude, le noyer, la patience, la ronce, la quintefeuille, le rosier, l'églantier ou *grattecu*, le hêtre, le caille-lait jaune, l'alchemille sont des astringents.

### LE GÉRANIUM, HERBE A ROBERT.

Suivant les localités, il s'appelle *bec de grue, géraine, robertin, herbe à l'esquinancie* ou *géranion*. Sa tige, haute de 30 à 60 centimètres, est rameuse, rougeâtre, velue et noueuse. Ses feuilles velues et disposées 2 à 2, sont attachées à l'opposé l'une de l'autre et sont très découpées. A ses fleurs rosées succède un fruit velu se

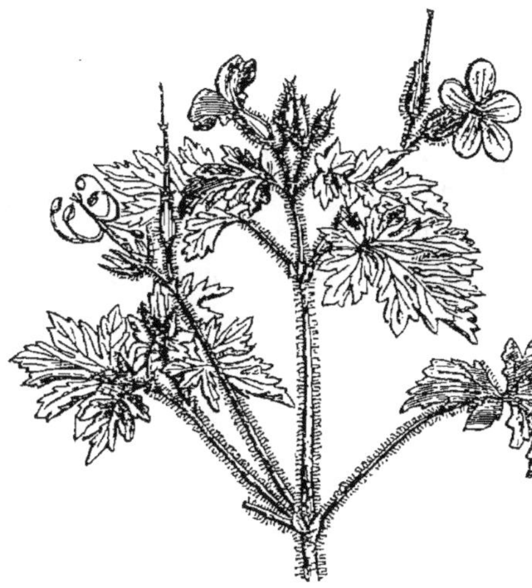

Fig. 10. — Géranium, herbe à Robert.

terminant par un bec très allongé. Cette plante vient sur les vieux murs, sur les décombres ou dans les haies. Elle fleurit durant toute la bonne saison et elle est remarquable par son odeur de bouc. Pour l'infusion, on emploie 30 à 60 grammes par litre d'eau.

## LA SALICAIRE COMMUNE.

Elle est très commune le long des ruisseaux et dans les prés humides. Sa tige, haute de 60 à 90 centimètres est carrée, ferme et rameuse. Ses feuilles un peu velues en dessous, ont la forme d'une lance et se trouvent opposées à 2 ou à 3 sur un même point de la tige. Ses fleurs, d'un beau rouge, entourent le sommet de la tige et forment un long épi. Sa racine est fibreuse. On la nomme aussi *lysimachie rouge.*

## L'ÉPERVIÈRE PILOSELLE.

Plante s'élevant au plus à 15 centimètres, et projetant du haut des racines, des jets garnis de fleurs blanches et cotonneuses au-dessous, velues au-dessus; fleurs jaunes. On la voit dans les terres sablonneuses. Sa fleur ressemble pour la forme à celle du pissenlit; elle est plus petite.

## LA PRÊLE MAJEURE.

C'est une plante stérile, haute de 20 centimètres environ.
Sa tige est épaisse, garnie d'un grand nombre d'articulations rapprochées et de 20 à 40 fines lanières entourant la
tige à chaque articulation. On la trouve dans les fossés
et dans les lieux humides. Les campagnards l'appellent
*queue de cheval*.

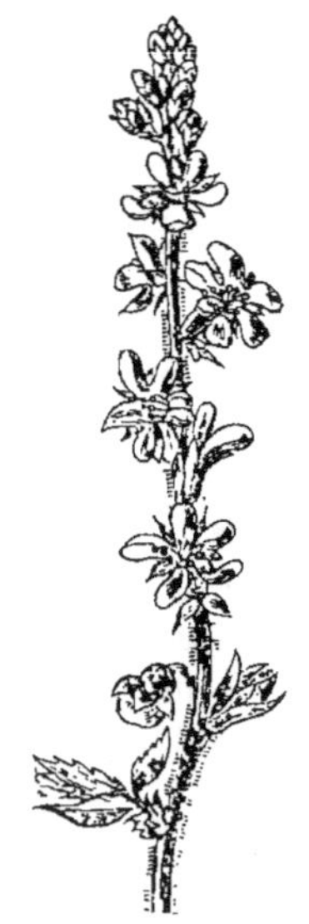

Fig. 11. — Aigremoine.

## L'AIGREMOINE.

C'est une plante qui se plaît le long
des chemins, sur les champs, les prairies et le bord des bois. Sa tige, haute
de 60 centimètres environ, est droite
et velue. Ses feuilles dentées, sont divisées en 7 ou 9 parties ovales et sont
blanches au-dessous. Ses fleurs, petites
et disposées en longs épis, sont jaunes.
Cette plante fleurit en juillet et en
août. On en fait une tisane avec 2 à 3
pincées de feuilles par litre d'eau. La
décoction de 30 à 40 grammes de
feuilles par litre d'eau est employée
pour gargarisme. On rend ce dernier
plus astringent si l'on ajoute à la décoction du miel ou du vinaigre.

## LA PERVENCHE.

On la nomme quelquefois *herbe à la capucine*. Ses tiges
sont grêles, dures et rampantes. Ses feuilles sont lisses,
un peu raides, ovales, opposées l'une à l'autre et d'un beau
vert luisant sur le dessus. Ses fleurs, un peu plus grandes
que la violette, sa voisine et de couleur bleue, apparaissent

en mai et ont une queue recourbée. Cette plante se rencontre dans certains bois et le long des haies. Ses feuilles seules sont employées en médecine, et on les récolte d'ordinaire avant la floraison. Cette plante est très avantageuse aux phtisiques nommés vulgairement poitrinaires. On l'appelle dans certains villages *violette de sorciers*.

### LE MILLEFEUILLE.

Cette plante est trop connue pour que nous nous occupions de sa description. Citons en seulement les noms populaires : *herbe aux coupures, herbe aux charpentiers, sourcils de Vénus, herbe aux voituriers, herbe aux militaires, endove, herbe au cocher, herbe Saint-Jean.* La récolte de cette plante se fait pendant tout l'été. L'infusion de millefeuille se fait avec 20 à 40 grammes de racine broyée ou de sommités fleuries par litre d'eau. Il ne faut la préparer qu'au moment de s'en servir car elle s'altère rapidement au contact de l'air.

### LA GRANDE JOUBARBE.

*Joubarbe des toits, herbe aux cors, artichaut sauvage,* tels sont les noms vulgaires que nous lui connaissons. Elle croît sur les racines, les vieux murs et les toits de paille où elle fleurit de juillet en septembre. Sa tige, haute de 30 centimètres, est grosse, velue, ronde, divisée au sommet en rameaux ouverts et recourbés ; elle est garnie de feuilles ovales, épaisses et charnues, et couronnée par des fleurs rougeâtres, disposées en bouquets aux extrémités des rameaux. On cueille les feuilles les plus grandes avant ou après la floraison. Jamais, on ne les fait sécher. Il faut se défier du suc de joubarbe, car c'est un poison assez énergique. Les feuilles pilées s'emploient en cataplasmes sur les brûlures, les hémorroïdes et les coupures.

### L'AUNE.

C'est un arbre très commun aux bords des cours d'eau et dans les terres marécageuses. Son bois est rougeâtre et cassant, ses feuilles dentées et visqueuses.

Il a des vertus fébrifuges et astringentes qu'il doit au tannin renfermé dans son écorce et dans ses feuilles.

On utilise surtout son écorce en gargarisme dans les maux de gorge.

### L'ALCHEMILLE VULGAIRE.

On la nomme aussi *pied-de-lion* ou *manteau-des-dames*. Sa racine est grosse et dure ; sa tige se subdivise en plusieurs branches ; ses feuilles sont du plus gracieux aspect : grandes, arrondies, finement dentées et portées par une queue assez longue, elles sont élégamment plissées surtout quand elles sont jeunes et tendres ; on voit souvent, à leur centre un peu de rosée ou de pluie. Les fleurs sont petites, verdâtres et s'épanouissent en bouquet bien fourni au sommet de chaque rameau.

Cette plante est fort utile contre les dyssenteries et les hémorrhagies. Un médecin conseillait de l'employer en tisane, pour combattre le catarrhe.

Infusion : 60 à 120 grammes par litre d'eau (pour tisane, lavement, injection).

Lotion : Dose triple.

On en fait aussi des cataplasmes.

### L'ARGENTINE.

Son nom lui vient de ce que la partie inférieure de ses feuilles est couverte d'un duvet à la couleur blanche ressemblant assez bien à celle de l'argent. Cette plante se rencontre dans beaucoup de fossés et sur les bords des chemins. Elle porte, tout l'été, des fleurs jaunes. On l'appelle aussi *aigremoine sauvage, bec d'oie, potentille ansérine, potentille*. La récolte peut se faire pendant tout l'été. Pour préparer la décoction d'argentine, on emploie 30 grammes de feuilles par litre d'eau.

### LA BISTORTE.

La bistorte nommée aussi *renouée-bistorte*, doit son nom à cette particularité que sa racine est contournée deux fois sur elle-même, en forme d'S. Sa tige, haute de 30 à 50 centimètres, est droite, noueuse et non poilue. Ses feuilles, plus vertes au-dessus qu'en dessous, ressemblent à celles de la patience. Ses fleurs roses, petites et très nombreuses, forment, au mois de mai, une espèce de massue placée à l'extrémité de la tige. Cette plante est assez commune dans les lieux ombragés et humides. La racine est la seule partie employée. On l'arrache à la fin de novembre et on la sèche au four. La décoction se prépare avec 25 à 30 grammes de racine par litre d'eau. Comme tonique, on prend 2 à 3 grammes de poudre de racine dans de la bière, du sirop ou du miel.

### LA BRUNELLE.

*Prunelle, bonnette, brunette, herbe au charpentier, petite consoude*, voilà ses dénominations populaires. La tige est redressée, poilue et carrée; sa hauteur est de 30 centimètres. Les feuilles sont un peu ovales, rougeâtres et velues. Les fleurs bleues ou tirant sur le pourpre, sont situées au sommet de la tige et forment un épi. Cette plante fleurit aux mois de juillet et d'août. Elle est très commune dans les prairies. On la récolte avec sa racine, lorsqu'elle est en fleur. Dans la décoction entrent 30 à 60 grammes par litre d'eau. On administre aussi le jus des feuilles à la dose de 60 à 90 grammes.

### LA GRANDE CONSOUDE.

Vulgairement appelée *oreille d'âne, crasse racenne,*
cette plante s'élève à une hauteur de 50 à 60 cent. Sa
tige est charnue, branchue et couverte de poils. Ses fleurs,
tournées du même côté et ayant la forme d'une cloche,

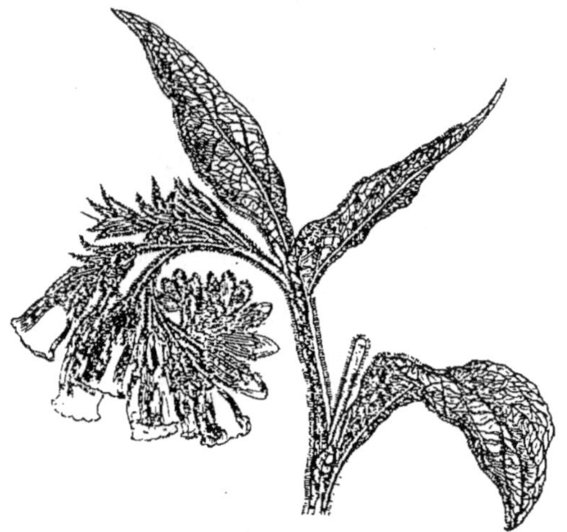

Fig. 12. — Grande consoude.

sont rouges, jaunes ou blanches. Ses feuilles sont grandes,
sans découpures, rudes au toucher et chargées de poils
raides. Cette plante se rencontre dans les prés humides,
au bord des ruisseaux. On la cultive aussi dans les jardins. C'est la racine que l'on emploie en médecine. On
peut l'utiliser fraîche ou sèche. Quand on veut la conserver, on la récolte en octobre ou en novembre, on la
nettoie bien, puis on la coupe en tranches pour les faire
sécher. On prépare la tisane de consoude en faisant bouillir
dans un litre d'eau 60 grammes de racine que l'on a préalablement débarrassée de son écorce. Il ne faut pas la laisser bouillir trop longtemps car elle deviendrait indigeste.

Il faut éviter de faire la décoction dans un vase de fer. — La racine s'emploie pour affermir les hernies, pour combattre la dyssenterie, la phtisie et les fluxions de poitrine.

### LE NOYER.

Nous ne nous arrèterons pas à la description de cet arbre. Il suffit de savoir que toutes ses parties sont utilisées en remèdes, excepté le bois. Ainsi, écorce des tiges et des racines, feuilles, fleurs mâles disposées en longs chatons *(barbijos, moulons, moulonnés)*, enveloppe verte de la noix, noix elle-même, zeste, tout peut être employé en médecine. La récolte des feuilles se fait à la bonne saison; celle des fleurs ou chatons, au printemps. Dans les scrofules, on donne une tisane formée avec 10 grammes de feuilles sèches ou vertes par litre d'eau. Pour infusion ou décoction destinée à être utilisée à l'extérieur, on emploie 25 à 50 grammes de feuilles par litre d'eau. Pour amener la rougeur, l'irritation sur une partie quelconque du corps, on peut employer la seconde écorce des jeunes branches, enlevée au printemps et la seconde écorce des racines à la dose de 2 à 4 grammes chacune. On les laisse tremper pendant une heure dans du fort vinaigre.

### LA RONCE.

La ronce est connue de tout le monde. Elle croît dans les haies, les buissons, les bois et quelquefois le long des chemins. On la nomme *ronce des haies, mûrier sauvage, framboisier sauvage, ronce à fruits noirs, mûres de renard ou de buisson, ronche.* La décoction contient 15 à 30 grammes de feuilles par litre d'eau et s'emploie contre les maux de gorge. On retire de ses fruits un vin assez bon.

### LA QUINTEFEUILLE.

Cette plante s'appelle souvent *potentille rampante* ou

*pipeau*. Ses tiges, longues de 60 à 90 centimètres, sont rampantes. Ses feuilles dentées et un peu poilues en dessous, sont découpées en 5 divisions. C'est de là qu'est venu le mot quintefeuille (5 feuilles). Ses fleurs sont jaunes. Cette plante croît au bord des chemins, dans les fossés et sur les champs. La racine est récoltée en automne, séchée, puis découpée en petits morceaux et par rondelles. La décoction se prépare avec 30 à 50 grammes de racine par litre d'eau.

### LE ROSIER.

Nous connaissons tous cet arbrisseau. On le rencontre dans tous les jardins. On cueille les boutons au mois de juin un peu avant qu'ils ne s'ouvrent et on les dessèche promptement. L'infusion comprend 8 à 15 grammes de fleurs par litre d'eau. La poudre de fleurs se donne à la dose de 4 à 8 grammes, dans du miel ou un jaune d'œuf.

## VI. — Béchiques.

Remèdes doux, émollients, calmants qui apaisent la toux, les irritations de poitrine et facilitent la sortie des crachats. Le bouillon blanc ou molène, le lierre terrestre, la guimauve, la capillaire, la grande consoude, le coquelicot, l'hysope, la pulmonaire, le tussilage ou pas d'âne, les fleurs de violette odorante, la buglosse, l'hièble, la mauve, le millepertuis, la bardane, le marrube, l'oignon sont des béchiques.

### LE BOUILLON BLANC.

Les noms vulgaires ne manquent pas à cette plante. On la nomme *molène, bonhomme, herbe de Saint-Fiacre, blanc bouillon, fouie di leuw, oreille de loup*, etc. Sa tige, haute de 60 centimètres à 1 mètre, est ferme, grosse et droite comme un flambeau. Ses feuilles sont grandes et en forme de langue de bœuf. Ses fleurs sont jaunes, serrées les unes contre les autres et disposées en long épi formant le sommet de la plante. On utilise les feuilles et les fleurs. Ces dernières sont récoltées aussitôt qu'elles se montrent et séchées le plus promptement possible pour éviter qu'elles ne se brunissent. Cette plante croît au bord des chemins et des endroits secs. Il y a plusieurs espèces de molènes, mais on préfère celle à larges feuilles et à fleurs jaunes. L'infusion se prépare avec 10 à 30 grammes de fleurs par litre d'eau. Il faut passer l'infusion avant de la boire, car les fleurs portent de petits poils qui, s'arrêtant dans la gorge, feraient tousser. La décoction des feuilles se fait avec 60 à 100 grammes par litre d'eau.

### LIERRE TERRESTRE.

*Lesse, Lierret, herbe de S<sup>t</sup>-Jean, corroïe* ou *cologne S<sup>t</sup>-Jean, couronne de terre, rondette, glécome, lierre-terrette, drienne,* telles sont les dénominations populaires de cette plante. Tiges de 30 centimètres environ, renversées, rampantes et couvertes de poils; feuilles arrondies et dentées, fleurs petites, ordinairement bleuâtres ou rosées. Cette plante aime les lieux ombragés. On la trouve souvent le long des haies et dans les endroits frais. Son odeur est pénétrante. On récolte toute la plante quand elle est à peine en fleur. L'infusion ou la décoction de cette plante se fait avec 10 à 25 grammes par litre d'eau. Le suc se donne à la dose de 20 à 60 grammes. Ne pas confondre le lierre terrestre, *herbe,* avec *l'arbuste* nommé lierre.

### LA GUIMAUVE.

Tige haute d'environ un mètre, dure, ronde et couverte

de poils ; feuilles molles, blanchâtres et douces au toucher ; fleurs blanches, nuancées de rose. On cultive cette plante dans les jardins ; elle se plaît dans les lieux humides et bas. C'est une des plantes les plus utiles : toutes ses parties peuvent être employées en médecine. On récolte les feuilles au mois de juin et les fleurs au mois de juillet. Lorsqu'on veut conserver des racines, il faut les arracher au mois de septembre, enlever leur écorce extérieure ; les couper en morceaux et les faire sécher au four. Pour l'infusion, on prend de 8 à 20 grammes de racine ou de fleurs par litre d'eau. Pour la décoction, 30 à 60 grammes de racine et de feuilles. Lorsque la décoction est destinée pour l'extérieur du corps, elle doit être épaisse et trouble. Il suffit pour cela de laisser bouillir longtemps les racines.

### LA CAPILLAIRE.

C'est une plante qui n'a jamais de tige ni de fleur, et dont les feuilles sont minces, crénelées et luisantes. Elle s'appelle aussi *adianthe, cheveux de Vénus* et se rencontre sur les vieilles murailles, sur les rochers, etc.

### LE COQUELICOT.

Cette plante connue sous les noms de *pavot rouge,* de *ponceau* et de *fleur de tonnouaire,* est très repandue dans les moissons où elle frappe les yeux par ses fleurs d'un rouge très vif. Les fleurs se récoltent à la floraison ; il faut les sécher immédiatement sans les broyer et les conserver en lieu sec tout l'hiver. L'infusion se fait avec 5 à 15 grammes de fleurs par litre d'eau.

### L'HYSOPE.

Tige de 30 à 60 centimètres, dure, branchue, arrondie ;

feuilles pointues et sans queue ; fleurs bleues, rarement

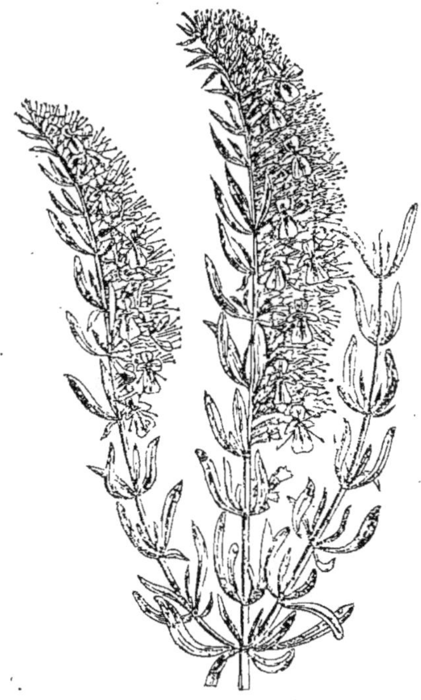

Fig. 13. — Hysope.

rougeâtres ou blanches, réunies en épis au sommet des rameaux. Cette plante croît naturellement dans le midi de l'Europe. Dans le nord, on la cultive dans les jardins. On peut récolter les feuilles avant la floraison, mais on utilise plutôt les extrémités fleuries des branches. L'infusion de cette plante se fait avec 8 à 16 grammes par litre d'eau. On emploie la décoction de 10 à 25 gr. pour lotions, fomentations, injectionset gargarisme.

## LA PULMONAIRE.

Tige de 30 centimètres, couverte de poils ; feuilles larges, terminées en pointe, couvertes de poils rudes et parsemées de taches blanches ; fleurs bleues ou blanches situées au sommet de la tige. Cette plante croît dans les bois, les prairies et les jardins. Elle doit être récoltée à la floraison

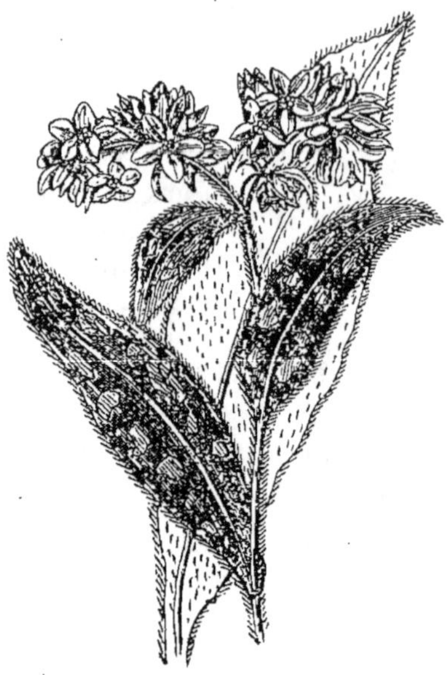

Fig. 14. — Pulmonaire.

qui a lieu tout au commencement du printemps. Pour l'infusion ou la décoction de cette plante, on prend 30 à 50 grammes de fleurs ou de feuilles vertes par litre d'eau.

Le nom de pulmonaire a été donné à cette plante à cause de l'analogie que présentent les taches blanches de ses feuilles avec les marbrures du poumon malade.

## LE TUSSILAGE OU PAS D'ANE.

C'est ce qu'on appelle vulgairement le *pas d'âne*, le *pas de cheval*, l'*herbe de Saint-Quirin*, l'*herbe de Saint-Guérin*, le *taconnet*, le *procheton*, l'*herbe de Saint-Quentin*. Sa tige, haute de 20 centimètres, est rougeâtre, cotonneuse et garnie d'écailles. Ses feuilles très larges et en forme de cœur sont cotonneuses au-dessous et naissent après la floraison. Ses fleurs sont jaunes et semblables à celles du pissenlit, elles apparaissent en mars ou avril. Cette plante se rencontre dans les terrains glaiseux. La récolte des fleurs se fait lorsqu'elles se montrent; celle des feuilles pendant tout l'été et celle des racines en automne. L'infusion se fait avec 15 à 20 grammes de fleurs par litre d'eau. La décoction des feuilles, avec 60 à 100 grammes.

### LA VIOLETTE ODORANTE.

Cette plante est connue de tout le monde. Les feuilles fraîches forment un cataplasme amollissant. Les fleurs se cueillent au mois de mars. On les administre en infusion à raison de 4 à 10 grammes par litre d'eau pour les bronchites, les catarrhes, les rhumes et les fièvres éruptives. La racine peut servir de vomitif ou de purgatif. Pour une grande personne, la dose vomitive et purgative est de 8 à 12 grammes de poudre de racine ou de racine très découpée, en décoction dans un verre d'eau pris en deux fois. Si l'on recherche surtout l'effet vomitif, il vaut mieux administrer de 2 à 4 grammes de la poudre récente dans de l'eau sucrée (Saffray).

### LA BUGLOSSE.

Tige de 60 à 80 centimètres, rameuse et couverte de poils ; feuilles en forme de lance, de langue de bœuf, pointues et également couvertes de poils rudes ; fleurs bleues rougeâtres ou blanches apparaissant en mai-juin et disposées en épis à l'extrémité des rameaux. Cette plante se voit sur les décombres et dans les lieux incultes. Toutes ses parties sont utilisées ; elle peut tenir lieu de la bourrache ; dans certains pays, on l'utilise comme aliment.

### L'HIÈBLE.

C'est le *petit sureau* ou *petit séü*. Ses feuilles écrasées dégagent une mauvaise odeur. On le voit dans les sols arides et au bord des chemins où il atteint une hauteur de 50 centimètres à 1 mètre. Sa tige est droite et un peu rameuse ; ses feuilles finement dentées ; ses fleurs blanches et à peu près semblables à celle de sureau. On récolte cette plante au mois de juin. L'infusion de la racine qui est diurétique et purgative, et de l'écorce de cette plante se fait dans les proportions de 16 à 30 grammes par litre d'eau. Cette plante est herbacée elle meurt chaque année ; tandis que le sureau, son frère, est un arbuste. On se sert de ses fruits pour teindre les tissus en violet.

### LA MAUVE.

Cette plante s'appelle aussi *from' jonc, grande mauve* et *mauve sauvage*. Sa tige est haute et dressée ; ses feuilles échancrées ; ses fleurs roses ou couleur de chair. Elle croît dans les lieux incultes, le long des chemins, dans les jardins, etc. Toutes les parties de la plante sont utilisées. Les feuilles sont récoltées aux mois de juin et de juillet et conservées soigneusement. Les fleurs se cueillent pendant tout l'été. La racine n'est usitée qu'à l'état frais. L'infusion de 10 à 15 grammes de fleurs de mauve est très usitée dans l'irritation inflammatoire des voies digestives, dans la gastrite, etc. Une variété de mauve est rampante ; elle a les feuilles entières et arrondies. Les bains de mauve excellent à combattre et à éteindre les inflammations.

### LE MILLEPERTUIS.

Appelé aussi *mille-traux, herbe de Saint-Jean, herbe aux piqûres* et *chasse-diable,* le millepertuis a une tige de 60 à 90 centimètres. Elle est branchue et garnie de feuilles petites, ovales-oblongues, lisses et parsemées de points transparents comme des piqûres d'épingle très fines. Ses fleurs, jaunes et assez grandes, sont situées au sommet des rameaux et réunies en bouquet. Cette plante se rencontre le long des bois ou des haies ainsi que dans les prés secs où elle fleurit tout l'été. Écrasée entre les doigts elle

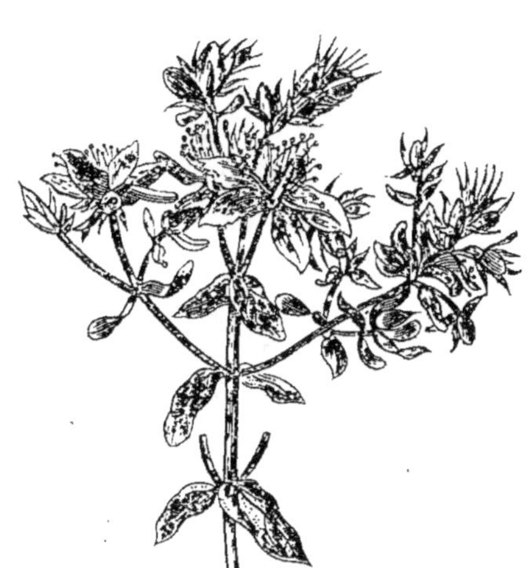

Fig. 15. — Millepertuis.

répand une odeur résineuse. On récolte les extrémités lorsqu'elles sont sur le point de fleurir. Cette plante s'administre en infusion à raison de 15 à 30 gr. de sommités fleuries par litre d'eau. Dans les catarrhes, elle est mieux supportée que le goudron ou la térébenthine.

## VII. — Carminatifs.

Ce sont les substances employées pour chasser les vents contenus dans les intestins (boyaux). En voici quelques-uns : la camomille, la menthe, la mélisse, la tanaisie, les grains de fenouil, d'anis surtout, de persil, les feuilles et les graines de laurier, le carvi, la coriandre et la bétoine.

### L'ANIS.

L'anis est cultivé dans un très grand nombre de jardins. Il se plaît dans les terres sablonneuses et bien exposées au soleil. Il fleurit en juillet et sa semence est récoltée en automne. La plante est séchée au grenier, puis battue pour en détacher les graines qui, seules, sont utilisées. On l'appelle aussi *anis boucage, anis vert, boucage à fruits sauvages.* En infusion, on emploie 8 à 16 grammes de graines par litre d'eau. — De l'anis on obtient la *crême d'eau d'anis,* liqueur qui consiste en une infusion de semences d'anis dans de l'eau-de-vie à laquelle on ajoute ensuite de l'eau très sucrée. — Cette liqueur calme les coliques et chasse les vents.

### LE CARVI.

Cette plante reçoit parfois le nom de *cumin des prés.* On la cultive dans les jardins. La racine a une odeur analogue à celle de la carotte. On récolte cette plante comme on le fait pour l'anis. L'infusion s'obtient avec 5 grammes de graines par litre d'eau.

### LA CORIANDRE.

Cette plante sent mauvais. Les semences ont une odeur de punaises quand elles sont fraîches et un goût très agréable quand elles sont sèches; mâchées, elles donnent une bonne haleine. Elle est cultivée dans les jardins pour sa graine qui est usitée. L'infusion se fait avec 8 grammes de semences par litre d'eau. On assure que le suc des feuilles de cette plante, pris en boisson, est un poison, qu'il affaiblit d'abord la mémoire, qu'il cause des vertiges (tournioles), de grandes douleurs dans le ventre, et qu'étant bu en grande quantité, il occasionne la mort.

## VIII. — Collyres.

Ce sont des médicaments spécialement destinés à combattre les maladies des yeux. En voici quelques-uns : le cerfeuil, le framboisier, la guimauve, la laitue, le lin, la mauve, le mélilot, le noyer, le persil, le plantain, le rosier, le souci, le tussilage.

## LE MÉLILOT.

Quelquefois nommée *trèfle de cheval*, cette plante a une

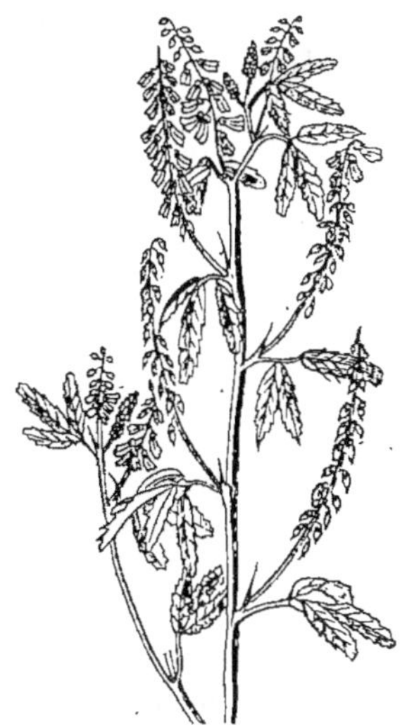

Fig. 16. — Mélilot.

tige droite, ferme, rameuse et douce s'élevant de 30 à 90 centimètres. Ses feuilles sont dentées et composées de 3 parties ovales dont l'une s'avançant très fort en avant entre les deux autres. Ses fleurs, jaunes et petites, sont disposées en épis. Cette plante croît le long des chemins et des haies où elle fleurit tout l'été. Elle se plaît aussi dans les champs calcaires. On coupe la plante aux mois de juin et de juillet pour la conserver. On emploie 15 à 30 gr. de cette plante par litre d'eau pour infusion.

## IX. — Dépuratifs.

Les médicaments qui ont la propriété d'enlever au sang toutes les matières qui en altèrent la pureté et de les porter au dehors par les sueurs ou par les urines sont des dépuratifs. La bardane, la patience, la fumeterre, le houblon, l'ortie piquante, la chicorée sauvage, la douce-amère, la petite marguerite, la pensée sauvage, le pissenlit, la scabieuse, la saponaire, le garou, la bétoine, et surtout la salsepareille sont des remèdes appartenant à cette catégorie.

## LE HOUBLON.

Le houblon est assez familier au public pour que nous n'ayons pas besoin de le décrire. Toute la plante peut être utilisée; mais on emploie plus souvent les fruits ou cônes qui se récoltent en août ou en septembre et qu'on fait sécher au four ou à l'étuve pour les conserver. Pour infusion ou décoction, ou prend 15 à 30 grammes de cônes par litre d'eau.

## LA DOUCE-AMÈRE.

C'est la plante nommée *rinculus sauvage, réglisse sauvage, herbe à la fièvre, loque, crève-chien, morelle grimpante, vigne sauvage* ou *vigne de Judée.* Sa tige est dure, grêle et grimpante. Ses fleurs sont bleues violettes et apparaissent en juin. Elles ressemblent à celles de la pomme de terre. Ses feuilles sont ovales et pointues. Ses fruits sont rouges à la maturité. Cette plante aime les lieux frais et ombragés. On récolte les tiges au printemps ou en automne et l'on doit en faire usage dans l'année. Pour les sécher, on les fend et on les coupe en morceaux. La décoction des rameaux de cette plante se prépare à raison de 15 à 20 grammes par litre d'eau à prendre en 24 heures. Elle procure le sommeil et provoque les sueurs. On augmente graduellement la dose jusqu'à 60 et même jusqu'à 90 grammes par litre d'eau. A haute dose, cette plante peut causer des vomissements, des crampes et des vertiges (tournioles).

LA SCABIEUSE.

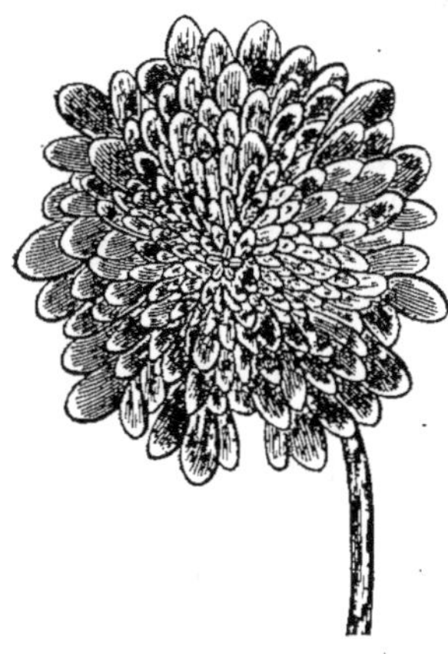

Fig. 17. — Scabieuse (fleur).

On lui donne parfois les noms de *mors du diable*, et d'*herbe aux chardons*. La tige, toute garnie de poils, s'élève à environ 1 mètre. Les feuilles sont larges, longues et découpées. Les fleurs sont bleues et en bouquets ronds comme des boutons en forme de demi-boules. On récolte cette plante en juin et juillet. Elle croît dans les blés, les bois et sur le bord des chemins. Pour l'infusion on emploie 30 à 60 grammes par litre d'eau.

LA SALSEPAREILLE.

Cette plante vient de l'Amérique méridionale.

## X. — Détersifs.

Ce sont des médicaments propres à nettoyer les plaies et les ulcères. Le trèfle d'eau, la verveine, la racine de bardane, les feuilles de bouleau, la cuscute ou teigne, la petite centaurée, la brunelle, le millefeuille, l'aigremoine, sont des plantes détersives.

LA VERVEINE.

Tige de 60 centimètres, dure, rougeâtre et carrée,

portant des feuilles opposées et découpées profondément en plusieurs parties ; fleurs d'un blanc violacé, disposées en épis longs, grêles et s'ouvrant au mois de juin. Cette plante est très répandue ; on la voit sur les chemins, le long des haies et sur les terrains incultes où elle s'appelle suivant les localités : *herbe sacrée, herbe du foie, herbe de sang,* etc. On récolte les tiges bien munies de feuilles un peu avant la floraison et on les fait sécher promptement. On n'emploie plus guère cette plante que sous forme de cataplasme.

## XI. — Diurétiques.

On appelle ainsi les plantes qui ont pour effet de faire uriner plus que de coutume ; telles sont : le genêt à balai ou *genête,* le souci, l'ache, l'asperge, le trèfle d'eau, l'aunée, la bourrache, le carvi, le chiendent, le céléri, le persil, le fraisier, le gaillet (urinette), le génévrier, l'hysope, l'origan, l'orge, l'oxalis, l'oseille ou *churelle,* la pariétaire, le pissenlit, la réglisse ou *rinculus,* la sauge, les queues de cerises, la reine des prés, la chicorée sauvage, la bryone, la décoction des fleurs fraîches de sureau…, la racine de bugrane ou arrête-bœuf, le pourpier, la graine de genêt à balai, la digitale pourprée, la vigne, les feuilles de groseillier noir, les fruits de sureau, le chèvrefeuille.

### L'ACHE.

C'est le *céléri des marais,* le *céléri sauvage* ou *persil odorant.* Sa tige, haute d'environ 70 centimètres, est épaisse, rameuse et creuse à l'intérieur. Ses feuilles ressemblent fort à celles du persil, mais elles sont beaucoup plus grandes. Ses fleurs d'un jaune pâle, sont disposées en parapluie au sommet des rameaux. L'ache croit

dans les marais et sur le bord des ruisseaux. Cultivée
dans les jardins, elle est devenue notre céléri vulgaire.
Toutes les parties de la plante sont utiles. Les feuilles s'emploient fraîches. La racine se récolte pendant la seconde
année; on en fait une décoction de 30 à 50 grammes par
litre d'eau. — Ses feuilles cuites dans du lait forment une
bonne tisane contre l'asthme humide et le catarrhe pulmonaire.

## L'AUNÉE.

Les noms vulgaires ne manquent pas à cette plante.
On l'appelle *inule, lionne, hélé-
niaire, hélinine, œil de cheval.*
Elle croît dans les prés gras, les
marais, les lieux ombragés, le long
des fossés et des étangs où elle atteint parfois 2 mètres de hauteur.
Son nom lui vient de ce qu'elle se
plaît dans le voisinage des aunes.
Sa racine est épaisse comme celle
du navet; sa tige est grosse, dressée,
rameuse et couverte de poils; ses
feuilles sont grandes, dentelées et
cotonneuses en dessous; les inférieures seules ont une queue; ses
fleurs sont jaunes et assez semblables à celles du pissenlit ou mieux
du chardon. La racine seule est

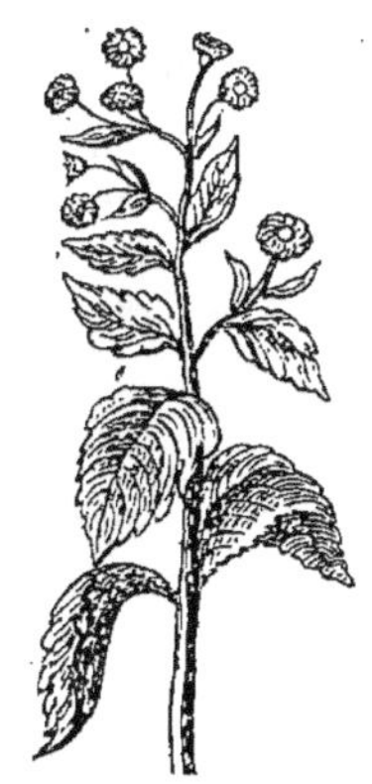

Fig. 18. — Aunée.

employée. On la récolte lorsqu'elle a 2 ou 3 ans. Pour
bien la sécher, il convient de la couper en morceaux.
L'infusion de 15 à 30 grammes de racine d'aunée est souvent administrée. La décoction de 16 à 60 grammes par
litre d'eau est employée en lotions contre la gale. La
poudre de la racine desséchée au four, pilée et tamisée,
peut remplacer la poudre de quinquina : on en met tremper

dans du vin blanc (1 partie sur 15 de vin), on remue, on laisse reposer un jour, on décante et l'on passe. La dose est d'un verre.

### LA BOURRACHE.

Tige de 30 à 60 centimètres, branchue, ronde, creuse et couverte de poils rudes; feuilles ovales et velues; fleurs penchées, bleues ou blanches. Cette plante est cultivée dans les jardins où elle se multiplie avec une grande facilité. Les fleurs se récoltent en été au fur et à mesure qu'elles se montrent. Les tiges sont coupées pendant toute la belle saison au moment où les fleurs sont sur le point de paraître; il faut avoir soin de les sécher à l'ombre. Avec 30 à 60 grammes de plante de bourrache par litre d'eau, on prépare une décoction utile dans les maladies inflammatoires. L'infusion se fait avec 8 grammes de fleurs et de feuilles par litre d'eau.

### L'OXALIS OU ALLÉLUIA.

On la nomme aussi *pain de coucou, oseille de Pâques,* parce qu'elle fleurit vers les fêtes de Pâques.

Le jus des feuilles forme une boisson rafraîchissante. Ces mêmes feuilles mâchées éteignent la soif des longues marches et provoquent la formation de l'urine.

On en met une poignée par litre d'eau, ou une grosse pincée dans le bouillon aux herbes. Mangée en salade, cette plante est antiscorbutique.

On peut en faire des cataplasmes, comme avec l'oseille, pour faire suppurer les abcès froids.

La plante fraîche vaut beaucoup mieux que desséchée. On en boit le jus à la dose de 30 à 80 grammes.

Les personnes sujettes à la goutte feront bien de s'en abstenir.

On constate chez cette petite plante un phénomène curieux : le soir, elle rabat ses feuilles contre sa tige : elle semble dormir ; elle les redresse lorsque reparaît le soleil.

### LE CHÈVREFEUILLE.

On le nomme vulgairement *saut-dè-r'naux*. Il élève ses tiges tortueuses dans les buissons et y forme des berceaux chargés de petits bouquets de fleurs d'un blanc jaunâtre, qui sentent très bon. A ces fleurs succèdent des baies (fruits) rouges.

Les feuilles, les fleurs et les baies sont diurétiques. Le suc de ses feuilles est détersif et vulnéraire. La décoction de ses feuilles est employée en gargarisme contre l'inflammation des amygdales (au fond de la bouche). L'eau distillée de ses fleurs est réputée utile contre les maladies des yeux.

### LA REINE DES PRÉS.

On lui donne aussi les noms vulgaires suivants : *spirée ulmaire, ornière, barbe de chèvre, herbe aux abeilles, pied de bouc, vignette, grande potentille.*

La racine est noirâtre en dehors ; la tige, haute de 50 centimètres à un mètre est garnie de grandes feuilles profondément divisées, vertes en dessus et d'un blanc cendré en dessous ; un bouquet de fleurs très petites, blanchâtres et d'aspect cotonneux la termine. Elle croît dans les prés humides et sur le bord des ruisseaux.

Les fleurs de la reine des prés sont sudorifiques, comme celles de sureau. La plante entière est légèrement astringente et tonique. Toute la plante est un bon diurétique : l'infusion ou la décoction se prépare avec 10 à 30 grammes de plante par litre d'eau. En continuer longtemps l'usage dans le traitement de l'hydropisie ; elle ne fatigue pas l'estomac et n'occasionne aucun trouble nerveux.

### L'ORIGAN OU MARJOLAINE.

On la nomme communément la *marjolaine bâtarde* ou *marjolaine sauvage*. Voici les principaux caractères qui la font reconnaître : tiges hautes de 20 à 50 centimètres, rondes, rameuses et couvertes de poils; feuilles ovales et poilues; fleurs roses formant un bouquet au sommet des tiges; odeur pénétrante et agréable. Cette plante se voit dans les haies, dans les buissons, sur les montagnes et fleurit pendant tout l'été. On la coupe à la floraison. On emploie 5 à 30 grammes de sommités fleuries par litre d'eau pour les infusions.

### LA PARIÉTAIRE OFFICINALE.

Voici tous les noms vulgaires qu'on lui donne : *perce-muraille, casse-pierre, herbe de Notre-Dame, herbe de muraille, espargoute, vitriole, panatage, épinard de muraille*. Elle croît sur les murs et les décombres, les rochers, rarement le long des haies. Ses tiges rougeâtres, droites et hautes de 35 à 65 centimètres environ, sont rameuses et légèrement couvertes de poils. Ses feuilles, ovales, pointues, velues et rudes au toucher, sont nerveuses au-dessous et luisantes au-dessus; elles ont une longue queue; Ses fleurs verdâtres et très petites, se trouvent amassées au pied de la queue des feuilles au nombre de 3 ou 5. La récolte de cette plante qui fleurit pendant une grande partie de l'été, se fait un peu avant que les fleurs ne s'ouvrent. Il faut la dessécher promptement. L'infusion se prépare avec 15 à 30 grammes par litre d'eau.

### LA SAUGE.

Cette plante se trouvant dans tous les jardins, nous nous contenterons d'indiquer la manière de la récolter. On coupe les rameaux au moment de la floraison et on cueille les feuilles avant la naissance des pousses. Par litre d'eau, on emploie 12 à 25 grammes de fleurs et de feuilles pour infusion. La décoction de 15 à 30 grammes de feuilles par litre d'eau est utilisée pour lotions, fomentations et gargarismes toniques. « L'infusion théiforme est tellement agréable que les Chinois se demandent pourquoi, ayant la sauge, nous venons chercher chez eux le thé qui lui est inférieur. Cette infusion est un excellent préservatif contre les maladies putrides. » (Rodin.)

### LE SUREAU.

Nommé vulgairement *scü* ou *saoü*, cet arbrisseau, haut de 3 à 4 mètres, croît dans les haies et en général dans toutes sortes de terrains. Ses fleurs sont blanches, odorantes, petites, nombreuses, terminales et disposées en parapluie. On met sécher les fleurs de sureau aussitôt qu'elles sont cueillies. L'infusion des fleurs sèches se fait à la dose de 4 à 15 grammes par litre d'eau. Pour les lotions et fomentations on met 30 à 60 grammes par litre d'eau.

## XII. — Émollients.

On appelle médicaments ou remèdes émollients ceux qui servent à ramollir, à attendrir, à relâcher les parties du corps sur lesquelles on les place, à calmer l'inflammation et à diminuer les souffrances. Pris à l'intérieur et mêlés au sang, ils le rendent moins épais, moins excitant et éteignent les inflammations. Voici les principaux émollients du pays : le lin, les mauves, la guimauve, les feuilles de violette, le molène, le poireau cuit, les feuilles de pomme de terre, le chiendent, la grande consoude, la bourrache, la pariétaire officinale, la carotte, la laitue, le lis blanc, le mélilot, la mercuriale, le navet, l'orge, la poirée ou bette, la buglosse.

### LE LIS BLANC.

Cette plante est cultivée dans tous les jardins pour la beauté et le parfum de ses fleurs. Il ne faut pas trop le multiplier dans les petits jardins clos de murs, ni placer ses fleurs dans les chambres fermées, il en résulterait des maux de tête, des vertiges et même des syncopes.

### LA MERCURIALE ANNUELLE.

C'est une plante très commune le long des haies et des murs, dans les terrains pierreux, les jardins négligés et sur les décombres. On l'appelle *foirolle, chiole, cagarelle, coquenlit, rimberge, foirande, ortie bâtarde* suivant les pays. La tige haute de 20 à 30 centimètres, est droite et branchue. Les fleurs sont verdâtres. Les feuilles sont dentées, pointues, ovales et d'un vert clair. On récolte la mercuriale avant la floraison, mais elle perd ses propriétés médicinales quand on la dessèche. Comme tisane purgative, on emploie la décoction d'une poignée de cette plante (sans racine) par litre d'eau. — Cependant, on commence à douter de ses bons effets en médecine.

## XIII. — Excitants.

Ce sont des médicaments dont l'effet est d'activer la fonction des organes affaiblis. Il y en a deux sortes : les excitants stomachiques et les excitants emménagogues. Les excitants stomachiques sont ceux qui activent les fonctions de l'estomac ou qui remédient aux diverses maladies qui l'attaquent. Tels sont : l'angélique, l'aunée, le carvi, la petite centaurée, le cognassier, le fenouil, le genévrier, l'hysope, le laurier, le marrube, la mélisse, la menthe, le brou de noix, la marjolaine, la patience, la sauge, le thym, le pin, le sapin.

Les excitants emménagogues sont des médicaments propres à rappeler l'écoulement menstruel (les règles). L'aloès, le safran, le thym, l'armoise et la bétoine sont des emménagogues.

### LE COGNASSIER.

Le cognassier est un arbre que nous cultivons dans les jardins pour la multiplication des poiriers.

### LE THYM.

On cueille cette plante au moment où elle fleurit et on la sèche soigneusement en la disposant en guirlandes. Le thym commun est connu. Le thym calament est plus haut que le thym commun; il est velu et a les feuilles bordées de petites dents. Pour infusion on emploie 10 à 15 grammes de sommités de cette plante par litre d'eau.

### LE MÉLÈZE. LE PIN. LE SAPIN.

Toute description serait superflue.

Ils fournissent la térébenthine si utile dans la bronchite, la coqueluche et contre les plaies suppurantes.

Le mélèze perd ses aiguilles chaque année.

Le pin maritime fournit des liqueurs, des huiles, des résines, de la ouate, de la laine à tricoter, etc. La poix commune et la blanche, la colophane, la créosote sont des produits du pin.

La tisane de bourgeons de sapin est renommée comme diurétique; mais il faut avoir soin de les faire blanchir avant l'infusion, c'est-à-dire de rejeter la première eau bouillante, qui serait trop amère, trop résineuse.

## XIV. — Expectorants.

Remèdes qui favorisent la sortie des humeurs et des crachats contenus dans la poitrine. Voici quelques plantes qui produisent cet effet : l'ache, l'aunée, la bourrache, la capillaire, le chou rouge, l'hysope, le lierre terrestre, le marrube, l'origan ou marjolaine, le tussilage ou pas d'àne, le serpolet, le vélar.

### LE SERPOLET.

C'est la plante connue sous les noms de *thym sauvage*, de *serpoule*, de *pilolet*, de *poleur*, de *poulicu* et de *poulict*. On la rencontre dans les lieux arides et secs. La plante se récolte quand elle est en fleurs. L'infusion se fait avec 5 ou 15 grammes par litre d'eau.

## XV. — Fébrifuges.

Ce sont les médicaments qui chassent la fièvre et qui en empêchent le retour. La camomille, la petite centaurée, l'absinthe, le chiendent, la pervenche, la chicorée sauvage, le fumeterre, le houblon, le souci, le trèfle d'eau, la racine de valériane, le chêne, la gentiane, les feuilles de houx, l'écorce de chèvrefeuille ou *sau-dé-r'naux*, le buis ou *pâquis*, le frêne, l'écorce du maronnier, l'écorce du saule et le plantain sont des fébrifuges.

### LE CHÊNE.

Tout le monde connaît cet arbre. On le rencontre dans toutes les forêts de l'Europe. Les feuilles se récoltent en été; les glands en automne. Quand à l'écorce on doit la détacher de préférence des branches de 3 ou 4 ans, un peu avant la floraison, c'est-à-dire en avril ou mai. Pour l'intérieur on emploie la décoction préparée avec 20 ou 30 grammes d'écorce par litre d'eau. Pour l'extérieur, on peut élever la dose et mettre de 30 à 60 grammes. L'infusion de poudre de glands se fait à la dose de 30 à 40 grammes.

### LA GENTIANE.

La gentiane croît dans le midi de la France. C'est la racine qui est employée. On la récolte après la chute des feuilles. L'infusion de gentiane se fait à froid avec 8 à 25 grammes par litre d'eau. Comme fébrifuge, on peut donner 8 à 16 grammes de poudre dans une cuillerée de potage quelconque; et, comme tonique, stomachique, 50 centigrammes à 1 gramme.

## XVI. — Laxatifs.

Remèdes qui purgent lentement sans irriter les intestins comme le font beaucoup de purgatifs. Tels sont : la chicorée sauvage, l'huile de ricin, les pruneaux, la laitue, l'oseille ou *churelle*, la vigne, les feuilles et les fleurs du pêcher, les feuilles fraîches de violette; le suc des feuilles de violette à la dose de 2 onces, la mercuriale, la rhubarbe.

## XVII. — Purgatifs.

Ce sont des médicaments qui, administrés à l'intérieur, causent des selles plus ou moins copieuses. Voici quelques plantes purgatives : la rhubarbe, l'épine-vinette, le frêne ou *frane*, la fumeterre, le hêtre, la mercuriale, la moutarde, le nerprun cathardique, le prunier, la chélidoine, la racine de muguet, la gratiole, l'iris germanique, la belle-de-nuit, l'asaret ou cabaret, les feuilles de buis ou de *pâquis*, l'euphorbe épurge, la bryone, les racines, l'écorce et la semence d'hièble, la parisette, le liseron des haies et le liseron des champs, les feuilles et les fleurs du pêcher, la racine d'eupatoire, la digitale pourprée, les fleurs fraîches de sureau en décoction. Pour les enfants : les fleurs de violettes.

### LE NERPRUN CATHARTIQUE.

On le nomme vulgairement *burl-chespène, bourg-épine, néprun purgatif, épine de cerf, noir prun.* C'est un arbuste de 4 mètres, rameux et portant des épines. Ses feuilles sont ovales et dentées; ses fleurs petites et d'un jaune verdâtre sont ramassées en bouquets au bas des rameaux; ses fruits, ressemblant assez à ceux du genévrier, noircissent en mûrissant. Il croît dans les bois et dans les haies. On récolte le fruit quand il est mûr. Une grande personne se purge en avalant 10 à 15 pois de nerprun. C'est le purgatif de beaucoup de campagnards. Ils ont soin cependant de boire de la tisane de racine de guimauve pour prévenir les coliques. Une autre tisane émolliente produirait le même effet. La décoction de 20 à 30 pois par litre d'eau peut aussi servir de purgatif.

### LE MUGUET.

Plante remarquable par son doux parfum. Elle croît dans certains bois et fleurit en mai. Sa tige est nulle. Ses fleurs, au nombre de 6 à 12, sont blanches et en grelot. Deux feuilles ovales emboitent la queue qui supporte toutes les fleurs. La racine, les fleurs et les petits fruits sont employés en médecine. On récolte les fleurs à leur épanouissement et on les fait sécher à l'étuve ou dans un four peu chaud. Les fruits se prennent à maturité. Les racines se récoltent à toute saison. Pour purger, on prend 2 grammes de fleurs fraîches que l'on broie avec du miel. En augmentant la dose, on produit le vomissement.

### LA GRATIOLE.

C'est une plante qui croît dans les lieux humides et qui fleurit de juin en septembre. *Grâce de Dieu, petite digitale, herbe à pauvre homme, herbe à fièvre, centauroïde* et *séné des prés,* tels sont ses noms vulgaires. Sa tige dressée, noueuse, creusée de sillons, s'élève de 30 à 45 centimètres. Ses feuilles, d'un vert jaunâtre, sont opposées ovales, dentées, non velues et munies de 3 nervures  Ses fleurs sont d'un blanc rougeâtre. On la cueille avant ou pendant la floraison. La racine est vomitive à la dose de 1 à 2 grammes. La plante forme un violent purgatif. On en fait une décoction ou une infusion que l'on donne à la dose de 4 à 12 grammes pour 120 grammes d'eau.

### L'IRIS GERMANIQUE.

On le désigne souvent sous les noms de *flambe,* de *glaïeul bleu,* de *courtrai,* de *lirguo,* de *flamme,* de *jonc,* de *couteau* et d'*iris commun.* Il croît dans les terrains incultes, sur les toits de chaume ou sur les ruines. Une variété, l'iris jaune, croît dans les marais. Sa tige, qui s'élève à 60 centimètres, est garnie de feuilles pointues, plus courtes que la tige et ayant la forme d'une épée, d'une lame de couteau. Ses fleurs sont bleues et veinées. Elles apparaissent en mai au nombre de 5 ou 6 à l'extrémité de

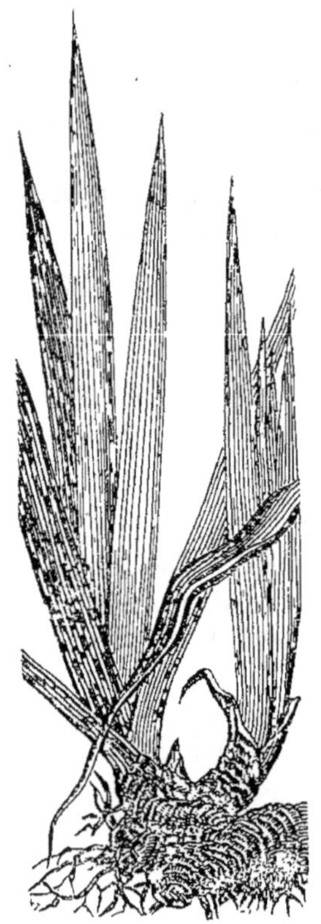

Fig. 19. — Iris germanique.

la tige. La racine peut se récolter en été, on la gratte et on la fait sécher au soleil. Desséchée, elle perd cependant beaucoup de son activité. Dans les hydropisies, on peut administrer 15 à 30 grammes du suc frais de cette racine, mais il faut avoir soin de les mêler à une tisane de guimauve et de les prendre en 3 fois à une heure d'intervalle. Le vin d'iris se prépare avec 120 gr. de racine fraîche broyée, dans un demi-litre de vin. On les met dans le vin froid et on les y laisse plusieurs jours.

## LA BELLE-DE-NUIT.

Vulgairement, on l'appelle *jalap à fleurs pourpres, faux jalap, jalap indigène, nyctage du Pérou*. C'est une plante qui, par ses fleurs en cloches et d'autres caractères, rappelle assez bien le liseron des champs. Ses fleurs, qui ne s'ouvrent que le soir, sont rouges, blanches ou jaunes. Elles apparaissent, depuis le mois de juillet jusqu'en octobre, au sommet des tiges, hautes de 50 à 60 centimètres. C'est la racine qui est employée. Elle est noirâtre au dehors et blanche au dedans. On la donne à la dose de 2 à 4 grammes dans un verre d'eau miellée. Pour les personnes délicates, on se sert d'une décoction de 4 à 8 grammes pour 150 gr. de bouillon de veau ou de poulet.

### L'ASARET OU CABARET.

Cette plante porte aussi les noms d'*oreille d'homme*, d'*œillette*, d'*asarine d'Europe*, d'*oreillette*, de *rondelle*, de *nard sauvage*, de *Girard* ou de *roussin*. Sa tige est nulle; ses feuilles attachées aux racines sont très lisses au-dessus, velues au-dessous et portées par une longue queue; ses fleurs sont rougeâtres et elles apparaissent en avril-mai. On cueille les feuilles pendant l'été. On récolte la racine deux fois par an : au printemps avant la floraison et en automne. Fraîche, elle est purgative et vomitive; au bout de 6 mois, elle n'est plus que vomitive; après 2 ans ses propriétés purgatives sont presque nulles et elle n'est plus qu'un diurétique. 60 à 80 centigrammes de poudre, soit un demi à trois quarts de grammes font vomir. Une dose plus grande fait purger. — Cette poudre est aussi un violent sternutatoire.

### LE LISERON DES HAIES.

Suivant les localités, on le nomme *grand liseron*, *lisette*, *manchette de la vierge*, *scorie des haies*. Il vient dans les haies et fleurit tout l'été. Ses tiges, longues de plusieurs mètres, portent des feuilles en forme de fer de flèche et de grandes fleurs blanches sans odeur et en forme d'entonnoir. On récolte toute la plante en juillet et août pour conserver le suc de la racine. Les feuilles séchées à l'ombre. réduites en poudre et mêlées à du miel, conservent leurs propriétés purgatives. L'infusion de 6 à 12 grammes de feuilles est purgative. Le suc de la racine, transformé en sirop, est un bon purgatif, opérant comme le jalap. On l'administre à la dose de 1 gramme et plus suivant les personnes.

### LE LISERON DES CHAMPS.

Il possède des propriétés semblables à celles du liseron

des haies. Des fleurs plus petites, et d'un blanc rosé, des tiges moins hautes, tels sont les caractères qui le distinguent du liseron des haies. On le trouve dans les champs, rampant sur la terre ou s'enroulant autour des tiges des céréales; on l'appelle *petit liseron, petit liset, campanette, scorie.*

### L'EUPATOIRE.

C'est l'*origan des marais, chauvrine* ou *herbe de sainte Cunégonde.* Sa tige, haute de 90 à 150 centimètres, est un peu rameuse, velue et pleine de moëlle; ses feuilles sont divisées en 3 parties dentées; ses fleurs, de couleur pourprée, violette, apparaissent de juillet en septembre et sont disposées comme celles de l'achilée ou millefeuille. La récolte de la plante se fait un peu avant la floraison. Comme tonique on emploie une infusion de feuilles à la dose de 30 à 60 grammes par litre d'eau. La racine de cette plante est un purgatif qui ne cause pas d'affaiblissement. On en fait une décoction ou une infusion à la dose de 30 à 60 grammes dans une pinte d'eau ou de vin. — Les feuilles d'eupatoire sont repoussées par tous les animaux, sauf par les chèvres.

## XVIII. — Résolutifs.

Les substances qui fondent les grosseurs et les engorgements sont des résolutifs. Les joubarbes (grande et petite), le mélilot, le trèfle d'eau, la verveine, les fleurs de millepertuis, le millefeuille, les feuilles d'aune, l'écorce d'orme, celle des racines, surtout, sont des résolutifs.

### LA PETITE JOUBARBE OU VERMICULAIRE.

On l'appelle aussi *triquc-madame, poivre des murailles, sédon brûlant, pain d'oiseaux, orpin brûlant* et *orpin jaune*. Elle croît ordinairement sur les murailles, les toits depaille et dans les terrains pierreux ; elle atteint

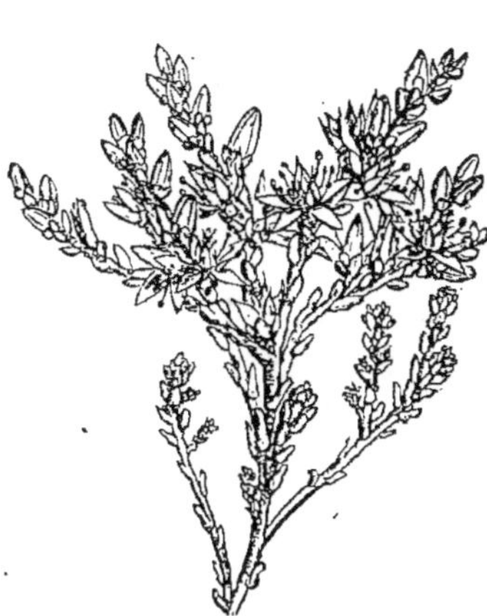

Fig. 20. — Vermiculaire (petite joubarbe).

8 à 15 cent. de haut. On la reconnaît à ses tiges charnues, nombreuses et réunies en touffes ; à ses feuilles petites, épaisses et grasses ; à ses fleurs jaunes paraissant tout l'été. On nomme aussi petite joubarbe, l'orpin blanc et l'orpin reprise. Ce dernier s'appelle encore *joubarbe des vignes, grassette, herbe à la coupure, herbe aux charpentiers*. Ses feuilles charnues et épaisses sont fort mucilagineuses et s'emploient sur les plaies récentes ; elles sont vulnéraires et résolutives. — Dans la médecine domestique, on ne doit faire usage de l'orpin brûlant qu'à l'extérieur du corps, car son suc est un poison assez énergique. Une once suffit pour provoquer de violents vomissements. Cette plante se cueille au moment de s'en servir, la dessiccation lui enlevant ses propriétés.

## XIX. — Stimulants.

Ce sont des médicaments qui ont la vertu d'augmenter rapidement l'énergie du corps, de l'éveiller, de l'exciter à l'action, mais pour quelques instants seulement. En voici un certain nombre : l'armoise, l'anis, le carvi, la camomille, la graine de céleri, la coriandre, la menthe, le thym,

la mélisse, le café, le cochléaria, la cardamine des prés,
le cresson, l'origan, le romarin, la grande passerage, l'angélique, le poivre, la sauge, la moutarde, l'absinthe, la
véronique, la cannelle, le fenouil, le mélèze, les pins, les
sapins, la poix, la térébenthine, le goudron, la colophane,
la créosote.

### LE ROMARIN.

On le rencontre dans beaucoup de jardins où il s'appelle
*encencier, herbe aux couronnes*. Il se multiplie par bou-
tures et par marcottes (branches qu'on couche en parties
dans la terre sans les détacher de la tige). Les feuilles,
toujours vertes, se récoltent en tous temps. Les fleurs se
cueillent au moment où elles sont ouvertes. L'infusion des
fleurs se fait avec une ou deux pincées par litre d'eau;
celle des feuilles avec 10 à 20 grammes. La première infusion se prend comme tisane; la deuxième sert pour les
bains, frictions, etc.

### LA CARDAMINE DES PRÉS.

On la nomme aussi *cresson des prés, fleur de lait-
beurré (lait-buret)*. Au printemps, elle pullule dans les prés
humides et au bord des ruisseaux. Elle porte un bouquet
allongé de fleurs rose pâle veinées; les feuilles sont découpées et d'une saveur piquante. Elle atteint de 20 à 40
centimètres de hauteur. Elle peut, sans inconvénient, se
substituer au cresson de fontaine.

## XX. — Sudorifiques.

Les médicaments qui excitent la transpiration sont des
sudorifiques. L'angélique, le genévrier, la bardane, la
bourrache, le coquelicot, les bains de vapeur, les boissons

aromatiques chaudes, la douce-amère, l'hysope, le noyer, la saponaire, la scabieuse, le souci, la tanaisie, les fleurs de sureau, l'ancolie nommée aussi *cloh, gant Notre-Dame* ou *aiglantine*, les fleurs de tilleul, la véronique, le bois râpé du buis, arbuste nommé, suivant les localités, *pâquis* ou *pôquis* sont des remèdes sudorifiques.

## XXI. — Toniques.

Les médicaments qui donnent du ton, c'est-à-dire qui fortifient les nerfs et les muscles, qui rétablissent les forces des individus épuisés ou qui relèvent de maladie et reviennent en santé sont connus sous le nom de toniques. Ces remèdes produisent, chez ceux qui en font usage, un changement qui les rend capables de résister à l'influence de la maladie et de rejeter les matières nuisibles qui troublaient les fonctions régulières de leur corps. Voici quelques plantes qui appartiennent à cette classe : la gentiane, le houblon, la petite centaurée, le saule blanc, le noyer, le chêne, la chicorée sauvage, les feuilles d'eupatoire, la fumeterre, l'écorce de marronnier, le millefeuille, la patience, le pissenlit, la saponaire, la sauge, le thym, le trèfle d'eau, le vélar, la vigne, l'alchemille vulgaire.

### LE SAULE BLANC.

Cet arbre est très connu. On l'appelle aussi *sau blanc, sau blanche, osier blanc*, à cause de son feuillage argenté et soyeux. C'est l'écorce qui est utilisée. Cazin dit que c'est un des toniques les plus énergiques du pays. L'écorce de saule la plus active est celle qui est récoltée, avant la floraison, sur des rameaux de 2 à 3 ans. D'après Richard, elle peut avantageusement remplacer le quinquina. On en fait une infusion à la dose de 30 à 60 grammes de poudre par litre d'eau. 10 à 40 grammes de poudre d'écorce dans de la bière s'emploient aussi très utilement.

## XXII. — Vermifuges.

Les vermifuges sont des plantes qui ont la propriété de chasser les vers. En voici quelques-unes : l'absinthe, la petite centaurée, la fougère, les fleurs de tanaisie, les choux, la fumeterre, le houblon, la mélisse, la racine de valériane, la racine de belle-de-nuit, l'écorce sèche du nerprun-bourdaine, le pourpier, le millepertuis, l'aurone ou citronnelle, armoise citronnelle, armoise des jardins.

### LA FOUGÈRE.

Cette plante est trop connue pour nous occuper de sa description. On peut arracher la racine à toute saison et l'employer fraîche ; mais il est préférable de la récolter en été, lorsqu'on veut la livrer au commerce. La dessiccation lui fait perdre une partie de ses propriétés. La décoction de fougère se prépare avec 30 à 60 grammes de racine écrasée pour un litre d'eau qu'on laisse réduire de moitié.

## XXIII. — Vomitifs.

Médicaments qui ont la propriété de faire vomir. La racine de violette, la racine de muguet odorant, la chélidoine, la digitale pourprée, la bryone, le lierre, les racines de parisette, l'asaret ou cabaret, la gratiole, la moutarde noire, sont des vomitifs.

## XXIV. — Vulnéraires.

Remèdes propres à guérir les plaies, les blessures. Voici quelques plantes vulnéraires : la sauge des jardins, la sauge des prés, l'absinthe, la bardane, l'aigremoine, le troène commun, la benoîte, la brunelle, le chiendent, le plantain à larges feuilles, les fleurs de primevère, le lierre terrestre, la quintefeuille, la petite pâquerette ou petite marguerite des prés, la véronique officinale, la verveine, le suc des liserons, la pervenche, le millepertuis, le mille-feuille.

### LA SAUGE DES PRÉS.

Cette plante a une tige carrée, velue et non ramifiée. Ses feuilles sont allongées et pointues. Ses fleurs bleues sont disposées autour de la tige et forment, à son extrémité supérieure, un épi allongé. On rencontre cette plante dans les prés secs. Odeur pénétrante.

### LE TROÈNE COMMUN.

Arbrisseau de 2 à 3 mètres dont l'écorce est couleur de cendre et qui fleurit en mai-juin. Ses feuilles sont ovales, petites et non dentées. Ses fleurs sont blanches et se trouvent à l'extrémité des rameaux qui sont minces et flexibles; ses fruits sont des pois noirs réunis comme ceux d'une petite grappe de raisin. On le rencontre dans les haies et dans certains bois; on le nomme vulgairement petit fusain gris.

### LA BENOÎTE.

Elle s'appelle communément *herbe de Saint-Benoît, benuette, herbe bénite, galiote.* Elle a une tige de 60 centimètres, dressée, rougeâtre, velue et rameuse en haut; des feuilles dentées et velues; des fleurs jaunes, petites, apparaissent en mai et juin. Elle croît dans les bois et les haies. La racine est la partie employée. On la récolte en automne pour la conserver. La décoction de 30 grammes de racine sèche ou de 60 grammes de racine fraîche de cette plante par litre d'eau est assez souvent employée. On en prend une tasse toutes les 2 ou 3 heures. 1 à 4 grammes de poudre s'administrent comme tonique; 8 à 16 grammes comme fébrifuge.

## XXV. — Poisons.

Les plantes de notre pays qui peuvent donner lieu à des empoisonnements sont : la belladone, la jusquiame, la stramoine ou pomme épineuse, la ciguë, l'aconit, certains champignons, l'ellébore, le colchique d'automne, l'oléan-dre ou laurier-rose, la circutaire d'eau, la renoncule bulbeuse, la renoncule scélérate, l'if, le tabac, la rue, le pied-de-veau.

### LA BELLADONE.

On la nomme vulgairement *belledame, morelle furieuse, mandragore, baccifère, parmenton, guigne de côte* et *herbe empoison-née.* Sa racine est épaisse, longue et ramifiée; sa tige, haute de 90 à 120 centimètres et un peu velue, est rameuse; ses feuilles sont ovales et d'un vert sombre; ses fleurs, d'un rouge sale et de la forme d'une cloche allongée, apparaissent en juin ou juillet; ses fruits sont noirs lorsqu'ils sont mûrs et ressemblent assez bien à des cerises. Cette

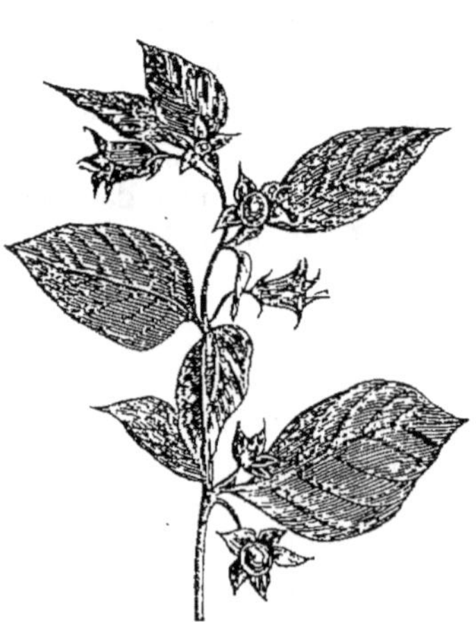

Fig. 21. — Belladone.

plante vient dans les lieux ombragés, le long des haies

et des murs. Le contre-poison consiste dans une abondante boisson d'eau vinaigrée, citronnée ou vineuse et dans des vomitifs.

### LA JUSQUIAME.

Elle a reçu plusieurs noms populaires. Les voici : *sinagré, hancbane, potelée, herbe aux engelures, herbe à la teigne, porcelet et mort-aux-poules.*

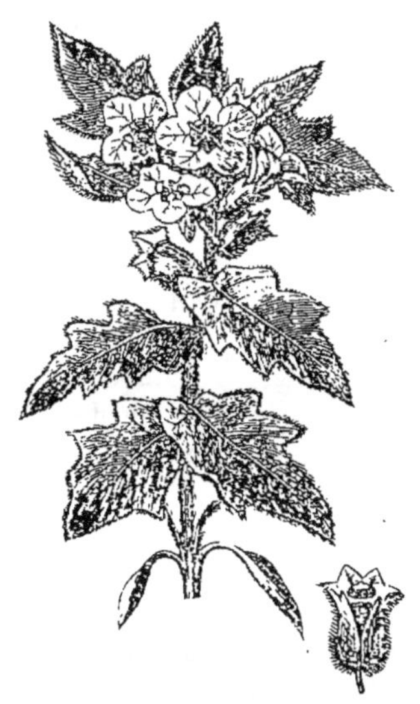

Fig. 22. — Jusquiame.

Elle croît souvent près des lieux habités et dans les cimetières. Sa tige, s'élevant à une hauteur de 50 cent. environ, est épaisse, ronde, rameuse, et couverte d'un duvet assez fourni; ses feuilles sont molles, cotonneuses, grandes et découpées profondément; ses fleurs, d'un jaune sale, sont veinées de pourpre dans l'intérieur; ses graines sont rougeâtres. En cas d'empoisonnement, prendre des vomitifs, émétiques ou autres, avaler une grande quantité d'eau tiède, prendre des laxatifs ou se donner des lavements purgatifs.

## LA STRAMOINE, OU POMME ÉPINEUSE.

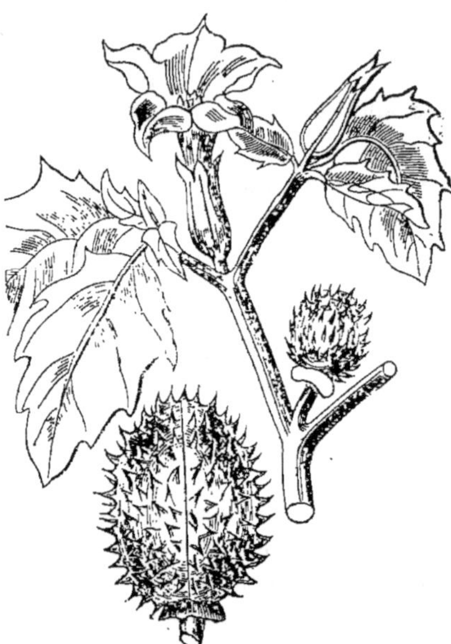

Tige de 60 à 120 cent. ronde, creuse, branchue verte, un peu velue au sommet, feuilles larges et pointues; fleurs blanches ou violettes paraissant en été; fruits couverts de pointes épineuses et remplis de graines noires. Cette plante se trouve dans plusieurs jardins et parfois le long des chemins.

Fig. 23. — Stramoine ou pomme épineuse.

## LA CIGUË.

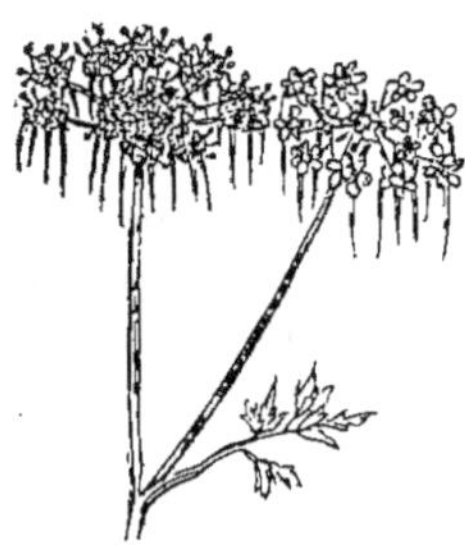

Cette plante ressemble beaucoup au persil d'où lui est venu le nom de *persil sauvage*. Elle croît souvent dans les jardins et sa tige s'élève à une hauteur d'un à 2 mètres pour la grande ciguë; elle atteint 50 centimètres chez la petite.

Fig. 24. — Ciguë.

La *tige* de la ciguë est tâche-
tée de violet à la base.

Les *folioles* de la ciguë sont
très aiguës.

Sous les *fleurs* de la ciguë pen-
dent de petites barbes pointues.

Écrasez la ciguë entre les
doigts, il s'en dégage une *odeur*
nauséabonde.

Celle du persil ne l'est pas.

Celles du persil sont plus arrondies.

Ces barbes n'existent pas chez
le persil.

L'odeur du persil, au contraire,
est aromatique.

En cas d'empoisonnement, vomitifs; quand le poison est
expulsé, boire du vinaigre ou du jus de citron mélangés à
de l'eau.

### L'ACONIT.

Suivant les lieux,
cette plante s'appel-
le *capuce de moine,
capuchon, coque-
luchon, thore, ma-
driélel, tue-loup,
pistolet, napel, sa-
bot du pape.* Sa
tige, haute d'envi-
ron un mètre, porte
des feuilles décou-
pées, d'un vert noi-
râtre, et des fleurs
bleues en forme de
sabots. On la trouve
souvent dans les
jardins, mais on
devrait la faire dis-
paraître, à cause
des dangers qu'elle
présente pour les
enfants.

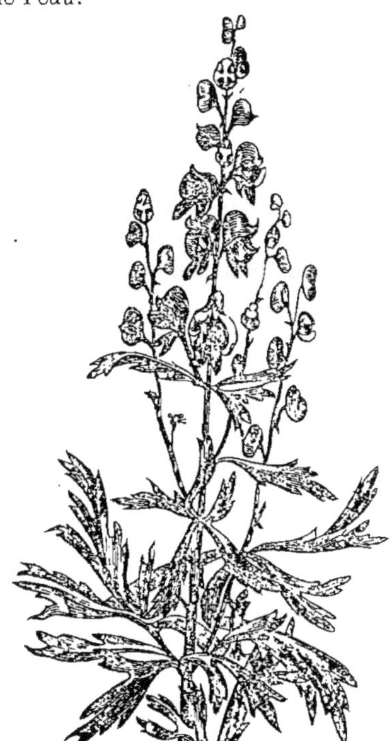

Fig. 25. — Aconit napel.

## L'ELLÉBORE.

Tige de 30 centimètres, ramifiées ; feuilles naissant sur les racines, dentées et offrant assez bien la forme d'une main dont les doigts seraient étendus et écartés les uns des autres ; fleurs terminales, d'un vert jaunâtre, ouvertes, penchées et paraissant en mars. Cette plante se rencontre dans les lieux arides ou au pied de certaines haies. Les moutons la détestent.

## LE COLCHIQUE D'AUTOMNE.

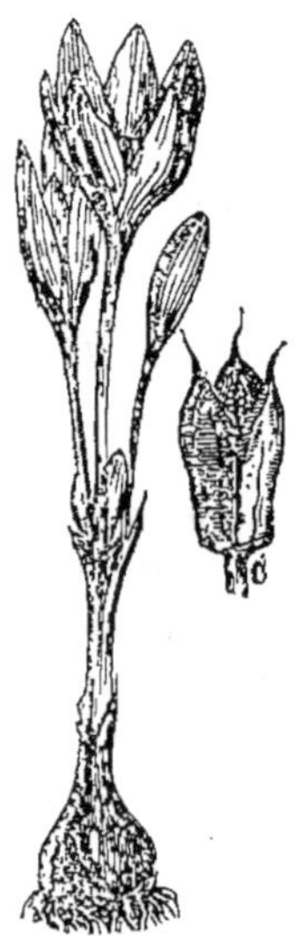

Fig. 26. — Colchique d'automne.

*Safran des prés, veilles, chenarde, safran bâtard, veillotte, veilleuse, tue-chien, mort-chien,* tels sont les principaux noms vulgaires de cette plante. Elle croît dans les prairies humides. De l'oignon qui forme sa racine, sortent au mois de septembre plusieurs fleurs rosées à tube très allongé. Les feuilles ne paraissent, avec les graines, qu'au printemps suivant. Elles sont grandes et en forme de lame.

## LES CHAMPIGNONS VÉNÉNEUX.

Dans l'état actuel de la science, il n'existe pas de signe au moyen duquel on puisse distinguer sûrement et infailliblement les espèces nuisibles et les bonnes espèces. On ne peut pas se baser sur les lieux où ils se trouvent pour les reconnaître, car, dans les bois et dans les plaines, sur les terrains humides et sur les terrains secs, on trouve.

dans la même proportion et souvent côte à côte, des espèces appartenant aux deux catégories. La consistance, la saveur, l'odeur et la couleur des champignons ne peuvent pas non plus guider plus sûrement l'amateur. Il est donc prudent de ne jamais faire usage des champignons. Ainsi, on évitera l'empoisonnement qui est presque toujours mortel. Les contre-poisons sont l'éther et l'émétique : l'éther pour calmer les accidents déjà déclarés ; l'émétique pour évacuer ce qui reste du poison dans le canal alimentaire. Si ,le poison a été pris depuis longtemps, outre les vomitifs, prendre des purgatifs. On calme l'irritation par des boissons mucilagineuses, telles que les tisanes de racines de guimauve ou de graines de lin.

### L'OLÉANDRE OU LAURIER-ROSE.

On le cultive dans beaucoup de maisons, pour la beauté de ses fleurs. Cet arbrisseau est très vénéneux : son suc laiteux, brûlant, âcre est un poison pour l'homme et pour tous les animaux.

### LA CIRCUTAIRE D'EAU.

Tige de 30 à 60 centimètres, rameuse et non poilue ; feuilles grandes, très divisées, dentées en scie ; fleurs blanches en bouquets aux extrémités des rameaux. On trouve cette plante dans les fossés pleins d'eau ; on croit que c'est la grande ciguë dont parlaient les anciens.

### LA RENONCULE BULBEUSE.

Tige velue et haute de 30 centimètres ; feuilles à trois parties plus ou moins larges, dentées assez profondément ; fleurs jaunes terminales ; collet de la racine renflé comme celui d'un oignon. On trouve cette plante dans les prés où elle fleurit en mai ou avril. Elle porte aussi le nom de rave Saint-Antoine, fleurs des crapauds (c'en est une variété).

## LA RENONCULE SCÉLÉRATE.

C'est la *renoncule des marais* ou *grenouillette d'eau*, *herbe sardonique* ou *mort-aux-vaches*. Tige de 30 à 60 centimètres, dressée, ramifiée et lisse ; feuilles découpées en trois parties bien dentées ; fleurs jaunes, petites ; fruits très nombreux. Cette espèce est la plus dangereuse de toutes les renoncules ; de là son nom de *scélérate*. On la nomme encore *herbe de crapauds*.

## XXVI. — Plantes, qui à une certaine dose, sont des poisons ou sont fort irritantes.

Voici la plupart de celles que l'on rencontre dans notre pays : la chélidoine, le pavot qui, généralement, est cultivé dans les jardins, la digitale pourprée, l'anémone, les renoncules, la clématite, l'euphorbe, l'arun ou pied de veau, l'ergot de seigle, la bryone, le garou, la parisette, la petite joubarbe, la morelle noire, le nerprun-bourdaine, la sabine, l'ivraie enivrante, le jus de grande joubarbe.

### LA CHÉLIDOINE.

Cette plante a plusieurs noms populaires. On l'appelle suivant les pays : *grande éclaire, éclaire, herbe d'hirondelle, felougène, chélogne, herbe dentaire*. Ses tiges, rondes, noueuses, rameuses et un peu velues, atteignent 30 à 60 centimètres de hauteur ; ses feuilles sont molles et ont des découpures ovales ; ses fleurs sont jaunes et s'épanouissent d'avril en septembre. Cette plante se trouve souvent le long des haies ou près des murailles. On en récolte toutes les parties un peu avant la floraison. 60 à 90 grammes de suc frais de chélidoine empoisonnent un chien de taille moyenne. Comme purgatif ou vermifuge, on mélange depuis quelques gouttes du suc de cette plante jusqu'à une cuillerée à café à du jaune d'œuf ou à une tisane de guimauve ou de graine de lin. On utilise aussi le mélange de 5 à 6 grammes de suc frais dans 700 grammes de petit lait à prendre en plusieurs fois sur 24 heures. En hiver, on prépare une décoction ou une infusion avec des plantes sèches à la dose de 15 à 30 gr. par litre d'eau et on la boit par tasses en 24 heures. Quand on utilise la racine, la dose varie de 8 à 15 gr. On utilise le suc laiteux de ses tiges pour faire disparaître les poreaux ou verrues.

## LA DIGITALE POURPRÉE.

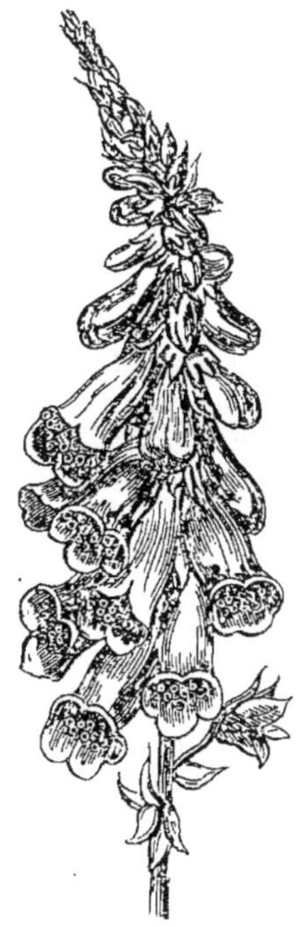

Fig. 27. — Digitale pourprée.

C'est une plante à la tige ronde, velue et haute de 60 à 120 cent.; aux feuilles ovales, pointues, blanchâtres et cotonneuses en dessous; aux fleurs en forme de doigts, de couleur rose pourpre, tigrées de brun et velues à l'intérieur, apparaissant en juin et penchées d'un seul côté de la tige. Cette plante vient dans les bois et on la récolte de juin en septembre. Suivant les localités, elle s'appelle *gant de Notre-Dame, gantelet, doiglier, gaudis, clacwère*, etc. Comme diurétique, on prépare une infusion avec 1 à 4 grammes de feuilles par litre d'eau. Pour ralentir les battements du cœur, on prend de petites tasses d'une infusion préparée à la dose de 4 à 12 gr. de feuilles par litre d'eau. Il faut user de cette plante avec une extrême prudence et ne l'employer que sur l'avis des médecins.

### L'ANÉMONE.

Racine noirâtre, fibreuse et longue comme le doigt ; tige velue et haute de 10 centimètres environ ; feuilles très découpées partant des racines ; fleur blanche ou rosée située au sommet de la tige. Cette plante, nommée vulgairement *patte de poule*, *bassinet*, *syloie*, *pulsatile noirâtre*, est très commune le long des haies et dans les bois où elle fleurit aux mois de mars et d'avril.

### LES RENONCULES.

Il y en a beaucoup d'espèces. Nous nous contenterons de mentionner ici leurs noms populaires. Cela suffira pour reconnaître ces plantes qui se rencontrent à chaque pas. Une espèce venant dans les prés, porte les noms d'*herbe de crapaud*, d'*herbe à la tâche*, de *patte de loup*, de *clair bassin*, de *jauneau*, de *codron*, de *grenouillette*, de *bouton d'or* et de *renoncule des prés*. Une autre croissant dans les marais s'appelle *renoncule des marais* (voir précédemment). Une troisième porte le nom de *renoncule bulbeuse* (voir précédemment). Leurs fleurs sont généralement d'un jaune luisant.

### LA CLÉMATITE.

Voici ses noms populaires : *cranquillier*, *aubervigne*, *berceau de la Vierge*, *herbe aux gueux*, *vigne blanche*, *viorne*. Ses tiges, hautes de 2 mètres et plus, sont velues, grimpantes, sarmenteuses. Ses feuilles, entières ou divisées, sont velues et ont trois nervures ; elles renferment un jus extrêmement âcre qui produit sur la peau une très vive inflammation. Ses fleurs sont blanches ; ses fruits sont couverts de longs poils blancs. On la rencontre souvent dans les haies où elle forme des touffes, des berceaux tout blancs de fleurs; au printemps les enfants s'amusent parfois à fumer, en guise de cigarette, son bois très poreux.

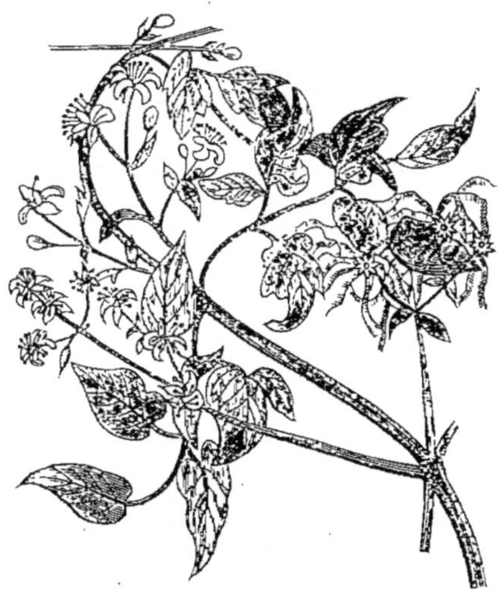

Fig. 28. — Clématite.

L'usage de cette plante n'est pas à conseiller, si ce n'est en forme de vésicatoire.

### L'EUPHORBE ÉPURGE.

On la rencontre dans les terrains sablonneux et boisés, ainsi que sur les bords des routes où elle est connue sous les noms de *grande esule* ou *ésaule*, *euphorbe catapuce*, *euphorbe lathyrienne*, *lithymale épurge*. Sa tige, haute de 60 à 120 centimètres, est ramifiée supérieurement. Ses feuilles d'un vert bleuâtre et disposées en croix, sont lisses et non découpées. Ses fleurs, d'un jaune roux, apparaissent en juin et en juillet. Il est bon de se laver les mains lorsqu'on a touché cette plante. Certaines personnes écrasent et mâchent avec soin 6 à 12 graines d'épurge pour se purger. 4 ou 5 feuilles broyées dans du miel produisent le même résultat. Comme contre-poison, on emploie l'oseille.

### L'ARUM OU PIED DE VEAU.

C'est une plante assez commune dans les haies et dans les bois humides. On la désigne souvent par les mots : *gouet, langue de bœuf, herbe à pain, vaquette, racine amidonnière, herbe dragone, chevalet, poulain.* Tige haute de 20 à 30 centimètres ; feuilles grandes, lisses, souvent tâchées de noir et munies d'une longue queue ; fleurs, en forme de chandelle, apparaissant en mai et enveloppées par une espèce de feuille en forme de cornet. Plus tard, les feuilles tombent et il ne reste que la tige portant un épis de fruits rouges. Les racines fraîches de cette plante sont brûlantes, mais elles perdent beaucoup de leur activité

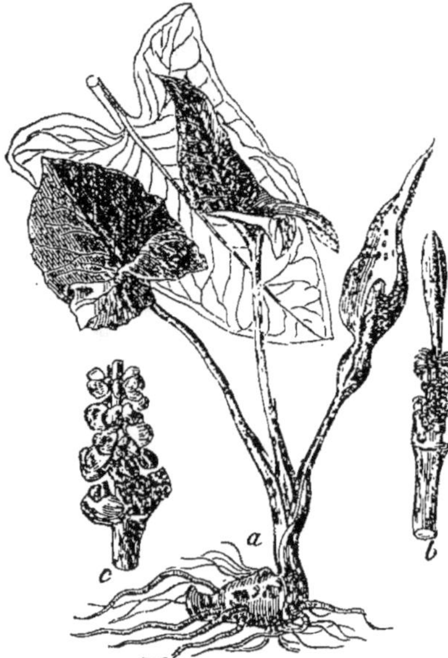

Fig. 29. — Arum ou pied-de-veau.

par la dessiccation. On les emploie à la dose de 4 à 10 grammes comme vomitif et purgatif, dans de l'eau de gomme ou de la tisane à la graine de lin. On emploie l'oseille comme contre-poison.

### L'ERGOT DE SEIGLE.

L'ergot de seigle est un grain non fécondé qui est surmonté d'un champignon d'une nature particulière. C'est un poison violent qui cause des vertiges (tournioles), des convulsions et la gangrène des extrémités du corps. On l'emploie dans les accouchements à la dose de 20 à 30 graines et son action remplace souvent avantageusement les forceps.

### LA BRYONE.

La bryone, qu'on rencontre souvent dans les haies, a une racine grosse comme le bras, charnue, jaunâtre au-dehors et blanches en dedans; des tiges grêles, grimpantes, un peu velues et longues de 3 à 4 mètres, s'accrochant, comme la vigne, au moyen de vrilles ; des feuilles en forme de cœur et découpées en 3 ou 5 parties; des fleurs petites et d'un jaune verdâtre, disposées en grappes et apparaissant en été; des fruits rouges ou noirs suivant l'espèce et de la grosseur d'un pois. On la nomme vulgairement *vigne du diable, navet du diable, couleuvrée, vigne blanche, racine vierge, feu ardent, colubrine.* Elle forme un purgatif capable de remplacer le jalap. A cet effet, on prend 2 à 3 grammes de poudre sèche; 6 à 12 grammes de jus dans du bouillon ou une décoction de 10 à 20 grammes de plante par litre d'eau, produisent aussi de bons effets. Pour un bœuf la décoction se fait avec 2 à 3 onces par litre d'eau.

## LA SABINE.

Arbrisseau d'une taille de 2 à 3 mètres, branchu et toujours vert. On le nomme parfois *genévrier-sabine* ou *savinier*. Son écorce est rougeâtre. Ses feuilles sont très petites et en forme d'écailles. Ses fruits sont petits et bleuâtres. Les feuilles se donnent en infusion à la dose de 2 à 8 grammes par litre d'eau.

## LE GAROU.

Arbrisseau branchu de 60 à 90 centimètres que l'on trouve dans certains bois, mais plus particulièrement dans les jardins. Son écorce est brune ou grise ; ses feuilles, en forme de lance, sont d'un vert pâle ; ses fleurs rougeâtres et blanches, petites et odorantes, sont disposées en paquets naissant avant les feuilles ; ses fruits sont rouges, noirs ou jaunes et constituent un poison. On se sert de l'écorce de cette plante, trempée dans du vinaigre, pour faire des vésicatoires. La pommade de garou active la suppuration. Les noms vulgaires de cet arbrisseau sont : *sain-bois, bois d'oreille, bois gentil, bois de merveille* et *joli-bois d'hiver*. Cette plante étant un poison violent à dose un peu forte, il n'appartient qu'au médecin de l'utiliser à l'intérieur du corps.

## LA PARISETTE.

C'est une plante dont la tige, haute de 1 à 30 centimètres, porte ordinairement au sommet 4 feuilles disposées en croix au milieu desquelles apparaît une fleur et bientôt une fruit noir de la grosseur d'un pois. On rencontre cette plante dans certains bois où elle fleurit en mai-juin. Ses fruits peuvent produire l'empoisonnement.

### LA MORELLE.

Souvent appelée *morelle, crève-chien, herbe aux magiciens, raisins de loup, morelle noire*, cette plante s'élève à une hauteur de 30 centimètres. Sa tige est dressée, rameuse et duveteuse; ses fleurs, ovales, pointues, légèrement dentées et d'un vert sombre, répandent une odeur assez désagréable; ses fleurs, petites et blanches, semblables à celles de la pomme de terre, sont placées en petits bouquets renversés le long des rameaux; ses fruits, pareils aux balles de pommes de terre, mais plus petits, sont noirs quand ils sont mûrs. Cette plante se rencontre le long des chemins et dans les lieux cultivés où elle fleurit durant tout l'été. Ses fruits pourraient être dangereux pour de jeunes enfants qui en mangeraient une certaine quantité. On ne fait usage de cette plante qu'à l'extérieur du corps.

### LE NERPRUN-BOURDAINE.

On l'appelle vulgairement *bois noir, noir bois* ou *aune noir, fusain noir*. Le bois est rouge à l'intérieur. L'écorce fraîche de cet arbrisseau est fort active surtout celle de la racine; elle cause des vomissements et des selles douloureuses. Il ne faut donc pas l'employer à moins qu'elle ne soit desséchée, alors son action se rapproche de celle de la rhubarbe et elle n'est plus dangereuse. Une décoction ou une infusion de 40 à 80 grammes de cette écorce dans un litre d'eau est un bon purgatif ordinaire. 2 à 3 grammes de poudre dans du miel ou des confitures produisent le même effet.

### L'IVRAIE ENIVRANTE.

On l'appelle quelquefois *drouve, darnelle*. C'est une plante à la tige raide, droite et haute de 2 à 3 pieds qui croît d'habitude dans les champs ensemencés de froment, d'orge, de seigle ou d'avoine et qui se multiplie tellement dans les étés humides qu'elle finit par dominer complète- ment les moissons qu'elle étouffe. Mélangée avec le froment en quantités un peu notables, elle donne à la farine des qualités nuisibles, cause des nausées, des vertiges (tour- nioles), des vomissements, enfin tous les symptômes de l'ivresse portée à l'extrême. La dessiccation complète de l'ivraie lui fait perdre ses propriétés malfaisantes.

### LE FUSAIN.

C'est le *bonnet carré*, le *bonnet de prêtre* ou *chapeau de curé*. C'est un arbuste portant de nombreux rameaux à l'écorce lisse et verdâtre, aux feuilles simples et fine- ment dentées, aux fleurs d'un vert blanchâtre et aux fruits roses divisés en 4 lobes.

Il se rencontre souvent dans les haies et dans les bois.

Le fusain, comme la bourdaine, est un violent purgatif dans toutes ses parties. Il suffit, pour se purger, d'avaler 3 ou 4 baies ou fruits. Réduites en poudre, elles tuent la vermine ; la décoction de 15 à 30 grammes de ces baies par litre d'eau, fait périr la gale des chiens.

Les jeunes pousses sont tellement actives qu'elles déter- minent parfois une violente inflammation du tube digestif.

### LA RUE.

On cultive souvent cette plante dans les jardins. Sa tige est droite, ronde, cendrée ou verdâtre et dure ; ses feuilles sont assez épaisses ; ses fleurs sont jaunes et disposées en bouquets au sommet des rameaux ; le fruit est une capsule. On la nomme encore *herbe de grâce*. — Il ne faut em-

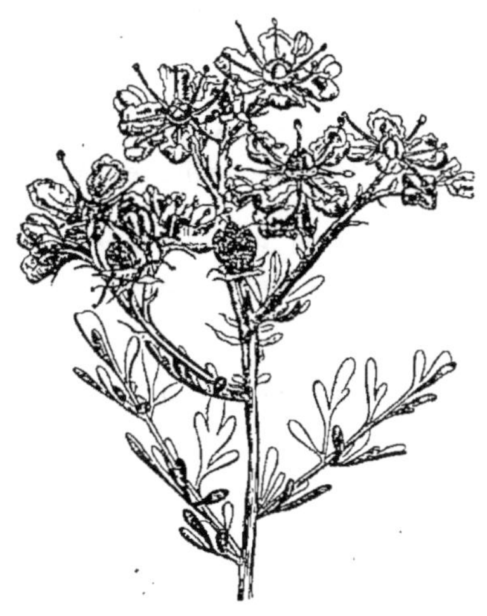

Fig. 30. — Rue.

ployer cette plante qu'avec prudence. Pour usage interne, on emploie 5 à 10 grammes de feuilles par litre d'eau additionnée de sucre. On a soin de récolter la plante avant l'ouverture de ses fleurs.

Placée sur la peau, elle l'irrite et l'enflamme; à l'intérieur, elle cause de la sécheresse, des maux de gorge.

## XXVIII. — Plantes spéciales.

ORCHIS TACHÉ.

Cette plante si répandue dans nos prairies et nos bois, porte le nom de *Pentecôte* (elle fleurit vers ce temps); nous l'avons aussi entendu appeler *fleur de coucou*. Elle atteint 20 centimètres environ de hauteur. Elle se compose d'une tige droite, entourée de feuilles allongées, s'échelonnant en spirale et ordinairement semées de taches noires; cette tige se termine par un épi, assez allongé, de fleurs purpurines, rosées, blanchâtres ou piquetées. La racine de cette plante se compose de deux tubercules gros comme une noisette : l'un, mou, ridé, presque vide s'est épuisé à nourrir la tige de l'année; l'autre, dur et charnu, donnera naissance à la tige de l'année suivante. De sorte que la plante change de place à chaque printemps et suit une marche circulaire.

Ces tubercules sont remplis de fécule d'où provient *le salep*, substance alimentaire très nutritive.

Voici, d'après Rodin, la manière d'extraire ce produit de l'orchis indigéne :

Récoltez la plante au moment où elle commence à défleurir. Séparez les bulbes du germe et des petites racines: jetez ces bulbes dans l'eau fraiche pour les laver ; enfilez-les en chapelet. Jetez ces chapelets dans l'eau bouillante où vous les laissez une demi-heure environ, jusqu'au moment où vous voyez quelques bulbes se réduire en mucilage ; retirez alors les chapelets et faites sécher le salep au soleil ou à l'étuve. Bien préparé, il ne diffère pas du salep exotique. Cette fécule peut se conserver plusieurs années sans s'altérer. Pour s'en servir, on la met dissoudre dans du lait (1 gramme de salep par 60 grammes de lait). Cet aliment convient dans les maladies inflammatoires de l'estomac et des intestins. (Saffray.)

### LE HOUX COMMUN.

Cet arbuste, toujours vert, se reconnaît tout de suite à ses feuilles ovales, coriaces et garnies de piquants ; à ses fleurs petites, blanches, réunies en bouquets autour de la tige et auxquelles succèdent des fruits rouges que les grives mangent avec plaisir. Ces fruits sont très purgatifs.

On utilise les feuilles contre la fièvre : 30 à 60 grammes par litre d'eau en décoction ; ou 4 à 12 grammes de poudre dans de l'eau ou du vin. — La glu provient du houx : le printemps venu, on enlève l'écorce de l'arbuste, on râcle la matière gluante qui découle de la tige. Cette glu, appliquée sur un linge, sert d'emplâtre sur les tumeurs des articulations et les soulage notablement.

### L'ÉPINE-VINETTE.

Arbuste épineux qui croît le long des bois, dans les haies, aux lieux incultes. Les feuilles sont réunies en touffes, ovales et garnies de dents très aiguës. Au mois de mai il porte des grappes pendantes de fleurs jaunes auxquelles succèdent des fruits rouges, allongés. On en fait des boissons, des gelées, des sirops rafraîchissants qui peuvent tenir lieu du jus de citron. Une décoction de feuilles s'emploie contre le scorbut et l'hydropisie. La seconde écorce constitue un bon remède contre la jaunisse. L'écorce de la racine surtout est un bon fébrifuge.

*Vin d'épine-vinette* : Faites fermenter des baies dans de l'eau miellée, vous aurez une boisson agréable qui conviendra pendant les chaleurs de l'été.

Le bois de cet arbuste est jaune, on en retire une teinture de la même couleur.


### LA LAVANDE.

On la nomme aussi *aspic, spic, faux nard.*

D'une hauteur de 75 centimètres environ, elle se compose d'une tige grèle portant de nombreux rameaux dressés ; ses feuilles sont étroites et d'un vert blanchâtre ; ses petites fleurs, d'un bleu violacé, forment un épi au sommet de la tige ; elles fleurissent de juin en septembre ; on les recueille avant qu'elles soient tout à fait ouvertes.

La lavande fournit l'huile d'aspic.

Elle est cultivée au jardin.

# SECONDE PARTIE.

ROLE DES PLANTES DANS LE TRAITEMENT DE NOS MAUX ET MALADIES.

## CHAPITRE PREMIER.

### MALADIES DE LA TÊTE.

—

TEIGNE. — CROUTES DE LAIT. — GOURMES.

*Caractères.* — La teigne forme sur la tête des croûtes jaunâtres analogues aux alvéoles d'une ruche à miel. Ces croûtes exhalent une odeur de souris. La teigne attaque surtout les enfants malpropres. Elle se communique assez facilement par l'usage des peignes et des coiffures qui ont servi à des individus atteints de ce mal. Parfois aussi, elle est héréditaire.

Les croûtes de lait ressemblent à du mortier.

Les gourmes affligent d'habitude l'enfant qui a des croûtes de lait.

*Remèdes.* — Il faut combattre ces maux par des dépuratifs, des purgatifs à l'intérieur, et par des cataplasmes à l'extérieur.

1. A l'intérieur, tisanes dépuratives à la patience, à la saponaire, à la scabieuse, à la fumeterre et surtout aux pensées sauvages. Cette dernière tisane est souveraine contre les croûtes de lait et les gourmes. Préparez-la ainsi : faites cuire des pensées sauvages (vertes plutôt que sèches), dans de l'eau ou du lait, une poignée par litre ; laissez bouillir une demi-heure ; passez la tisane à travers

un linge de toile. Faites-en boire une jatte matin et soir pendant plusieurs semaines. (Clément.)

2. A l'extérieur, laver la tête avec le jus des feuilles de noyer, puis appliquer sur le mal un cataplasme des feuilles du même arbre; c'est là, dit Rodin, un remède efficace.

3. Graisser avec du miel ou du beurre mélangé avec du jus d'ail.

4. Les feuilles cuites de bardane (herbe aux teigneux) font du bien aux plaies de la teigne.

5. On peut aussi faire manger du cresson de fontaine aux teigneux et appliquer sur leur tête, pendant 15 ou 20 jours, cette herbe pilée avec du saindoux.

6. On emploie encore avec avantage, des cataplasmes d'écorce d'orme ou de feuilles de lierre grimpant bouillies dans du vin ou de la bière; comme aussi les cataplasmes de feuilles de pas-d'âne.

7. Laver la tête avec une décoction de rue. (Saffray.)

8. Pilez des fruits de genévrier et faites-les bouillir avec du saindoux. Lavez d'abord la tête avec une forte décoction de feuilles et de racine de mauve ou de guimauve dans l'urine d'une personne saine. Frottez ensuite avec la pommade que vous venez de préparer et recouvrez la tête d'un papier brouillard, ou papier très fin (papier de soie). Continuez tous les jours durant quelque temps; buvez chaque jour trois verres de tisane à la racine de patience. (Clément.)

*Remarque.* — Les croûtes laiteuses et les gourmes, dit Rodin, ont l'inconvénient de déterminer souvent le gonflement des glandes du cou et des abcès. Boire, le matin, une infusion de feuilles, ou mieux de racine de pensée sauvage augmente l'éruption pendant les cinq ou six premiers jours, puis ce traitement la fait disparaître.

*Conseils.* — Ne pas se servir des peignes ou des coiffures qui ont servi aux teigneux.

Une grande propreté préserve de ces dégoûtantes maladies.

La teigne est parfois si invétérée que son traitement exige le secours du médecin.

LOUPE OU KYSTE.

*Caractère.* — Espèce de grosseur, plus ou moins volumineuse, qui croît de préférence sur la peau de la tête. Elle ne cause aucune douleur.

*Remède.* — On bassine la loupe, soir et matin, avec des marguerites sauvages ou pâquerettes, cuites dans du vin blanc. On y applique ensuite un cataplasme bien chaud de la même plante.

CHUTE DES CHEVEUX.

*Remèdes.* — 1. Quand la peau de la tête est sèche et que de petites écailles blanches s'en détachent, frottez-la avec la pommade suivante : prenez de la graisse de porc et des bourgeons de noyer qui n'ont pas encore poussé de feuilles; faites cuire le tout, passez et mettez en pot. (Clément.)

2. Si la peau de la tête est humide, lavez-la avec de l'eau où vous aurez fait cuire de la petite centaurée et des feuilles de noyer; ou bien avec du rhum où les mêmes plantes auront trempé pendant 8 à 10 jours.

*Conseils.* — La chute des cheveux peut être causée par la faiblesse ou la maladie. Mais elle l'est le plus souvent par les excès dans le boire et dans le manger, et par l'abus des pommades irritantes. — Se garder de commettre les uns et de se servir des autres.

POUX.

*Remèdes.* — 1. Couper les cheveux très courts et passer le peigne au moins une fois par jour.

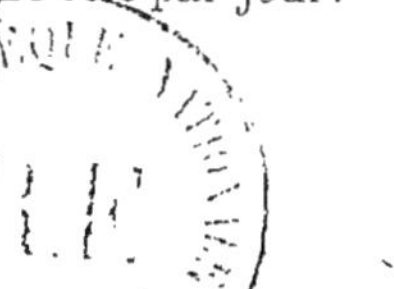

BIBLIOTHÈQUE NATIONALE R.F.

7

2. Après avoir peigné l'enfant, lavez la tête avec une eau où vous aurez laissé fondre une forte quantité de savon noir ; elle tue les œufs des poux.

3. Le docteur Cartens dit que la graine de staphysaigre ou pied d'alouette détruit les poux et les autres vermines du corps humain.

*Conseils.* — Opérer toujours dans un lieu chaud. — Avoir des habitudes de propreté. — C'est une erreur de croire que les poux préservent de certaines maladies. — (Voir les conseils de l'article : Piqûres, etc.)

MIGRAINE.

*Caractères.* — Mal de tête qui cause des douleurs lancinantes plus ou moins vives, disparaissant et revenant à des intervalles réguliers. Souvent, un seul côté de la tête est douloureux. — La migraine fait perdre l'appétit ; elle est accompagnée de maux de cœur, de vomissements.

*Remèdes.* — 1. Appliquer un objet en cuivre sur le front.

La gazette des hôpitaux raconte en ces termes la première expérience que fit M. Dufraigne de ce remède efficace.

« M$^{me}$ D..., demeurant à Paris, est sujette depuis nombre d'années à de très violents accès de migraine qui durent habituellement 24 heures et s'accompagnent de vomissements.

Il y a six semaines, j'avais le plaisir de recevoir quelques amis au nombre desquels se trouvaient cette dame et son mari. Cette dame fut prise soudain de violentes attaques de migraine qui la mirent dans l'impossibilité de prendre part au dîner. Je voulus insister, mais M$^{me}$ D... refusa obstinément, en disant que la vue et l'odeur des mets suffiraient seules pour provoquer immédiatement des vomissements.

Me rappelant alors les rapides effets de la métallothé-
rapie en pareil cas, je me fis apporter une casserole en
cuivre et je la tins appliquée sur le front de M^me D....
Cinq minutes ne s'étaient pas écoulées que déjà cette dame
éprouvait un soulagement des plus marqués, et moins de
dix minutes après, elle se trouvait en état de venir s'asseoir
à table et d'y prendre part à la joie générale, au grand
étonnement de sa famille, qui n'avait pas l'habitude d'être
témoin d'une cure pareille.

J'ai revu cette dame, il y a quinze jours, et elle m'a
appris qu'ayant eu une nouvelle crise, elle s'en était
débarrassée aussi vite et au même prix. »

2. Éviter le grand jour et le bruit. Mettre sur le front
des cataplasmes de verveine, préparés en faisant cuire les
feuilles écrasées dans du vinaigre. Ou bien appliquer des
compresses d'eau sédative (eau de pluie dans laquelle on
a fait fondre du sel gris, ou gros sel, et où l'on a ajouté
un peu d'ammoniaque et d'alcool camphré).

3. Quatre ou cinq gouttes d'huile de lavande prises à
jeûn dissipent la migraine. Le jus de lierre-terrestre,
aspiré par le nez, produit le même effet.

4. Une feuille de chou rouge, ramollie au feu, puis mise
cinq minutes dans du vinaigre, appliquée ensuite sur le front
durant un quart d'heure, puis à la plante des pieds durant le
même temps, constitue un remède populaire très efficace.

5. Faites bouillir des feuilles d'absinthe et des racines
de concombre sauvage dans de l'eau et de l'huile (plus
d'huile que d'eau); frottez le mal avec le liquide et appliquez-y les feuilles bouillies.

6. On peut aussi appliquer sur la tête deux oignons pilés
et trempés dans l'esprit de vin.

7. Bassiner la tête avec une infusion de romarin ou avec
du jus de souci mêlé avec un peu de vin ou de bière et de
vinaigre tiède. Ce dernier remède est surtout efficace dans
les grandes douleurs de tête et de dents.

8. Boire l'une ou l'autre des tisanes suivantes : mélisse, menthe, fleurs de tilleul, valériane, camomille.

9. Faire usage de l'onguent suivant : hachez finement une demi poignée de chacune des plantes suivantes : racines et feuilles de fraisier, de violette, de mélisse, de morelle ; bourgeons de sureau, feuilles de joubarbe, de menthe poivrée ; joignez-y deux poignées de boutons de peuplier ; faites bouillir le tout dans une demi-livre de beurre frais, 60 grammes d'huile d'olive et un verre de vin blanc. Passez à travers un linge et remuez jusqu'à ce que l'onguent soit refroidi ; mettez-le dans un pot. Pour vous en servir, appliquez-en le plus chaudement possible sur le front et les tempes. — Cet onguent peut servir pour les brûlures. (Clément.)

10. Linné était sujet à des migraines de 24 heures de durée : il s'en débarrassa entièrement en faisant, le matin, un peu d'exercice après avoir bu un verre d'eau pure.

11. Pour dissiper les migraines et les pesanteurs de tête, la tisane à la véronique officinale vaut bien le thé de Chine. Elle rend la tête plus libre et plus capable de soutenir l'application et l'étude.

*Conseil.* — Le docteur Dehaut prétend que le traitement purgatif longtemps continué parvient à guérir la migraine.

### MAUX DE TÊTE.

Les maux de tête ont différentes causes :

I. Ils peuvent être produits par le sang qui se porte avec trop d'abondance au cerveau : la figure et les yeux sont rouges.

*Remèdes.* — 1. Prendre un bain de pieds ainsi préparé : on met dans un vase de l'eau en quantité suffisante pour en avoir jusqu'aux genoux ; on y verse un quart de livre de moutarde fraîchement moulue ; on la remue avec la pelle à feu. A défaut de moutarde, on prend un kilogr. de cendres de bois, ou bien une demi-livre de sel gris, ou deux verres de fort vinaigre, ou enfin de la lessive. Le bain sera le plus chaud possible et durera une petite demi-heure. — Éviter les courants d'air. Se mettre au lit et boire une tisane de bourrache. Silence et repos.

2. On peut aussi appliquer sur le front des compresses d'eau vinaigrée, renouvelées de quart d'heure en quart d'heure.

3. Le café noir et les lavements à l'eau froide peuvent aussi dissiper le mal de tête; il en est de même d'une application de verveine sur le front. (Voir migraine, 2.)

II. Mal de tête dû à la constipation.

*Remèdes.* — 1. Prendre un purgatif.

2. Lavement à l'eau de son où l'on a fait cuire de la racine de guimauve ou de la graine de lin.

Voici un autre lavement qui ne manque jamais son effet : prendre de l'eau de son tiède, y faire fondre 2 cuillerées de sel, y ajouter 3 ou 4 cuillerées d'huile de lampe et un jaune d'œuf; bien mélanger.

*Conseil.* — On peut empêcher les constipations en buvant chaque matin 2 ou 3 grands verres d'eau fraîche.

III. Mal de tête causé par un rhume de cerveau.

*Remèdes.* — 1. Compresse d'eau sédative (avec moitié d'eau) sur le front. — Se tenir les pieds chauds.

2. Respirer la vapeur de la mauve ou de fleurs de sureau cuite dans l'eau.

3. Priser de la poudre de sucre mêlée à de la poudre de camphre.

4. Se faire éternuer en prisant de la poudre des feuilles d'Asaret, ou celle des feuilles et des fleurs d'anémone pulsatille. (Saffray.)

IV. Mal de tête dû au froid de pieds.

*Remède.* — Porter des bas de laine; aussitôt qu'ils sont sales ou humides, en mettre d'autres. Si l'on doit rester exposé au froid sans marcher, il sera bon de jeter dans ses bas quelques pincées de farine de moutarde pour entretenir et activer la circulation du sang aux pieds. Doubler ses sabots d'une semelle de paille.

V. Mal de tête nerveux. C'est le mal des personnes faibles, délicates, pâles de couleur.

*Remèdes.* — 1. Tisanes réchauffantes et fortifiantes : tilleul, menthe, mélisse, café noir, eau de fleurs d'oranger ; nourriture fortifiante. (Dr Gillon.)

2. Priser de la poudre des fleurs de muguet, ou mieux la poudre des feuilles de bétoine.

3. Application de verveine sur le front. (Saffray.)

*Conseil.* — C'est à ces personnes surtout que le silence et le repos conviennent bien. Si le mal a pour cause l'ivresse, boire de la tisane au serpolet. (Linné.)

### COMMOTION DU CERVEAU.

*Caractère.* — Ébranlement du cerveau produit par une chute ou par le choc d'un corps volumineux.

Il y a étourdissement, éblouissement, tintement d'oreilles, pâleur, tendance au sommeil, parfois même perte de connaissance.

*Remèdes.* — 1. Frotter la peau avec la main, ou avec une étoffe de laine ou de chanvre pour ramener la circulation du sang.

2. Faire respirer des vapeurs de vinaigre ou d'éther.

3. Appliquer des sinapismes.

4. Quand la sensibilité est revenue, faire boire une tisane stimulante avec l'une des plantes suivantes : anis, camomille, thym, armoise, cresson, menthe, etc. On peut aussi prendre un purgatif, si c'est l'avis du médecin.

### VERTIGE. — ÉBLOUISSEMENT. — ÉTOURDISSEMENT.

*Caractère.* — On voit tous les objets tourner.

*Remède.* — Si le vertige se produit chez une personne forte, il y a menace d'apoplexie. (Voir à cette maladie.)

S'il se produit chez une personne faible, elle doit bien se nourrir et prendre régulièrement un purgatif doux : tisane à la racine de rhubarbe. Les tisanes à la mélisse et à la véronique officinale produisent un excellent effet. (Voir migraine n° 11.)

*Conseil.* — Éviter de faire un abus de la tisane au bouillon-blanc, car cette tisane donne le vertige.

### ATTEINTE D'APOPLEXIE.

*Caractère.* — Le sang se porte à la tête et s'y répand. Le malade ne peut ni sentir, ni se mouvoir. L'apoplexie est faible ou forte ; dans ce dernier cas, il y a paralysie. Quand une personne a le visage très rouge, la tête pesante, une tendance au sommeil, des bourdonnements d'oreilles, des étourdissements, vue trouble, des fourmillements dans les membres, elle est menacée d'apoplexie.

*Remèdes.* — A l'extérieur, bains de pieds à la moutarde (pourvu que ce soit 2 ou 3 heures après le repas) : on délaye environ une demi-livre de farine de semences de moutarde dans de l'eau tiède, on ajoute de l'eau, la plus chaude qu'on puisse supporter, en quantité suffisante pour que le malade en ait jusqu'à mi-jambes. On mettra moins de moutarde pour les peaux fines. Appliquez des cataplasmes de farine de moutarde pour ranimer le malade ou pour ramener la sensibilité dans les membres paralysés.

En même temps, boire de la tisane à fleurs de romarin, (une ou deux pincées par litre), ou à la sauge ; ou enfin de l'eau de mélisse, laquelle s'obtient ainsi : pilez six poignées de mélisse fraîche dans un vase ; joignez-y : écorce sèche de citron, noix de muscade, coriandre, 15 grammes de chaque espèce ; giroflée, cannelle, racine d'angélique, 10 grammes. Pilez le tout; versez dessus trois quarts de litre de vin blanc et 120 grammes d'eau-de-vie. Bouchez parfaitement. Au bout de trois jours, faites évaporer la liqueur au bain-marie sur un feu doux. Gardez l'eau distillée pour le besoin. On en prend chaque fois une cuillerée pure ou mélangée avec de l'eau. (Clément.)

Tels sont les remèdes à employer dans les cas peu graves.

Dans les cas graves, appelez le médecin.

En attendant son arrivée, portez le malade sur un lit, de manière qu'il y soit presque assis. Desserrez ses vêtements et faites circuler l'air dans la place. Faites respirer du vinaigre, de l'eau-de-Cologne, de l'eau de mélisse ou de l'ammoniaque. Si le malade peut respirer, faites lui avaler de l'eau un peu vinaigrée. Pour ramener le sang vers le bas, frottez les jambes avec de l'eau-de-vie; réchauffez-les d'une façon quelconque. Le mieux est de faire prendre un bain de pieds à la moutarde; si l'on manque de farine de moutarde, qu'on emploie une livre de sel ou un litre de vinaigre. L'usage des cataplasmes à la moutarde est excellent. Si l'atteinte se produit en sortant de table, faites vomir en chatouillant le gosier. Passez un ou deux lavements fortement salés. Vous pouvez même faire prendre un purgatif, mais sans aliments. (Dehaut.)

La tisane au thym-serpolet jouit de la merveilleuse propriété de faire recouvrer la parole aux apoplectiques. (Chomel.)

Une petite cuillerée à café de fleurs d'oranger, en infusion, produit le même effet. (Testelin.)

*Conseils.* — C'est une erreur de croire qu'il faille saigner une personne atteinte d'apoplexie.

Éviter les excès dans le boire et le manger. Se donner de l'exercice. — Les personnes sanguines feront bien, à la saison des chaleurs, de se contenter d'aliments légers.

— Se purger de temps en temps est une précaution excellente, surtout pour les tempéraments bilieux : les personnes bilieuses ont les cheveux noirs, la peau brune ; elles doivent surtout fuir la colère et les boissons excitantes.

## PARALYSIE.

*Caractères.* — La paralysie affecte soit une moitié du corps, soit les membres inférieurs, soit la langue.

*Remèdes.* — 1. Frictions à l'huile de lavande mêlée de jus de millepertuis et de camomille.

2. Ortiller les parties paralysées.

3. Frictions à l'eau de Mélisse. (Roques. — Voir l'article précédent.)

4. Frictions avec une infusion de romarin. En même temps, boire du vin aromatique obtenu en laissant tremper, pendant quatre jours, dans un vase fermé contenant deux litres de vin blanc, une poignée de romarin, une de thym, une de sauge, une de tanaisie. On passe la liqueur et on la boit pure ou mêlée à une tisane amère. (Clément.)

5. Tisanes à la sauge, à la menthe poivrée, à la racine d'angélique, au thym-serpolet.

6. Dans le cas où la langue est paralysée, gargarisme avec la préparation : prenez, thym, romarin, mélisse, bétoine, une pincée de chaque plante ; faites tremper le tout, sur les cendres chaudes, dans un litre de vin rouge ou de bière. Se gargariser plusieurs fois par jour. (Clément.)

### ÉPILEPSIE.

*(Haut mal, mal caduc, tomber dans un mal).*

*Caractères.* — Attaques nerveuses pendant lesquelles le malade perd connaissance, se tord dans des convulsions hideuses, accompagnées de claquements ou de grincements de dents. — Visage gonflé, rouge, puis livide.

*Remèdes.* — 1. Coucher le malade sur un matelas à terre, et l'y maintenir pour qu'il ne puisse se blesser. Desserrer ses vêtements. Lui mettre un bouchon de liège entre les dents pour l'empêcher de se couper la langue. Lui rafraîchir les tempes et le creux de l'estomac avec un peu d'eau. — Lui faire boire l'une des tisanes suivantes : mélisse, menthe, laurier, camomille, armoise, souci, caille-lait, tanaisie, valériane (racine), petite joubarbe. Pour se servir de la petite joubarbe ou vermiculaire, dans l'épilepsie, on prend la poudre (de la plante séchée au four) à la dose de 50 à 75 centigrammes, mêlée avec du sucre, en augmentant progressivement la dose jusqu'à 2 grammes ; il faut continuer ce traitement pendant plusieurs mois. (Rodin.)

2. Avant l'accès, prendre 2 à 8 grammes de poudre de racine d'armoise dans un peu de bière chaude. (Burdach.)

3. Frictionner le malade avec une infusion de feuilles de romarin.

4. Préparer le remède suivant : prendre des branches de sureau d'un ou de deux ans, enlever l'écorce grise, racler l'écorce verte qui reste ; en prendre 50 grammes, verser dessus un verre à bière d'eau, chaude ou non ; laisser tremper 48 heures ; passer en pressant l'écorce et boire cette infusion à jeûn en deux fois, à un quart d'heure d'intervalle. Recommencer ce médicament tous les six ou huit jours pendant deux mois. Cette médication réussit dans les épilepsies essentielles.

D'après Sharkey, l'épilepsie céderait au traitement suivant : broyer, dans un vase, 3 onces et demie (110 gr.) de feuilles fraîches de digitale, y ajouter un demi-litre de bière ; faire infuser pendant sept heures et passer.

Employer de préférence la digitale qui croît dans les lieux élevés et découverts. (Rodin.)

*Conseils.* — C'est un préjugé de croire qu'on peut soulager l'épileptique en lui couvrant la figure, pendant l'accès, d'un morceau d'étoffe noire.

Cette terrible maladie peut provenir de famille; mais elle peut aussi être causée par la frayeur, la colère, les excès. Les émotions vives (grande joie ou grand chagrin); les liqueurs nuisent beaucoup aux épileptiques.

Il faut leur recommander de ne pas aller au bord de l'eau, sur une échelle, près du feu et, en général, là où il serait dangereux de tomber.

### ALIÉNATION MENTALE.

#### (Folie, manie, démence, idiotie).

*Conseils.* — L'influence d'une bonne éducation prévient très souvent l'aliénation mentale. Un savant professeur dit à ce propos : « Tels parents qui cèdent aux caprices de leurs enfants, qui ne savent pas y résister, qui les gâtent sans mesure, ne savent pas ce que leur faiblesse ménage à ces jeunes êtres et à eux-mêmes de chagrin pour l'avenir! Ils ne voient pas que ces petites colères dont ils rient, deviendront plus tard des accès de fureur; que les désirs impérieux, à trois ans, seront à vingt et un an de la tyrannie; que ce petit espiègle, qui accapare pour lui seul le gâteau ou le joujou qu'on lui donne, sera, à trente ans, égoïste, ingrat, avare et oublieux de ses parents; ils ne savent pas que, s'il existe la moindre prédisposition fâcheuse, et que, si les événements secondent celles-ci, ces enfants, devenus des hommes, deviendront des aliénés de la pire espèce, ou au moins que leur détestable caractère fera le malheur de tous ceux qui auront des rapports habituels avec eux. Ces petits défauts du jeune âge grandiront, et feront avec le temps, si l'on n'y remédie, de mauvaises passions ou de déplorables vices. »

« La première précaution à prendre envers les aliénés, dit le docteur Dehaut, c'est d'être très prudent, de ne pas les brusquer ou les exciter en s'opposant ouvertement à leurs volontés. Il faut les soigner nuit et jour, les surveiller dans leurs moindres actes, ne laisser à leur portée aucun instrument avec lequel ils pourraient nuire à eux-mêmes et aux autres. On sait qu'ils sont souvent la cause de malheurs, soit en mettant le feu à leurs propriétés où à celle d'autrui, soit en faisant un mauvais usage de leur fortune. Il faut les empêcher de s'occuper de politique ou de religion. On ne doit recourir à la violence contre les aliénés que s'ils deviennent furieux. Si l'on craint pour sa sûreté ou celle des autres, il faudra demander sa séquestration dans un établissement spécial. »

Le travail manuel, la culture des jardins, de bonnes et douces paroles guérissent parfois l'aliénation mentale.

Quand une personne donne des signes de folie, la médication purgative, continuée avec persévérance, a des chances d'amener un bon résultat. (Dehaut.)

### DÉLIRE.

*Caractère.* — Désordre des facultés intellectuelles propres à la folie. Il peut encore être causé par de vives douleurs ou par l'abus des liqueurs fortes : c'est alors le délire tremblant des ivrognes.

*Remèdes.* — 1. Promener des sinapismes sur les jambes.

2. Mettre sur le front des compresses de jus des feuilles de grande joubarbe mêlé avec de l'eau et du miel.

*Conseil.* — Éviter l'usage et surtout l'abus des liqueurs fortes.

### CONVULSIONS.

*Caractères.* — Attaques nerveuses chez les enfants, ayant pour causes les vers, la dentition, la peur, la coqueluche, la constipation, les vents, etc. Elles peuvent aussi être causées par le chagrin, là frayeur ou la colère chez la nourrice.

*Remèdes:* — Plonger l'enfant dans un bain chaud jusqu'au menton. Lui mettre sur la tête des linges trempés dans de l'eau fraîche vinaigrée. Lui faire boire, en sortant du bain, de la tisane d'orge. Ou bien, au début du mal, donner à l'enfant, suivant son âge, 15 à 30 grammes de sirop d'ipécacuanha. Les vomissements qui en résultent déterminent une perturbation utile. On peut joindre à l'emploi de ce moyen celui de cataplasmes sinapisés ou d'un bain de pieds prolongé et chaud. Il est essentiel, toutefois, que ni les sinapismes, ni les bains de pieds ne rendent pas la peau douloureuse.

Ces remèdes s'emploient en attendant le médecin.

### CHORÉE OU DANSE DE SAINT GUY.

*Caractère.* — Cette maladie nerveuse attaque les enfants de 7 à 15 ans, les filles surtout. L'enfant s'agite d'une façon désordonnée ; il est en proie à des convulsions et son visage grimace d'une manière étrange.

*Remède.* — Tisanes à l'armoise, à la racine de valériane et en général aux antispasmodiques (voyez ce mot dans la première partie de l'ouvrage). — On se sert aussi avec succès d'une décoction de gui (20 à 60 grammes de plante sèche par litre). (Rodin.)

*Conseils.* — Une santé faible, la frayeur, une sévérité trop grande, un traitement brutal causent cette maladie. Fortifier l'enfant, le traiter avec douceur, éviter de raconter devant lui des histoires terribles ou de débiter des contes fantastiques de revenants, etc.

### ATTAQUES DE NERFS.

*Caractère.* — Maladie propre aux femmes et causée par un tempérament nerveux. Il semble aux personnes qui ont des attaques de nerfs qu'une boule leur remonte à la gorge et les étouffe.

*Remèdes*. — 1. Coucher la malade sur un lit, desserrer ses vêtements et aérer la chambre. Si elle a des convulsions, l'entourer de coussins pour qu'elle ne se blesse pas dans ses mouvements brusques.

2. Pendant l'accès, jeter de l'eau froide sur la figure; faire respirer de l'éther.

3. Faire boire de la tisane d'armoise : on fait bouillir environ dix grammes de têtes fleuries dans du bouillon de veau ou dans un litre d'eau.

4. Tisane aux antispasmodiques (voir ce mot).

5. Prenez : feuilles fraiches d'oranger, racines de valériane et de benoite, mélisse, de chaque plante une forte pincée, sur lesquelles on verse, le soir, 2 jattes d'eau bouillante, pour laisser infuser la nuit. Boire l'infusion froide en deux fois, matin et soir. (Clement.)

*Conseils*. — Éviter les grandes contrariétés, le chagrin, la jalousie, la frayeur et surtout la lecture des romans licencieux.

### MALADIE IMAGINAIRE.

*Caractères*. — La personne atteinte de cette singulière maladie est triste, inquiète ; elle recherche la solitude et se croit atteinte de toutes sortes de maladies.

*Remèdes*. — Tisane à fleurs de camomille simple : (10 à 15 fleurs par litre d'eau). — Les tisanes au marrube blanc, à la mélisse, à la menthe poivrée, à la graine de moutarde blanche et noire, à fleurs de tilleul et à racines de valériane, produisent de bons résultats.

*Conseils*. — Il faut, au malade imaginaire, beaucoup de distractions : occupations variées, jeux, promenades.

### NÉVRALGIE.

*Caractère*. — Cette maladie est caractérisée par des douleurs lancinantes qui peuvent se produire dans toutes les parties du corps, mais surtout à la tête, au tronc et aux cuisses. Cette maladie attaque seulement les personnes qui ont le sang chargé d'humeurs; celles-ci se fixent sur un nerf.

*Remèdes.* — 1. Il faut suivre un traitement purgatif d'autant plus énergique que les douleurs sont plus fortes; tâcher d'obtenir 6 selles par 24 heures; en même temps se nourrir fortement et boire de la tisane à baies de genévrier. (5 ou 6 cuillerées par litre d'eau. Les écraser entre les doigts. Ne pas les laisser bouillir ni refroidir trop vite. Tisane excellente, surtout par les temps froids et humides, à prendre matin et soir et au moment de sortir. La boire chaude l'hiver et froide l'été). Continuer à se purger jusqu'à la guérison complète. Les personnes faibles prendront un purgatif plus doux. (Dehaut).

2. Boire, en même temps, une tisane à fleurs d'armoise ou à tiges de pommes de terre.

3. Se mettre autour des poignets des feuilles fraiches et un peu écrasée de passerage, de renoncule, d'anémone ou de belladone. (Saffray).

4. Mâcher des feuilles d'Asaret pour faire cracher et calmer la névralgie des dents. (Saffray).

5. Le docteur Cartens dit qu'un cataplasme de houblon sec, très chaud, procure un grand soulagement dans les névralgies du visage.

*Conseils.* — Les individus qui ont de l'humeur dans le sang feront bien de prendre des précautions contre le froid, car souvent c'est par suite d'un froid que l'humeur se fixe sur un nerf.

Dès que l'on ressent, pour la première fois, des douleurs névralgiques, il faut se hâter d'employer les remèdes précédents, car il est difficile d'extirper les anciennes névralgies.

## MALADIES DES YEUX.

### I. — OPHTHALMIE.

*Caractère.* —L'ophthalmie est caractérisée par la rougeur, la chaleur et un grattement du globe de l'œil, comme si des grains de sable se trouvaient sous la paupière.

*Remèdes.* — 1. Faire des lotions sur l'œil malade avec de l'eau où l'on a fait cuire du cerfeuil pendant dix minutes; y appliquer des cataplasmes de cerfeuil cuit de la même manière ou de laitues cuites. (Journal de médecine.)

2. — Bassiner souvent avec une infusion tiède de fleurs du framboisier dans de l'eau d'orge; ou bien avec une décoction de racines de guimauve ou de mauve ou encore de graines de lin.

3. —On peut aussi laver et bassiner l'œil avec une infusion de fleurs de mélilot, ou de roses rouges, ou des fleurs de pas d'âne.

4. — Les ophtalmies scrofuleuses, qui ont pour cause l'impureté du sang, se guérissent, dit M. Negrier, par des lotions avec de l'eau où l'on a fait cuire des feuilles de noyer (30 à 50 grammes).

5. — Contre le même mal, on fait dissoudre 25 centigrammes de sulfate de zinc dans un petit verre à bière de tisane à fleurs de sureau. (Clément.)

6. — Enfin, un excellent remède consiste à bassiner l'œil malade avec le jus des feuilles de persil, ou avec de l'eau de plantin additionnée d'un peu d'eau-de-vie et de quelques gouttes e sulfate de zinc. (On trouve ce sulfate chez le pharmacien.)

7. —Baigner les yeux, une ou deux fois par jour, dans 60 à 100 grammes d'eau contenant 1 grammes de jus de chélidoine. (Saffray.)

8. — Prendre 40 grammes d'une tisane de fleurs de sureau, y ajouter 50 centigrammes d'alun en poudre, bien agiter le mélange ; y tremper un linge et se l'appliquer sur les yeux. (Bitard.)

*Conseils.* — Éviter la fumée, les vents froids ou chargés de poussière. Ne pas faire une lecture trop longue : l'interrompre souvent pour reposer la vue en fermant les yeux ; on pourra très utilement employer ce répit à réfléchir sur ce qu'on a lu. Surtout, ne jamais lire dans une demi-obscurité. Le secours du médecin est nécessaire.

VUE FAIBLE.

Quand la vue s'affaiblit par l'âge, il faut recourir aux lunettes. Si les lunettes ne font pas voir plus clair, c'est qu'il s'agit d'une maladie grave pour le traitement de laquelle il faut le secours du médecin.

Mais le plus souvent, la vue s'affaiblit parce que la santé est faible et le sang impur. La purgation et des nourritures fortifiantes rendent bonnes la santé et la vue. (Dehaut.)

YEUX ROUGES.

*Remèdes.* — 1. La purge est excellente.

2. — Bassiner les yeux avec une infusion de fleurs de mélilot.

3. — On peut aussi appliquer des compresses d'eau fraîche fréquemment renouvelée.

4. — Laver avec de l'eau de roses. (Cazin.)

5. — Prendre des zestes de noix ; les faire bouillir dans l'eau et appliquer une compresse sur l'organe malade, avant de se coucher.

6. — Pour prévenir l'irritation des yeux lorsqu'on pèle

8

des oignons, on adapte, à la pointe du couteau, un morceau de pain ; ou bien, on en tient un entre les dents. Ces moyens conviennent aussi lorsqu'on moud de la moutarde.

*Conseils*. — Outre les conseils donnés précédemment, en voici qu'il est également bon de suivre : ne jamais regarder fixement un corps trop brillant, comme le soleil, ni les choses qui, dans la nuit, donnent subitement une lumière très vive, comme l'éclair ; se garder de lire au soleil ou de placer son lit de manière à avoir la fenêtre en face de la figure.

### COMPÈRE-LORIOT ; ORGELET.

*Caractères*. — Espèce de clou qui se place au bord de la paupière. Il y a inflammation, démangeaison et douleur.

*Remèdes*. — 1. Cataplasme de mie de pain bouillie dans du lait, appliqué entre deux linges.

2. — Bassiner à l'eau de mauve.

3. — Les enfants et les grandes personnes qui ont souvent des orgelets, feront bien de suivre un régime rafraîchissant, de prendre quelques bains et surtout de se purifier le sang par des purgatifs.

### CORPS ÉTRANGERS DANS L'ŒIL.

Si c'est une poussière, une mouche ou autre chose, on soulève les paupières pour voir où le corps est placé, on l'entraîne doucement à l'aide d'un morceau de papier roulé, ou d'une pince. Si vous n'en venez pas à bout, couchez le patient sur le dos, placez sur l'œil un linge mouillée d'eau fraîche et aller trouver le médecin. S'il s'est introduit de la chaux dans l'œil, les lotions d'eau sucrée sont un remède souverain. (Bitard.)

## MALADIES DU NEZ.

### RHUME DE CERVEAU.

*Caractère.* — Le rhume de cerveau est caractérisé par le besoin fréquent de se moucher et d'éternuer.

*Remèdes.* — 1. Tisanes à fleurs de mauve, de violette et de bouillon blanc.

2. — Tisanes à fleurs de cerveau, à capsules de pavot, ou à feuilles de bourrache.

3. — Quand il y a pesanteur de tête, exposer la face à la vapeur d'une infusion de fleurs de mauve, de guimauve et de coquelicot; pour ne rien perdre de la vapeur, mettre une serviette sur la tête.

4. — Dès le début, aspirer par le nez, fréquemment et fortement, de l'huile à manger. Au bout d'un jour ou deux, le rhume a disparu.

5. — Le docteur Dehaut dit que l'on peut soulager beaucoup le mal de tête du rhume et l'écoulement du nez en mettant le soir, avant de se coucher, une couche de suif sur le nez, et ses pieds à l'eau cendrée jusqu'à mi-jambes; on boit une ou deux jattes de tisane bien chaude de bourrache, et l'on s'enveloppe chaudement pour transpirer. Le lendemain matin, il y aura grand soulagement et guérison presque complète. Si le rhume provenait du refroidissement des bras, il y aurait avantage à les mettre à l'eau plutôt que les pieds. (Voir les maladies à la poitrine.)

*Conseil.* — Éviter les refroidissements de la tête et des pieds. Lorsqu'on emploie le pavot en tisane, on ne se sert jamais que de la tête sans les graines. Il est prudent de ne pas dépasser deux têtes par litre en infusion.

### SAIGNEMENT DU NEZ.

*Remèdes.* — Chez les enfants et les personnes bien portantes, l'hémorrhagie du nez n'a nulle gravité : elle fait même du bien. Si le saignement est trop abondant, on peut l'arrêter par les moyens suivants :

1. — Respirer fortement pour ramener le sang à la poitrine.

2. — Ouvrir et fermer la bouche, comme si l'on mâchait quelque chose, jusqu'à l'arrêt de l'écoulement.

3. — Renifler de l'eau froide additionnée de vinaigre ou de jus de citron.

4. — Appliquer sur le front des feuilles d'argentine.

5. — Renifler du jus d'ortie, de la poudre de serpolet ou de celle des feuilles séchées de la vigne.

6. — Mettre une poignée d'écorce de chêne dans 1 1/2 litre d'eau, faire bouillir jusqu'à réduction à 1 litre, ajouter 2 grammes d'alun et renifler cette préparation.

6. — Si l'on veut arrêter tout à coup le saignement de nez, verser un grand verre d'eau froide dans le dos.

7. — On peut aussi mettre quelque chose de froid dans le dos, une clef, par exemple; ou bien des sinapismes aux pieds et aux mains.

*Conseil.* — Si, malgré ces remèdes, le sang coule toujours, allez chercher le médecin.

### ULCÈRES OU PLAIES DU NEZ.

*Caractères.* — Ce sont des plaies qui suppurent dans l'intérieur du nez et qui forcent à se moucher souvent, comme dans le rhume. Ce qui sort du nez sent mauvais. Cette vilaine affection provient parfois de famille.

*Remèdes.* — 1. Seringuez les fosses du nez avec une décoction ou une infusion de rue.

2. — Reniflez souvent la liqueur suivante : prenez une poignée de feuilles d'aigremoine, une de plantain, une demi-poignée de petite centaurée, une poignée d'orge, une d'écorce de chêne, une pincée de feuilles de roses rouges;

faites bouillir dans un litre et demi d'eau jusqu'à ce qu'il n'y ait plus qu'un demi-litre ; ajoutez 2 onces de miel rosat et passez. (Clément.)

### CORPS ÉTRANGERS DANS LE NEZ.

*Remèdes.* — 1. On tâche de faire passer de l'huile entre le corps étranger et les parois de la narine ; puis, fermant la narine libre, on souffle une bonne fois par l'autre.

2. — Faire éternuer soit en chatouillant la narine libre, soit en reniflant du tabac en poudre.

Il se peut que le corps, pointu ou tranchant, soit entré dans les chairs ; il faut alors le secours du médecin.

## MALADIES DE LA BOUCHE ET DES LÈVRES.

### APHTES. — MUGUET.

*Caractères.* — Petits boutons qui viennent dans la bouche, s'ouvrent et forment une plaie douloureuse qui s'étend de plus en plus. Chez les petits enfants, ce mal s'appelle muguet, millet ou blanchet.

*Remèdes.* — 1. Gargarismes fréquents avec l'une ou l'autre des préparations suivantes : eau fraîche légèrement vinaigrée ou additionnée de jus de citron ; décoction de racine de guimauve et de têtes de pavot ; jus de grande joubarbe mélangé avec eau et miel ; décoction de graines de lin, infusion de fleurs de mauve, racine de quintefeuille.

2. Boire de la tisane à racine de réglisse.

3. Gargarisme avec la préparation suivante : prenez une poignée de feuilles d'aigremoine, une de véronique, une de sauge ; une petite pincée de fleurs de millepertuis et de coquelicot ; laissez infuser, pendant une heure, dans un litre d'eau bouillante et ajoutez 64 grammes de miel rosat. (Clément.)

4. Gargarisme avec bonne cuillerée de sirop de verjus dans un demi-verre d'eau. Ce sirop s'obtient ainsi : prendre du raisin vert, le piler, le passer à travers un linge de manière à obtenir un litre de jus ; y mettre une livre de miel ; placer le tout de préférence dans un vase de terre neuf nouvellement vernissé ; faire cuire sur un feu doux jusqu'à réduction de moitié ; mettre en bouteille et bien boucher. Se gargariser souvent. (Clément.)

5. Gargarisme avec une décoction de feuilles fraîches de persicaire. (Saffray.)

6. Les feuilles de roses, riches en tannin, sont employées contre les plaies aphteuses de la bouche. (Cartens.)

*Conseil.* — Cette affection atteint souvent les enfants mal soignés et nourris au biberon. Mères de famille, entourez vos enfants de soins, tenez-les propres, nourrissez-les vous-mêmes, si cela se peut, et vous leur épargnerez bien des maux !

### GENCIVES MALADES.

*a)* GENCIVES MOLLES. — *Remèdes.* — 1. Pour les fortifier, se gargariser avec de l'eau où l'on a mêlé de la poudre de racine de bistorte et de gentiane.

2. Se laver la bouche avec du jus de citron.

3. Ou bien avec du vin rouge (ou de la bière) dans lequel on a laissé tremper des feuilles de chêne.

4. Remède souverain (voir mal de dents).

5. Mâcher des feuilles de cochléaria tous les matins. (Rodin.)

*b)* GENCIVES GONFLÉES. — *Remèdes.* — 1. Gargarismes avec du lait où l'on a fait bouillir des figues.

2. Gargarismes avec une décoction de feuilles de ronce et un peu de miel rosat.

*c)* GENCIVES ULCÉRÉES (plaies puantes). — *Remèdes.* — 1. Se nettoyer la bouche avec la rue en décoction ou infusion.

2. Employer de la même manière la tisane de sauge et de cochléaria mêlés d'un peu de miel.

3. Ou bien encore l'eau qui a servi à faire cuire les feuilles ou les racines de scabieuses. (S. Pauli.)

*Conseil.* — Pour que le gargarisme soit efficace, il faut promener le liquide dans la bouche, jusqu'à ce que la salive y soit devenue très abondante; puis on jette le tout.

SCORBUT.

*Caractères.* — Maladie grave que l'on confond parfois avec la précédente. Le scorbut existe quand il y a, en même temps que gonflement, inflammation et ulcération des gencives, une très mauvaise haleine, une faiblesse excessive, un grand abattement et une pâleur extrême.

Les gens de mer y sont plus exposés que les autres.

*Remèdes.* — 1. Écrasez 30 grammes de graines de moutarde noire; laissez tremper dans 1 litre de bière ou de vin blanc; buvez-en 4 onces par jour. — Le remède, disent Ray et Cazin, est très efficace.

2. Les tisanes suivantes produisent de bons effets : à l'oseille, au pissenlit, à fleurs et feuilles de marrube blanc, aux fruits de genévrier, à la petite centaurée, à la racine d'angélique.

3. Manger de l'ail, ou mieux, des pommes de terre crues.

4. Faites bouillir doucement, dans un litre et demi d'eau, une demi once de racines de raifort et autant d'aunée, une poignée de cochléaria, une de trèfle d'eau, une de cresson de fontaine. Laissez refroidir, passez. Buvez-en 4 verres par jour pendant 8 jours, puis prenez du vin contre le scorbut, ainsi préparé : prenez 3 onces de racines de raifort, 3 de pimprenelle blanche, 3 d'aunée, 3 de valériane, 5 de racines de bardane, 2 poignées de feuilles de cresson, 2 de cochléaria, 2 de fumeterre, 2 d'absinthe; versez sur

le tout 12 litres de vin rouge bouillant ou de la bière ; laissez infuser 12 heures, puis passez. Conservez cette liqueur à la cave dans des bouteilles bien bouchées. Buvez-en 2 petits verres par jour, matin et soir, pendant 6 semaines. (Clément.)

5. Se gargariser avec le jus de l'ache pour nettoyer les plaies de gencives.

6. Employer dans le même but le jus de cochléaria étendu d'eau.

7. Se gargariser avec la préparation suivante : prenez une poignée de feuilles d'aigremoine et une de feuilles de souci ; faites bouillir dans un litre d'eau ; en retirant du feu, ajoutez une poignée de feuilles de cochléaria ; passez en pressant et ajoutez une once de miel rosat. (Clément.)

8. Boire une tisane faite avec une infusion prolongée ou une décoction de bourgeons de pin sylvestre dans l'eau, le petit lait, le cidre, le vin et surtout la bière.

9. Tisane à la petite passerage ou à la passerage cultivée.

10. Tisane à la capucine. (Saffray.)

*Conseil.* — Si le mal s'aggrave, recourir au médecin.

MAL DE DENTS.

*Remèdes.* — 1. Quand les petits enfants font leurs dents, donnez-leur à mâcher une racine de guimauve.

2. Pour les grandes personnes, écrasez des fruits de lierre grimpant, faites-les cuire dans du vin, de la bière ou du vinaigre, gardez le liquide quelques instants dans la bouche, puis rejetez-le.

3. Les feuilles de millefeuille, légèrement pilées et mises dans le trou de l'oreille calment les maux de dents.

4. Il en est de même du navet cuit sous la braise et appliqué derrière les oreilles. (Schroeder.)

5. On peut aussi faire une forte tisane de thym (60 grammes par litre) y tremper un peu de coton et le mettre dans le trou de la dent gâtée.

6. Employer la liqueur suivante qui sert en outre à conserver les dents et à fortifier les gencives : Prenez 60 grammes de chacune de ces plantes fraîches : romarin, cochléaria, sauge ; hachez le tout. Découpez en tranches un citron, mettez avec ces drogues 8 grammes de canelle dans une cruche contenant un litre de cognac. Bouchez bien ; laissez infuser un mois en agitant parfois le mélange, puis passez. Lavez-vous la bouche tous les matins avec 8 ou 10 gouttes de cette liqueur dans une cuillerée d'eau tiède. Quand on a mal aux dents, employer la liqueur pure et la tenir le plus longtemps possible en bouche. (Clément.)

7. Mâcher de la sarriette, du thym, du serpolet, de la menthe, du calament, de la cataire, etc. pour provoquer une salive abondante et calmer le mal de dents. (Saffray.)

8. Un bain de pied chaud est parfois bon.

9. Lorsqu'il y a enflure, faites bouillir du vinaigre ou des fleurs de sureau et exposez la tête, couverte d'un linge, à la vapeur de cette préparation. Ou bien, mettez sur la figure des sachets bien chauds de fleurs de sureau, de tilleul, de camomille. (Bitard.)

10. Garder quelque temps, dans la bouche, du lait chaud dans lequel on aura fait bouillir de la racine de guimauve, des fleurs de mauve ou de tilleul.

11. « Les semences de jusquiame, projetées sur des charbons ardents, éclatent et laissent voir le germe roulé. Si l'on en reçoit 5 ou 6 minutes, au plus, la vapeur dans la bouche, le mal de dents disparaît instantanément et ne reparaît jamais, à ce que prétendent Dioscoride et Murray. Plusieurs expériences que j'ai faites personnellement confirment entièrement l'assertion de ces grands maîtres ; seulement, le remède est dangereux et réclame beaucoup de prudence et de précaution. » (Rodin.)

*Conseils.* — Pour distinguer un mal de dents d'une névralgie, emplissez la bouche d'eau froide, si la douleur augmente, c'est qu'il y a névralgie.

Lorsqu'on met une boulette de coton dans une dent cariée, il ne faut pas qu'elle soit plus grosse que la cavité de la dent.

Éviter l'usage des boissons très chaudes, le passage subit du froid au chaud et le contact des corps acides (surs). Faire arracher une dent gâtée car elle gâterait ses voisines.

### TARTRE DES DENTS.

*Caractères.* — Croûtes jaunâtres et dures qui se forment peu à peu au bas des dents, les déchaussent et finissent même par les faire tomber.

*Remède.* — Si le tartre est déjà dur, c'est le dentiste qui doit l'extirper.

*Conseil.* — Empêchez la formation du tartre en nettoyant les dents, chaque matin, avec une brosse assez raide et de l'eau vinaigrée ou avec la liqueur indiquée ci-dessus, n° 6.

### DENTS HAUSSÉES.

Il arrive souvent qu'après avoir mangé des pommes, des prunes ou d'autres fruits un peu surets, les dents sont comme soulevées et douloureuses, si bien qu'on n'ose plus mâcher quoi que ce soit. Il suffit, pour se débarrasser, en un instant, de cette incommodité, de mâcher quelques feuilles d'oseille et de les rejeter ensuite.

### CREVASSES OU GERÇURES DES LÈVRES.

*Remèdes.* — 1. Les frotter avec de la graisse de volaille crue ramollie au feu.

2. Ou mieux, le soir, les faire tremper dans de l'eau tiède, les essuyer avec un linge doux et chaud, les enduire de cérat, de graisse, de pommade camphrée ou de glycérine. (Dehaut.)

3. Enduire les gerçures de cervelle de faisan. Ce remède, employé par les Chinois, est, paraît-il, souverain.

### PARALYSIE DE LA LANGUE.

*Remède.* — Se gargariser avec la préparation suivante : prenez une pincée de chacune des plantes suivantes : thym, romarin, mélisse, bétoine; faites infuser le tout dans un litre de vin rouge, ou de bière, sur les cendres chaudes. User du remède plusieurs fois par jour. (Clément.) Voir l'article : *Paralysie.*

### BOUCHE PATEUSE, LANGUE CHARGÉE.

*Remèdes.* — 1. C'est un signe que le sang est chargé d'humeurs; il faut se purger.

2. En même temps, boire une tisane faite avec des racines de patience ou oseille de vache, de la fumeterre et de la réglisse; en user 8 ou 10 jours de suite.

## MALADIES DU VISAGE.

### ÉRYSIPÈLE.

*Caractères.* — Inflammation du visage, le plus souvent, avec gonflement et sensation de brûlure. Il y a parfois production de cloches.

*Remèdes.* — 1. Régime adoucissant, repos absolu. Tisanes émollientes à fleurs de guimauve, de bourrache, de bouillon-blanc, etc. — Boire de l'eau d'orge miellée; y ajouter du sirop de vinaigre, de groseilles, de framboises, etc. Les fruits doux, acides, conviennent bien. (Bitard.) Rodin conseille de boire une décoction d'avoine dans de l'eau, du lait ou du bouillon.

2. Lotions et bains de vapeur fréquents d'une infusion

de fleurs de sureau. Quand la douleur est vive, on répand de la poudre de camphre sur l'érysipèle et on le recouvre de compresses d'eau froide. (Bitard.)

3. On conseille aussi les cataplasmes de farine de froment ou de seigle, de laitues cuites, de feuilles de morelle noire, de têtes de pavot, de fleurs de sureau, ou de mie de pain.

*Conseils*. — Si l'érysipèle s'annonce par beaucoup de fièvre, avec frissons, soif intense, délire, manque de sommeil, pouls fréquent, c'est un signe de danger sérieux : il faut appeler le médecin.

Cette affection dure environ neuf jours ; il faut bien éviter un refroidissement : une rechute pourrait amener la mort. (Bitard.)

Les personnes, les femmes surtout qui ont souvent des érysipèles, s'en débarrasseront à la longue, en suivant un traitement purgatif pendant plusieurs semaines ou même plusieurs mois. (Dehaut.)

## DARTRES.

*Caractères*. — Pustules très petites qui forment des taches rouges recouvertes d'une farine écailleuse et blanchâtre.

Les dartres vives se couvrent d'une couche humide qui tombe et fait rougir la peau. Les variétés en sont nombreuses. Les dartres sont un signe d'humeurs altérées.

*Remèdes*. — 1. Parmi les tisanes recommandées, celle à la chicorée sauvage (racine) est la meilleure.

2. Puis ce sont les tisanes à racines de bardane, à baies de genévrier, à feuilles de cochléaria, de cresson, à tiges de douce-amère, à graines de moutarde blanche, au trèfle d'eau, à pensées sauvages, à racines de patience. Il faut continuer longtemps l'usage de ces boissons.

3. Contre les dartres anciennes, on conseille surtout la tisane à la saponaire.

4. Le docteur Saffray recommande la tisane à feuilles de bouleau ; ou bien, de prendre tous les jours, en plusieurs fois, un litre de petit-lait dans lequel on a versé 5 ou 6 grammes de jus frais de chélidoine.

5. Le même docteur dit que l'on parvient à faire disparaître les dartres glanduleuses en buvant une tisane d'une décoction d'asclépiade blanche (15 à 30 grammes de racine par litre d'eau).

6. User longtemps d'un purgatif doux. (Debaut.)

7. En même temps, employer les remèdes extérieurs suivants :

*a)* Pour diminuer les démangeaisons, appliquer sur les dartres rougeâtres des feuilles et des fleurs de bouillon-blanc bouillies dans du lait ou, dit Rodin, des cataplasmes d'amidon délayé dans de l'eau chaude.

*b)* On utilise aussi avec succès, les cataplasmes de pulpe fraîche et rapée de carotte, et ceux de feuilles pilées de morelle noire, de feuilles de pêcher, de bouleau ou d'anémone pulsatille.

*c)* Bassiner avec une infusion de chélidoine découpée dans du fort vinaigre, additionné de sel.

*d)* Enduire le mal d'une pommade composée de beurre frais fondu doucement avec du jus de citron.

*e)* Un médecin rapporte la guérison d'une dartre invétérée, par l'usage, durant 6 mois, d'une tisane de fumeterre infusée dans du lait, et par des lotions, sur la partie malade, avec la même infusion.

*f)* Laver le mal avec une décoction de racine de guimauve.

*g)* Dans les dartres farineuses, on conseille beaucoup les bains frais, l'été et tièdes, l'hiver. De plus, se laver avec une décoction de riz, de fraises ou de tilleul.

*Conseils.* — Il n'est pas nécessaire d'employer tous ces

remèdes, mais on en essaie plusieurs et l'on s'en tient à celui qui donne les meilleurs résultats.

Le traitement purgatif est toujours excellent. — Grande propreté, abstention d'aliments excitants, âcres. huileux, de poissons de mer, de liqueurs fortes. — Éviter les excès de fatigue du corps et de l'esprit, les courants d'air, les refroidissements.

## MALADIES DES OREILLES.

### DOULEURS NERVEUSES DES OREILLES.

*Caractère.* — Ce mal commence et cesse brusquement.

*Remèdes.* — 1. Seringuer le canal de l'oreille avec une décoction de fleurs ou de racines de mauve.

2. Appliquez sur la joue et l'oreille, du côté douloureux, un cataplasme de tiges de verveine écrasées, cuites dans du lait et mêlées avec de la farine de lin.

3. On peut introduire, dans l'oreille, un tampon de coton humecté de teinture d'opium ou d'éther; à défaut de ces substances, tremper le coton dans l'huile ou même dans l'eau chaude. (Bitard.)

### INFLAMMATION DE L'OREILLE; ABCÈS.

*Remèdes.* — 1. Prenez une poignée de fleurs de lis blanc et une de camomille; une de feuilles de guimauve et une de pariétaire; une bonne pincée d'orge; faites bouillir le tout dans de l'eau dont vous remplirez ensuite une bouteille au goulot étroit. Appliquez le goulot sur l'oreille malade de manière qu'elle reçoive toute la vapeur qui en sortira. Cette vapeur apaisera la mal et mûrira l'abcès, s'il y en a un. (Clément.)

2. Faites une infusion de millepertuis, ajoutez-y deux onces de teinture de baume de Pérou et 12 gouttes de

teinture de musc; seringuez l'oreille, soir et matin, avec cette préparation.

3. Se faire éternuer avec de la poudre des fleurs de muguet. Son action révulsive sur la mambrane muqueuse du nez est souvent utile dans les douleurs de tète invétérées, les fluxions chroniques des yeux et des oreilles. (Saffray.)

### TINTEMENT, BOURDONNEMENT D'OREILLES.

*Remèdes.* — 1. La vapeur d'hysope, introduite dans l'oreille, en guérit le tintement.

2. Pour dissiper le bruissement de l'oreille, mettez-y une boulette de coton trempée dans du jus d'oignon. Si le bourdonnement continue, il y a menace d'apoplexie (voyez ce mot).

### CORPS ÉTRANGERS DANS L'OREILLE.

*Remèdes.* — Si c'est un insecte, seringuer l'oreille avec de l'eau. Ou bien, pencher la tête de façon que l'oreille soit horizontale; l'emplir d'huile; l'insecte ne tarde pas à surnager; et, si c'est autre chose qui est dans l'oreille, l'objet sera rendu glissant et il suffira de tourner la tête pour le faire tomber avec le liquide. (Dehaut.)

D'aucuns emploient de l'urine ou des pinces.

*Conseil.* — Si l'on ne parvenait pas à réussir il faudrait, sans retard, se rendre chez le médecin.

### SUPPURATION DES OREILLES.

*Conseils.* — Il arrive que des personnes (la chose est très commune chez les femmes qui ont eu des enfants), sont chagrinées par des suppurations internes ou des écoulements de nature dartreuse autour et surtout derrière les oreilles. Il ne faut pas vouloir empêcher ces écoulements qui débarrassent le sang de son humeur ; en les arrêtant, l'humeur se répandrait dans la tête, et produirait de grands maux de tête, des maux d'yeux ou même la surdité. Si l'humeur, en s'épaississant, bouche le tuyau de l'oreille et empêche d'entendre, il faut la seringuer plusieurs fois par jour avec de l'eau de guimauve tiède.

Le meilleur moyen de se débarrasser sans danger de ces humeurs, est la purgation.

Lorsque les oreilles sont sensibles au froid, y fourrer une toute petite boule de coton. (Dehaut.)

### LA SURDITÉ.

*Remèdes.* — Quand on est sourd de naissance ou que cette infirmité provient de famille, il n'y a pas de guérison possible.

Produite par le froid, par la malpropreté, par une inflammation de l'oreille, on la combat, à l'intérieur par les purgatifs longtemps continués ; à l'extérieur, par les remèdes suivants : introduire dans l'oreille du jus de mercuriale, ou d'oignon, ou encore de rue étendu d'eau.

Ou bien, se mettre dans l'oreille, le soir en se couchant, une boulette de coton bien imbibée de glycérine. Cette matière entretient la moiteur de l'oreille. Le lendemain ou le surlendemain, il y a guérison complète. *(Ami de l'ouvrier.)*

### COUP DE SOLEIL.

*Caractères.* — Le coup de soleil ressemble à une grande brûlure, d'autant plus profonde et plus grave que la peau nue a été plus longtemps exposée à un soleil ardent. Dans le cas le plus grave, il y a, outre la brûlure, mal de tête, fièvre, et même délire.

*Remèdes*. — 1. Si le coup de soleil est léger, lotions et compresses d'eau fraîche souvent renouvelées.

2. Si la surface brûlée est plus grande et la brûlure plus profonde, il faut que le mal soit constamment recouvert de compresses d'eau vinaigrée (2 ou 3 cuillerées par litre). Au lieu de cela, on peut utiliser le petit-lait. Employer ces compresses durant plusieurs jours, jusqu'à ce que la peau se pèle.

Enfin, lorsqu'il y a mal de tête et fièvre, appelez le médecin.

*Conseil*. — Ne pas s'exposer nu-tête à un soleil ardent.

De toutes les coiffures d'été, le chapeau à larges bords est la plus avantageuse; elle garantit à la fois, la tête, la figure et le cou.

# CHAPITRE II.

## MALADIES DU COU.

### MAL DE GORGE.

*Caractère.* — C'est l'inflammation des parties situées au fond de la bouche.

*Remèdes.* — 1. Le simple mal de gorge se guérit avec une tisane tiède de mauve ou de guimauve, de violette, d'orge, et, en général, avec une tisane adoucissante.

2. S'il y a de la fièvre, il faut prendre un bain de pieds additionné de cendres ou de sel gris, et se coucher. Pour les personnes faibles, appliquer des sinapismes aux pieds, puis aux mollets, puis en dedans des genoux; on les retirera dès que la douleur occasionnée sera vive.

3. Gargarismes avec une décoction de feuilles d'aigremoine ou de racines de renouée bistorte, de brunelle ou encore de feuilles de framboisier, d'aulne, de ronce, d'aspérule : cette dernière plante s'emploie aussi en cataplasme.

4. Les gargarismes suivants produisent aussi de bons effets : hysope, navet (racine), feuilles de ronce, racine de quintefeuille, jus de raisin vert (100 à 200 grammes par litre d'eau). — Faites bouillir 32 grammes d'orge dans un litre d'eau; mettez-y une demi-poignée de chaque plante suivante : sommets de ronce, feuille de plantain et d'aigremoine; passez et ajoutez 45 grammes de miel rosat ou de sirop de mûres; employez cette préparation en gargarismes. (Clément.)

5. Voici les tisanes que l'on peut boire : décoction de

brunelle ; limonade avec la pomme nommée reinette blanche ; limonade avec les fruits de l'épine-vinette.

6. Dans les maux de gorge par refroidissement, on conseille surtout la tisane à fleurs sèches de sureau.

7. La tisane à fleurs de houblon est très bonne pour combattre les maux de gorge avec enrouement ; elle vaut la salsepareille. (Coste et Wilmet.)

8. Gargarisme avec une décoction de feuilles de géranion. Ou bien, une décoction de fleurs et de feuilles d'arrête-bœuf. (Saffray.)

9. Gargarisme avec la plante fraîche de persicaire, cuite à l'eau. (Saffray.)

10. Mâcher des zestes de noix, ou boire du thé fait avec cette substance. (Bitard.)

*Conseils.* — Un petit mal de gorge cède souvent à un bain de pieds, à la moutarde, à la cendre de bois, ou au sel, pourvu qu'on ne s'expose pas au froid et qu'on entoure le cou d'une grosse cravate ou d'une écharpe ou encore d'un cataplasme de lin, pas trop chaud.

Il y a ici un préjugé à combattre : certaines gens croient guérir plus vite leur mal de gorge en entourant, le soir en se couchant, leur cou du pied de la chaussette qu'ils viennent d'ôter. C'est là une erreur : le pied de bas est, le plus souvent, malpropre, imprégné de sueur et il sent mauvais ; en le portant à la gorge, outre l'odeur désagréable que vous vous fourrez sous le nez, vous courez risque d'engendrer au cou quelque chose de mauvais. Ce qui fait du bien au mal de gorge, c'est la chaleur ; entourez-la donc d'une grosse cravate ou d'une écharpe que vous chaufferez au préalable ; et si vous tenez à mettre un pied bas, que ce soit, au moins, un propre.

Ceux qui sont sujets au mal de gorge se trouveront très bien à se purger pendant un temps assez long.

Si le mal de gorge règne dans la localité que vous habitez, ayez soin, à la moindre atteinte, de vous gargariser souvent avec l'une des préparations ci-dessus.

Si le mal ne cède pas à l'un de ces remèdes, recourez au médecin.

### ENROUEMENT DE LA VOIX.

*Remèdes.* — 1. Tisane à fleurs de houblon.

2. Bouillon aux choux rouges.

3. Sirop de pommes reinettes blanches.

4. Faites le sirop suivant : prenez 4 grammes de raisin sec, 4 d'orge mondé, 8 de réglisse, 6 de figues, une demi-poignée d'hysope et de capillaire, 16 grammes d'oignon blanc ; un chou rouge haché menu ; faites bouillir le tout dans l'eau, ajoutez du sucre et une cuillerée de miel blanc pour chaque livre de la décoction. — Buvez-en souvent. (Clément.)

5. On peut encore boire habituellement de l'eau de goudron. (Rodin.)

### CROUP.

*Caractères.* — Dans cette grave maladie, le fond de la gorge est gonflé et enflammé ; il s'y forme des couennes blanchâtres semblables à du blanc d'œuf cuit. Parfois, le croup se déclare subitement au milieu d'une bonne santé : c'est alors le faux croup ; le vrai croup commence d'ordinaire après un jour ou deux de rhume de cerveau et de léger mal de gorge. « L'enfant, dit le docteur Dehaut, est pris d'une forte fièvre, d'une respiration pénible, de suffocation, d'une toux singulière qui ressemble au cri du coq. Si, alors, on examine le fond de la gorge et qu'on y voit des plaques blanches, il n'y a plus de doute, et la présence d'un médecin est nécessaire. »

*Remèdes.* — 1. Faire vomir au moyen d'un grain d'émétique ou avec du sirop d'ipécacuana, par cuillerée de 5 en 5 minutes jusqu'aux vomissements.

2. Appliquer chaudement sur la gorge un cataplasme

de feuilles d'absinthe vertes, pilées et mêlées avec du saindoux. (Ruland.)

3. Ou bien, prenez une poignée de feuilles de ronce et une de plantain ou de violette; ajoutez une forte pincée de fleurs de sureau ou de mauve; faites infuser dans un litre d'eau bouillante; faites de cette préparation un cataplasme que vous appliquez bien chaud autour du cou.

4. Voici un remède excellent préconisé par Récamier : trempez un linge dans du jus de citron salé et appliquez-le sur la gorge. Au lieu de linge, on peut se servir de tranches salées de citron.

5. Gargarisme aux figues bouillies dans du lait, ou bien avec l'eau qui a servi à cuire la graine de lin.

6. Boire du sirop de raisin vert (voir page 17); en mettre une demi-cuillerée dans un verre d'eau et boire toutes les deux heures. Ce remède convient dans tous les maux de gorge.

7. Un médecin français recommande le remède suivant :

Faire prendre à l'enfant, d'heure en heure, la nuit et le jour, un blanc d'œuf battu dans un verre d'eau sucrée, une cuillerée à bouche chaque fois. En même temps, faire boire un litre d'eau tiède où l'on a débattu un œuf (jaune et blanc); sucrer à volonté. — Au bout de 2 ou 3 jours les croûtes disparaissent.

*Conseils*. — Lorsque les maux de gorge ou le croup règnent dans une localité, chaque famille devrait être munie de quelques paquets d'un grain d'émétique chacun, pour faire vomir. Au moindre rhume, on devrait aussi examiner le fond de la gorge des enfants, car si l'on y apercevait de la rougeur et des points blancs, il faudrait se hâter d'agir.

## GLANDES DU COU.

*Caractère*. — Ces glandes sont communes chez les enfants malpropres et dépendent souvent d'une écorchure, d'un bouton ou d'un mal quelconque à la tête. Elles peuvent donner lieu à des abcès.

*Remèdes*. — 1. Boire des tisanes toniques à l'une des plantes suivantes : houblon, fumeterre, millefeuille, patience, thym, camomille, chêne, noyer, menthe, centaurée, benoite, armoise et aigremoine.

2. Frictions avec une décoction des mêmes plantes et principalement de feuilles de noyer.

*Conseils*. — Propreté, exercices au grand air, bonne nourriture, huile de foie de morue.

### SCROFULES, ÉCROUELLES OU HUMEURS FROIDES.

*Caractères*. — Ganglions, abcès froids au cou, à l'aisselle, à l'aine ; ulcères ou plaies qui s'ouvrent, suppurent et se referment pour s'ouvrir encore. L'haleine est mauvaise, les dents sont noires, les yeux rouges, le visage est bouffis, les oreilles coulent, les pliants des genoux, des hanches, des coudes portent des tumeurs blanches. (Dupasquier.)

*Remèdes*. — 1. Tisanes aux plantes dépuratives : racine d'aunée, fumeterre, cochléaria, cônes de houblon, feuilles de noyer, gentiane, marrube blanc, saponaire, pensée sauvage.

2. Le docteur Saffray dit que l'on peut user avec succès d'une tisane au bois râpé ou à la racine de buis ; ou bien à la capucine, à la petite passerage ou à la passerage cultivée. On peut aussi boire en plusieurs fois dans la journée un litre de petit lait où l'on a laissé infuser 5 ou 6 grammes de chélidoine. Il recommande encore la tisane à rameaux fleuris de genêt.

3. Frictionner souvent les plaies avec le vin de romarin, ainsi obtenu : Romarin, thym, sauge, tanaisie, de chaque plante une poignée dans deux litres de vin blanc ;

laissez tremper pendant quatre jours dans un vase bien fermé, puis passez à travers un linge fin. (Clément.)

4. Cataplasmes à la carotte râpée, à la vermiculaire ou petite joubarbe, à la racine de gaillet blanc, au chardon bénit et au chardon-Marie. (Saffray.) Mais le meilleur se prépare avec les feuilles cuites de pas-d'âne.

5. Cataplasme et tisane à feuilles de bouleau.

6. Sur les scrofules des articulations, cataplasme de racine fraîche de bryone. (Saffray.)

7. Bains préparés avec le thym-serpolet. (Linné.)

8. Césalpin recommande en cataplasme la linaire bâtarde pour les tumeurs scrofuleuses et même pour la lèpre.

9. Le docteur Cartens dit que l'éponge brûlée est employée avec succès dans la scrofule, en raison de l'iode qu'elle contient.

10. Voir chapitre VII, à l'article : varices.

*Conseils.* — En général, on ne parvient à guérir radicalement cette maladie que par une grande propreté, une saine et forte nourriture, et surtout une purgation persévérante, car il faut renouveler entièrement le sang. (Dehaut.)

### GROSSE GORGE (GOITRE).

*Remède.* — « Tous les jours, soir et matin, frictionner la gorge avec la pommade à l'iodure de potassium ; la tenir constamment recouverte d'un linge fin graissé avec la même pommade. On la trouve chez le pharmacien. On peut la préparer soi-même de cette manière :

| | |
|---|---|
| Iodure de potassium | 6 grammes. |
| Carbonate de soude cristallisé | 1 " |
| Axonge (graisse de porc lavée) | 30 " |
| Eau | quelques gouttes. |

De plus, boire tous les jours, en plusieurs fois, un demi-gramme d'iodure de potassium dans de l'eau sucrée.

On procède ainsi : On met 30 grammes d'iodure de potassium dans un demi-litre d'eau commune. Chaque cuillerée de cette solution contient environ un gramme d'iodure. Pour s'en servir, on en met une cuillerée à bouche dans une carafe, avec la quantité d'eau qu'on se propose de boire dans les 24 heures. Ce liquide peut être de l'eau pure, de l'eau rougie ou sucrée, de la bière, du cidre, une tisane quelconque, selon le goût du malade. De cette manière, on ne sent pas le goût du médicament et on peut le prendre au repas, ou en tous temps sans que l'estomac en soit fatigué. Il est parfois nécessaire de continuer l'usage de cette solution plusieurs mois de suite. » (Dehaut.)

On peut remplacer l'iodure de potassium par l'iodure de fer.

### RHUMATISME DU COU.

*Caractère.* — Cou raide et douloureux lorsqu'on le remue.

*Remèdes* — 1. Appliquer sur le cou de l'origan chauffé à sec. (Rodin.)

2. Cataplasmes de feuilles d'hièble chauffées à sec ou bouillies dans l'eau.

### CORPS ÉTRANGER DANS LE GOSIER.

*Remède.* — Si un corps étranger, fruit, noyau, os, pièce de monnaie, etc., obstrue le gosier, il faut aussitôt frapper doucement et à coups répétés entre les épaules du malade avec le plat de la main, sans cesser cette manœuvre; on le fait placer la tête plus basse que la partie inférieure du tronc, la face tournée vers la terre et on le calme par des paroles encourageantes.

Si le gosier ne se vide pas, hâtez-vous de recourir au médecin.

# CHAPITRE III.

## MALADIES DE L'ESTOMAC.

### GASTRALGIE; CRAMPES D'ESTOMAC.

*Caractères.* — Douleurs nerveuses de l'estomac souvent liées au rhumatisme. On ressent au creux de l'estomac une douleur qui s'étend sur les côtés et jusque dans le dos; on subit des accès de douleurs vives qui ressemblent à des brûlures, à des tiraillements violents; il y a refroidissement du corps, envies de vomir, vomissements de liquides qui soulagent. Ces accès se produisent le plus souvent quand l'estomac est vide. Les boissons froides et alcooliques (vin, eau-de-vie, genièvre, etc.) rendent les douleurs plus vives. Le malade vomit, d'ordinaire, le bouillon, le lait, le café ou le chocolat qu'il prend. Les personnes nerveuses sont les plus sujettes aux crampes d'estomac; le chagrin y prédispose.

*Remèdes.* — 1. Boire de la tisane forte à l'une des plantes suivantes : camomille, anis, tanaisie, menthe, serpolet, caille-lait, feuilles ou fruits de laurier, valériane. Pour que la valériane produise de l'effet, il en faut une grosse poignée par litre d'eau.

2. Boire du jus de citron dans de l'eau avec du sucre ou du sirop de groseille.

3. Mettre tremper des têtes d'absinthe, des racines d'aunée et d'angélique dans de la bière ou du vin. Boire cette liqueur dont l'effet est excellent.

4. Rodin dit que la racine de rhubarbe est un remède précieux, dans la gastralgie.

*Conseils.* — Les personnes sujettes aux crampes d'estomac se priveront de liqueurs fortes et de café; elles éviteront les émotions vives, le chagrin surtout. Pour se débarrasser de ce mal, on peut placer un vésicatoire (mouche) au creux de l'estomac, et surtout se purger un temps plus ou moins long. (Dehaut.)

Il ne faut pas négliger de soigner cette maladie qui peut amener le cancer de l'estomac (voir ce mot).

### GASTRITE.

*Caractères.* — Inflammation de la peau intérieure de l'estomac. Elle se déclare lorsqu'on a avalé des substances irritantes, et à la suite d'excès dans le boire et le manger, ou de coups portés sur l'estomac. Il y a perte de l'appétit et vomissements. Voici ce qui la distingue de la gastralgie : dans la gastrite, la douleur est très vive si l'on presse sur l'estomac ; tandis que le contraire a lieu dans la gastralgie.

*Remèdes.* — 1. En général, on combat la gastrite par la diète, des cataplasmes amollissants (farine de lin), des bains tièdes, des boissons douces et un peu sûres. Au moment des vives douleurs, on peut appliquer des sangsues au creux de l'estomac et même un visicatoire (mouche).

2. Les tisanes suivantes sont très recommandables : jus de cerises rouges dans de l'eau sucrée ; tisanes à la racine de guimauve, à fleurs de mauve, à feuilles de laitue, à graine de lin ; fécule d'orchis détaché.

3. Manger des pommes cuites de reinette.

4. Quand les douleurs de la gastrite aiguë sont rhumatismales, une application de papier Wlinsi ou de papier Fayard les fait parfois cesser instantanément.

*Conseils.* — Diète partielle, aliments légers, viandes blanches, farineux ; bains tièdes et courts. Renoncer aux habitudes d'intempérance. (Bitard.)

## VOMISSEMENT DE SANG.

*Caractère.* — Dans l'hémorrhagie de l'estomac, le sang, vomi avec abondance, est noirâtre. C'est ce qui la distingue de l'hémorrhagie des poumons où le sang est rouge vif, écumeux, pétillant.

*Remèdes.* — Dans cette maladie très grave qui nécessite le secours immédiat du médecin, et qui se termine parfois par une mort presque subite, on fait boire de l'eau glacée, ou de la limonade au citron. On applique un large cataplasme de graines de moutarde au creux de l'estomac.

Voici un autre remède, toujours efficace, que la nature nous offre gratuitement : mettez une poignée de baies ou fruits de genévrier dans un demi-litre de bière ; ajoutez du sucre ; faites bouillir quelque temps ; passez à travers un linge et faites boire cette tisane en deux ou trois fois. Quelques gorgées suffiront pour arrêter net l'hémorrhagie.

On recommande aussi la tisane au géranion. Le suc des tiges et des feuilles d'ortie, à la dose, souvent répétée, de 100 à 200 grammes, arrêtent promptement les hémorrhagies.

La décoction de racine de grande consoude est recommandée dans toutes les hémorrhagies. Il en est de même de la salicaire, de la benoite, de la brunelle. (Saffray.)

## INDIGESTION.

*Remèdes.* 1. — Les meilleures tisanes à prendre sont celles à la racine d'aunée et à fleurs de camomille. On se sert aussi, avec avantage, des tisanes de lavande, de menthe, de fleurs de tilleul, de sauge, de serpolet, d'oxalide qui peut tenir lieu de limonade.

2. Faites la préparation suivante : prenez deux poignées de fleurs et de feuilles de lavande ; une poignée de chacune des plantes ci-après : romarin, origan, petite sauge, thym,

verveine, hysope, fenouil, absinthe, laurier, lierre-terrestre; mettez le tout dans 5 à 6 litres de bonne eau-de-vie contenue dans une grande carafe que vous exposerez au soleil depuis juillet jusqu'en septembre. On en boit à la dose d'une cuillerée à bouche chaque fois. Cette préparation porte le nom de baume aromatique et est très efficace. (Clément.)

3. En attendant qu'on puisse préparer une des tisanes précédentes, on peut donner au malade du café, du thé ou de l'eau chaude, sucrée et mélangée avec un peu d'eau-de-vie. Il sera très bon, en même temps, de tenir quelque chose de chaud sur le creux de l'estomac. Contre les picotements de l'estomac, boire de l'eau de mélisse, s'il n'y a pas inflammation (voir chapitre I, apoplexie).

*Conseils.* — Pour éviter les indigestions, ne pas trop manger; ne pas manger ce qui répugne au goût.

L'indigestion se produit aussi chez ceux qui éprouvent de violentes émotions après le repas.

## DIGESTIONS DIFFICILES. — CARREAU.

*Conseils.* — La dyspepsie ou difficulté habituelle de digérer est un mal dont souffrent souvent les personnes nerveuses et faibles d'estomac. Parfois, elle est accompagnée de vents ou bien d'inflammation.

*Remèdes.* — 1. Les personnes faibles et nerveuses boiront surtout des tisanes à l'absinthe, à la camomille, à la petite centaurée, aux cônes de houblon, à la moutarde blanche et à la noire, à la mélisse, au laurier et à la sauge. Elles feront usage du *vin d'absinthe,* qui s'obtient ainsi : mettez 2 à 3 onces de feuilles sèches d'absinthe dans 3 litres de vin ou de bière; laissez infuser à froid pendant 24 heures, passez et filtrez. Le sirop d'absinthe leur sera aussi très utile; on le fabrique ainsi : prenez 6 onces (192 grammes — une petite demi-livre) de têtes ou de feuilles d'absinthe; découpez-les finement; faites-les tremper 5 ou 6 heures dans un litre d'eau bouillante; puis faites bouillir jusqu'à réduction d'un tiers; passez en pressant, ajoutez une livre de miel; faites cuire le mélange, en l'écumant, jusqu'à consistance de sirop. Il facilite la digestion, fortifie l'estomac et tue les vers. (Clément.)

On peut encore boire des tisanes à racine de rhubarbe (purgatif doux), ou de gentiane; ou bien une infusion sucrée de poudre de gland après le repas. — Saffray conseille la tisane au chardon bénit et au chardon-Marie.

2. Quand il y a développement de vents, buvez une tisane à semences d'anis : c'est l'anti-venteux par excellence.

3. Y a-t-il inflammation? faites usage de tisanes adoucissantes, émollientes, au bouillon-blanc, à la bourrache, au chiendent, à la mauve, à la guimauve, au mélilot, à l'orge, à la réglisse, à la violette. Les infusions suivantes conviennent aussi : carotte, laitue, lin, navet, lis blanc, mercuriale, poirée.

4. Pour combattre le *carreau* des enfants, (ventre gonflé, dur, sensible; maigreur, pâleur), cataplasmes et lavements adoucissants. — Purgatif doux : la poudre de la racine de rhubarbe est un remède précieux qui convient très bien aux enfants et dont on vante l'usage dans le début du carreau. (Rodin.)

*Conseils.* — Repas réguliers, aliments sains. Éviter la gourmandise, l'ivrognerie, le chagrin, les excès dans le travail du corps ou de l'esprit.

### RENVOIS OU AIGREURS D'ESTOMAC.

*Remèdes.* — Causés par les digestions difficiles, les renvois disparaissent par l'usage des infusions indiquées ci-dessus, mais surtout des tisanes à la racine d'aunée, à l'absinthe, à l'origan, à la camomille, à la gentiane.

MANQUE D'APPÉTIT. — BOUCHE PATEUSE.

*Remèdes.* — 1. Les toniques, en général, stimulent l'estomac, excitent l'appétit. Telles sont les plantes aromatiques : camomille, lavande, laurier, thym, anis, hysope, serpolet; on peut ajouter la menthe et la mélisse dont l'usage est excellent quand il n'y a pas irritation, inflammation des voies digestives. Les graines de moutarde conviennent aussi, comme les plantes amères : pissenlit, chicorée. La racine de rhubarbe est très conseillée quand il n'y a pas d'irritation, de spasme, de chaleur vive dans l'estomac ou dans le ventre. (Rodin.)

2. *Vin de santé.* — Prenez une grosse poignée de jeune cerfeuil, et une ordinaire de petite centaurée que vous ferez infuser dans deux litres de vin blanc. Faites bouillir 2 onces (64 gr.) de miel dans un demi-litre d'eau de rivière en ayant soin d'écumer; mêlez et laissez ensemble 24 heures; passez ensuite. — Ce vin débarrasse les humeurs glaireuses de l'estomac, donne de l'appétit et tient le ventre libre. (Clément.)

3. *Vin de marrube.* — Voir chapitre IX, l'article règles ou menirues, 3.

4. Quand l'estomac est chargé d'humeurs, la bouche est pâteuse. On conseille un vomitif ou une tisane faite avec la racine de patience (oseille de vache), la fumeterre et la réglisse. En continuer l'usage pendant 8 à 10 jours.

CONSEILS RELATIFS AUX MALADIES D'ESTOMAC.

Les indigestions, les maux d'estomac et de ventre, les coliques, etc., proviennent soit d'une mauvaise nourriture, soit d'une alimentation insuffisante, ou trop abondante et trop forte. Voici quelques conseils dont il faudra tenir compte si l'on veut s'éviter bien des souffrances et des infirmités.

Les meilleurs aliments sont les plus simples. Il les faut prendre en quantité modérée et à des intervalles réguliers. Sortez de table avec un reste d'appétit.

Tout le monde sait qu'il faut manger pour vivre et non pas vivre pour manger; et que les excès de table font vieillir avant l'âge, contracter des infirmités cruelles : gastralgie, gastrite, goutte, gravelle, tremblement nerveux..... Et, quand le tempérament s'y prête, on est sujet aux terribles et foudroyantes attaques d'apoplexie.

Que le riche désœuvré et le gourmand méditent ce proverbe : « Mets des bornes à ta gueule, et tu vivras longtemps. » Par contre, le pauvre, manque souvent du nécessaire; et les maux de ventre et d'estomac accablent fréquemment l'homme de peine qui se nourrit mal.

En général, il faut une alimentation plus légère à l'enfant, au vieillard, à celui qui se relève de maladie, aux personnes qui ne dépensent guère de forces et qui ne travaillent pas au grand air. Ce qui leur convient surtout, ce sont les chairs de jeunes animaux, les poissons non salés, le pain, le lait, le beurre, les légumes.

Les ouvriers, et, en général, les personnes qui dépensent beaucoup de forces, mangeront des substances plus nourrissantes : de la viande de bœuf, de vache, de porc, des légumes secs, des œufs.

En hiver, il faut une nourriture plus substantielle et plus abondante qu'en été.

Mangez à des heures réglées; rien ne gâte l'appétit et ne dérange l'estomac comme de ne pas observer ce précepte. L'homme de travail fera quatre ou cinq repas par jour; deux ou trois suffiront à ceux qui se fatiguent moins. Ne mangez pas trop vite et broyez bien vos aliments avant de les avaler. Évitez, immédiatement après le repas, le travail de l'esprit ou du corps : un exercice modéré, une promenade, par exemple, est très convenable pour faciliter la digestion. En règle générale, il doit s'écouler au moins quatre heures entre deux repas.

Passons en revue le menu des différents repas de la journée et faisons connaître la qualité nourrissante des aliments dont ils se composent habituellement.

*Déjeûner*. — On déjeûne, d'ordinaire, de pain, de café noir ou au lait, de chocolat avec ou sans addition de sucre.

Le pain doit être bien cuit et pas trop vieux; celui qui a plus de 8 jours perd ses bonnes qualités, son goût agréable et nourrit moins. Il y a des ménagères qui calculent fort mal : elles font beaucoup de pains pour épargner leurs peines et surtout leur bois; elles ne s'aperçoivent pas que, pour un peu de bois économisé, elles réparent mal leurs forces avec le vieux pain et nuisent à leur santé. D'ailleurs, si le pain vieux nourrit moins, il en faut davantage; et puis, il moisit, pourrit même et il faut le jeter en pure perte : quel bénéfice! Le pain de froment est le meilleur; il convient surtout aux malades et aux personnes faibles. Gardez-vous de manger du pain ou des pâtisseries que l'on vient de retirer du four; ils sont lourds et malsains; vous pourriez en gagner des indigestions terribles.

Le café, noir ou au lait, est léger, mais il ne répare pas les forces; il favorise seulement la digestion. Il ne convient pas aux personnes faibles, pâles et nerveuses.

Le chocolat est nourrissant et resserrant. Il faut s'en abstenir lorsqu'il y a inflammation du ventre.

Le lait convient aux enfants, aux estomacs faibles, aux entrailles irritées, aux individus maigres et nerveux. Il est nuisible, ou, du moins, peu favorable aux vieillards et à ceux qui travaillent beaucoup.

Le beurre et les confitures étendues sur le pain sont nourrissants.

Le sucre mêlé au café, au lait, au chocolat, à l'eau, les rend plus digestes et plus nourrissants. Il y a des enfants et même de grandes personnes qui sucent constamment toutes sortes de bonbons; c'est une déplorable habitude qui tue l'appétit, fatigue l'estomac, irrite les intestins, gâte les dents et cause parfois des empoisonnements lorsque les bonbons sont coloriés.

*Dîner*. — On y consomme ordinairement les aliments suivants : soupe, légumes, viandes, œufs, fruits, boissons.

Les *soupes* sont excellentes pour tous, mais elles conviennent surtout aux personnes faibles, maigres et nerveuses. Elles réparent vite les forces ; les ouvriers ne devraient jamais s'en passer. Les personnes qui ont de l'embonpoint n'en abuseront pas.

Le bouillon est le potage le plus nourrissant. La soupe aux herbes est rafraîchissante, mais ne convient guère à ceux qui ont l'estomac froid, la diarrhée ou dévoiement. La soupe aux haricots et aux pois est excellente pour les bons estomacs ; mais elle donne naissance à des gaz ou des vents dans les estomacs faibles. La soupe aux citrouilles, potirons ou concombres est adoucissante. La soupe au lait convient aux personnes enrhumées.

Les *bouillies* à la farine de froment et aux pois sont nuisibles aux petits enfants ; le vermicelle, la semoule, la fleur de riz valent mieux.

Les *viandes* de grosse bête : bouilli, rôti, bifteck, sont les plus nourrissantes et, en général, d'une digestion aisée.

Le veau, le poulet, la dinde sont légers et très digestes.

Le mouton, le porc, les viandes salées sont pesants et indigestes.

La carotte et le poireau conviennent surtout quand le sang est échauffé, le ventre enflammé et le foie malade.

L'usage de l'oignon nuit aux personnes délicates.

Les haricots verts digèrent bien ; secs, ils nourrissent mieux, mais sont plus lourds.

L'asperge est salutaire : elle exerce une action très prompte et très puissante sur la circulation du sang. Aussi est-elle prescrite pour la palpitation du cœur. C'est aussi un bon diurétique.

Les œufs durs sont échauffants ; un peu cuits, ils conviennent à tout le monde.

L'omelette est difficile à digérer.

Le poisson frais et la grenouille conviennent surtout aux estomacs faibles et aux convalescents.

Il faut manger en petite quantité les fruits huileux : amandes, noix, noisettes, chataignes.

Les poires cuites sont bonnes pour tous.

Les pommes cuites, pour les tempéraments échauffés.

Les pruneaux sont rafraichissants et relàchants (ils provoquent les selles).

De toutes les boissons, l'*eau* est la plus saine.

Les eaux de fontaine, de rivière et de pluie (celle d'orage exceptée), sont les plus pures. La meilleure est celle dans laquelle les légumes cuisent le plus facilement, et où le savon mousse bien. Évitez de boire trop d'eau, ou de l'eau qui n'est pas bien claire.

L'eau froide sucrée est digeste. L'eau chaude sucrée calme les coliques et convient dans l'indigestion.

Le vieux *vin*, pris avec modération, est une boisson agréable, saine et très fortifiante. Le *cidre* et la *bière* également, pourvu que ces boissons soient naturelles et que l'on n'en fasse pas abus. La bière, ni trop jeune ni trop vieille, nourrit, engraisse, purifie le sang et porte aux urines ; prise en trop grande quantité, elle affaiblit l'estomac et produit des dérangements graves dans les voies urinaires.

Le *goûter* ressemble au déjeûner.

Parfois on y mange du fromage avec le pain : le fromage vieux et fort épicé, mangé avec excès, irrite, échauffe l'estomac et les intestins.

Le *souper* se compose surtout de viandes, de légumes, de salades.

L'épinard, la chicorée, la laitue conviennent à tous. La laitue apaise, dit-on, les passions voluptueuses

La salade aux pissenlits purifie le sang.

Celle de cresson est échauffante, indigeste.

Les salades à pommes de terre cuites sous la cendre, et à betteraves sont nourrissantes et faciles à digérer.

Il ne faut pas abuser du vinaigre dans la salade.

Les radis, mangés crus avec du sel, sont utiles, parce qu'ils favorisent la digestion des viandes.

Voulez-vous bien dormir? ne mangez pas trop et attendez, pour vous coucher, que la digestion soit faite.

~~~~~~~~~~~~~~~~~~~~~~~~~~~~~~~~~~~~~~~~~~~~~~~~~~~~~

# CHAPITRE IV.

## MALADIES DU VENTRE.

—

### INFLAMMATION DES INTESTINS.

*Caractères.* — Mal de ventre très vif s'augmentant par la pression. Dévoiement. — Parfois fièvre, envie de vomir, soif, mal de tête.

*Remèdes.* — 1. En général, diète, repos, lavements légers, cataplasmes de farine de lin un peu tièdes sur le ventre.

2. Tisanes adoucissantes à la racine de guimauve, à la poirée ou bette, au poireau, à la graine de lin, aux figues cuites.

3. Manger des épinards au beurre ; boire des bouillons d'oseille, de laitue, d'épinard et et de cerfeuil. (Roques.)

4. 100 à 200 grammes de jus de raisin vert dans un litre d'eau, forment un boisson tempérante.

5. Cataplasmes à feuilles d'épinard arrosées d'huile d'olive ; ou encore cataplasmes de figues cuites.

6. Lavements de laitues.

7. Préparez le lavement rafraîchissant que voici :

Écrasez et faites bouillir, dans un verre de petit lait, une once de chair de citrouille ; lorsque le tout est réduit d'un tiers, on passe à travers un linge. (Clément.)

8. Voici un lavement adoucissant : prenez 2 pincées de graines de lin, une poignée de feuilles de bouillon blanc ; versez dessus une chopine d'eau bouillante et laissez reposer jusqu'à ce que l'infusion soit tiède ; passez ensuite et
~~~~~~~~~~~~~~~~~~~~~~~~~~~~~~~~~~~~~~~~~~~~~~~~~~~~~

ajoutez un jaune d'œuf bien délayé dans un peu d'eau chaude ; on donne ce lavement en deux fois. (Clément.)

9. En voici un 3e : prenez un demi-litre d'eau ; mettez-y 20 grammes de têtes de pavot concassées et privées de leurs graines ; il faut que l'eau soit bouillante et que l'infusion dure 2 heures ; puis on passe. S'il y a diarrhée, on mêle au lavement 10 grammes d'amidon en poudre. Pour les enfants, on ne met dans la même quantité d'eau que 12 grammes de pavot. (Clément.)

Pour les petits enfants à la mamelle, on donne quelques petits lavements à l'eau amidonnée ; ou bien on place sur le ventre de légers cataplasmes adoucissants ; leur faire prendre un ou deux bains tièdes ; les priver d'aliments solides, leur donner moins souvent le sein.

*Conseils.* — La diarrhée dépend parfois d'une maladie de poitrine ; c'est alors celle-ci qu'il faut guérir. Si l'inflammation est accompagnée d'une forte fièvre, il est nécessaire d'appeler le médecin.

## COLIQUES.

### COLIQUES VENTEUSES.

*Caractères.* — Ventre gonflé ; il y a gargouillements et production de vents.

*Remèdes.* — 1. La tisane à semences d'anis est souveraine. On peut aussi boire des tisanes à semences de carvi, à fleurs de camomille, d'hysope, de mélilot ou de feuilles de sauge, à la mélisse ou enfin à baies de genévrier.

2. Le café de glands est un bon remède. (Barras.)

3. Lavement avec une décoction de semences d'anis.

4. Lavement d'ail bouilli dans du lait et cataplasme sur le nombril.

5. Lavement et cataplasme à la graine de lin avec une décoction de têtes de pavot, ou à la mauve, ou enfin à l'huile de noix.

6. Faites bouillir des sommets fleuris de mélilot et de camomille dans du bouillon de tripes ; passez et ajoutez quelques gouttes d'huile d'anis. Au lieu d'huile d'anis, vous pouvez employer une poignée de sommités de cette plante. Vous réduirez le bouillon à 1/2 litre. Si la colique est violente, on ne donnera qu'une portion de ce lavement (Clément.)

7. Appliquer sur le ventre du son bien sec et très chaud, renfermé dans un linge (Bitard.)

*Conseils.* — Ne pas trop manger de fruits verts, de pois, de haricots, d'aliments difficiles à digérer. La bière en bouteille et les autres boissons fermentées peuvent produire ces coliques chez les estomacs faibles. Elles, sont parfois causées par une transpiration arrêtée et par le froid ; se méfier donc des courants d'air en été et ne pas s'exposer au froid surtout quand s'opère la digestion.

Relire les conseils donnés à la fin du chapitre précédent.

### COLIQUES NERVEUSES.

*Caractères.* — Elles surviennent souvent sans cause connue ; elles sont parfois produites par le froid. Il y a tortillement des boyaux. On soulage ces coliques en pressant le ventre : c'est ce qui distingue ce mal de l'inflammation des intestins où la pression irrite au lieu de soulager.

*Remèdes.* — 1. Le meilleur remède consiste dans l'application sur le ventre, de cataplasmes très chauds de farine de lin ; cette farine est mise entre deux linges et est souvent renouvelée. En même temps, on fait avaler au malade du thé très fort et très chaud, ou bien une tisane de camomille. (Dehaut.)

2. On recommande aussi l'application sur le ventre de sachets de son de froment, aussi chauds que possible et souvent renouvelés.

3. Boire une infusion de têtes de pavot (sans graines) :

8 à 12 grammes par litre d'eau ; y ajouter du sucre et du miel. (Cazin.)

4. Lorsqu'il n'y a pas d'inflammation, boire une tisane à fleurs de tanaisie. *(Flore médicale.)*

5. Lavements de feuilles de mauve, de graines de lin, de racines de guimauve. — Bouillon d'oseille. — Bain.

6. On peut donner le lavement à têtes de pavot indiqué à la page précédente.

### COLIQUE DES REINS.

Voir maladies des reins et des voies urinaires.

### COLIQUES DES ACCOUCHÉES.

*Remèdes.* — 1. Tisane à la camomille.
2. Cataplasmes de lierre-terrestre.

### COLIQUE DE MISERERE.

Ce mal terrible peut être diminué, en attendant l'arrivée du médecin, par l'application de cataplasmes adoucissants (graines de lin avec têtes de pavot cuites) ; par des bains tièdes, en buvant de l'eau sucrée avec quelques gouttes d'éther et une légère décoction de queues de cerises. (Dehaut.)

### COLIQUE DES PEINTRES ET DES DOREURS SUR MÉTAUX.

*Remèdes.* — Ce mal est le signe d'un empoisonnement. Faire usage du cataplasme suivant : 125 grammes de farine de lin, 2 pincées de semences d'anis et de fenouil, 2 pincées de têtes de camomille, 3 ou 4 grammes de camphre en poudre. On étend le mélange, après l'avoir fait bouillir, sur un linge doux dont on replie les 4 côtés pour recouvrir le cataplasme tout entier. Puis on applique très chaudement la partie la plus mince sur le mal. (Tout le monde sait qu'un cataplasme n'est pas trop chaud quand on peut endurer le dos de la main dessus.) On fait avaler, en même temps, une infusion de menthe. Si le mal persiste, boire une infusion de son, ou de 2 têtes de pavot (sans graines). (Dehaut.)

### COLIQUES DES ENFANTS.

*Remèdes.* — 1. Tisane à graines d'anis.

2. Couvrir le ventre de l'enfant de flanelle chauffée ; lui donner quelques petits lavements d'un infusion de laitue.

3. Cartens dit que les mères calment les coliques de leurs enfants par l'emploi du pouliot sauvage ou menthe pouliot.

*Conseil.* — Les mères qui allaitent leurs enfants pourront en prendre aussi ; leur lait sera plus abondant, aura une bonne odeur, préviendra ou calmera les coliques de leurs nourrissons. (Bossu.)

### COLIQUES D'ESTOMAC.

Voir gastralgie ou mal d'estomac.

### COLIQUES D'INDIGESTION.

Voir indigestion.

### CONSTIPATION.

*Caractères.* — Malaise général. Les selles sont rares, difficiles et répandent une très mauvaise odeur.

*Remèdes.* — En général, boissons et lavements rafraichissants, purgatifs.

1. Bouillon aux herbes suivantes : cerfeuil, oseille, poirée, laitue avec un peu de beurre. (Une poignée de chaque plante.) (Buchan.)

2. Boire du jus de cerises rouges, ou bien manger les cerises elles-mêmes en grande quantité.

3. Manger des épinards au beurre.

4. Tisane et bouillon de veau à la laitue.

5. Tisanes à fleurs de mauve ou à la graine de moutarde blanche.

5 *bis*. Prenez environ 8 grammes de chacune de ces plantes : racine d'oseille, de fraisier, de pissenlit, de chicorée sauvage. Faites bouillir dans 1 1/2 litre d'eau; ajoutez : feuilles de bourrache, de buglosse, d'aigremoine, de chaque plante 1/2 poignée; passez et buvez. (Clément.)

6. Cataplasme d'épinards arrosés d'huile d'olive.

7 Lavement à la décoction de pariétaire (15 à 30 gr. par litre d'eau), ou aux feuilles de poireaux.

8. Tisane à la véronique.

9. Un des meilleurs remèdes à la constipation chronique est la tomate; et la constipation des nouveau-nés est facilement vaincue par une cuillerée de mélasse. (Cartens.)

*Conseils*. — Il ne faut pas négliger de soigner la constipation, car il pourrait, à la longue, en résulter des maladies du foie, de l'estomac, de la tête; le sang se vicierait très promptement. D'ailleurs, fait remarquer très justement le docteur Dehaut, l'embarras prolongé des intestins rend impressionnable, à l'excès, l'homme le plus doux, le plus bienveillant; les moindres contrariétés l'irritent, les plus légers ennuis l'attristent profondément; perdant de plus en plus la patience et le sang-froid, il devient injuste et violent.

Combien de ménages, auparavant heureux et paisibles, sont devenus de véritables enfers, parce que la constipation a rendu la femme impatiente et colère, autant qu'elle était douce et bonne! Combien d'actions méchantes, imputées à la perversité humaine qui n'auraient pas été commises, si leurs auteurs avaient eu le ventre habituellement libre! »

Il faut éviter l'usage trop fréquent de café noir et fort, comme aussi un régime trop échauffant.

La purgation à faible dose soulage toujours la constipation.

### DIARRHÉE OU DÉVOIEMENT.

Remèdes contre les diarrhées accompagnées de gargouillements et de quelques douleurs passagères dans le fondement.

1. Manger des épinards au beurre. (Roques.)

2. Tisanes à fleurs de mauve; à têtes de pavot (ôter les graines) (deux à six grammes par demi-litre); ou avec les tiges des feuilles et des fleurs de pomme de terre. (Clément.)

3. Tisane à la réglisse : si l'on met tremper la réglisse dans l'eau froide, il faut ôter l'écorce et y laisser la racine durant six heures; dans l'eau chaude, il faut moins de temps et la tisane est plus forte; mais elle devient âcre, piquante à la gorge, si on la laisse trop longtemps à l'eau.

4. Lavements avec le jus de feuilles cuites de bouillon-blanc.

5. Préparez le lavement suivant : prenez une poignée de feuilles de guimauve et une de bouillon blanc; une demi-poignée de graines de lin; une tête de pavot avec ses graines, coupée en quatre; faites bouillir le tout dans trois quarts de litre d'eau qu'on fait réduire à un demi litre; ajoutez 60 grammes d'huile d'olive. (Clément.)

6. Avaler 10 à 20 centigrammes de poudre d'asaret dans du miel ou autre chose. (Saffray.)

7. Pour les petits enfants encore à la mamelle, qui ne sont pas tourmentés par la dentition, application sur le ventre, de cataplasmes de farine de lin; on leur donne,

par jour, deux petits lavements de riz, avec amidon et pavot, ainsi préparés : une cuillerée à bouche de riz, une demi-tête de pavot; faites bouillir 20 minutes. Il y a là la matière de quatre lavements; on ajoute à chacun une pincée d'amidon. (Bitard.)

Remèdes contre la diarrhée sans douleur :

1. Manger de la gelée ou sirop de coings, fruits du cognassier; ou bien boire le jus qui reste quand on en a fait cuire.

2. Tisane à la racine de grande consoude.

3. Prendre, à la dose de 8 à 30 grammes chaque fois d'un sirop de rhubarbe ainsi préparé : découpez en morceaux une demi-livre de rhubarbe; ajoutez-y 12 grammes de tartre soluble (se vend chez le pharmacien); versez dessus 3 ou 4 litres d'eau bouillante; laissez infuser douze heures; après cela, faites bouillir légèrement; passez et ajoutez trois livres de sucre blanc, puis faites cuire jusqu'à consistance de sirop. (Clément.)

### DIARRHÉE PERSISTANTE.

*Caractère.* — C'est un dévoiement qui dure longtemps, des mois, des années même. Si l'on n'y porte remède, il finit par fatiguer, affaiblir.

*Remèdes.* — 1. Tisanes aux astringents : à l'argentine (racine et feuilles), à feuilles et racines de fraisier, à feuilles de ronce, à l'écorce de chêne, à glands brûlés et pulvérisés, à la camomille, à l'aigremoine, à racine de benoîte et de bistorte, à l'ortie jaune, à boutons de roses rouges, secs, si c'est possible, à fleurs de sureau (dans du vin blanc).

2. Manger des fruits de mûrier noir. (Clément.)

3. Lavements à fleurs de tilleul (forte dose). Cazin dit avoir réussi, par ce moyen, à guérir un dévoiement qui avait résisté à plusieurs remèdes. Il faut continuer les lavements plusieurs jours.

4. D'après Rodin, un médecin assure qu'il guérit les diarrhées, même les plus rebelles, au moyen de la teinture alcoolique de myrtille. En voici la recette : mettez tremper, pendant 20 jours, 100 grammes de baies (fruits) fraîches d'airelle dans un litre d'eau-de-vie ; la dose est celle d'un petit verre ordinaire [1].

5. Le même auteur dit que l'on utilise avec avantage l'infusion de sauge dans les diarrhées anciennes. Il préconise aussi, avec raison, la poudre de racine de rhubarbe.

*Remède* contre le dévoiement causé par la faiblesse : Tisane à la racine d'aunée ou à celle de gentiane.

*Remède* contre le dévoiement des petits enfants : Tisane froide de sauge ; on peut l'adoucir avec du sirop de coing (indiqué plus haut). Voir page précédente, remède 7.

*Conseils.* — Le dévoiement peut avoir pour causes une grande joie, une grande crainte ou une vive douleur ; ou bien encore le froid, le changement d'air, de climat. Il suffit souvent, pour le provoquer, de s'écarter de son régime habituel, de manger des aliments indigestes ou de mauvaise qualité, des fruits non mûrs, etc... Éviter ces causes pour se préserver du mal. En général, lorsqu'il y a dévoiement, il faut observer un régime sévère, éviter l'usage des fruits, des légumes ; prendre du bouillon dégraissé, des œufs frais.

## DYSSENTERIE.

*Caractères.* — Cette maladie commence par des frissons, de faux besoins avec des sentiments de chaleur, de brûlure au fondement. On a des coliques plus ou moins

---

[1] Tout le monde connaît l'airelle ou myrtille, petit fruit noir, un peu plus petit qu'une groseille noire, et porté par un arbuste de dix à trente centimètres. Elle est très commune dans nos bois et mûrit en été ; on en fait de la tarte.

vives; on éprouve un besoin fréquent d'aller à la selle. Les selles sont difficiles, d'une couleur rougeâtre ou noirâtre.

La dyssenterie est grave, aiguë, quand il y a fièvre, abattement, coliques très fortes, envies de vomir. Elle est chronique quand elle ne présente pas ces caractères de gravité; mais elle dure plus longtemps.

*Remèdes contre la dyssenterie grave.* — 1. Tisanes à racines de guimauve, à fleurs de mauve, à la buglosse. (Rodin.)

2. Tisane de graine de lin; sirop des baies de myrtille.

3. Prenez 70 grammes de racines de buglosse, 35 grammes de racines de guimauve, une demi-poignée d'orge, une pincée de fleurs de mauve et de violette; 12 grammes de réglisse; faites cuire le tout dans 2 litres d'eau de fontaine. Cette tisane convient aussi dans les coliques des reins et les rétentions d'urine.

4. Les lavements avec l'eau des feuilles cuites de bouillon blanc est un remède excellent.

5. Faites ce remède : Pilez et pressez des feuilles de bouillon-blanc; faites bouillir un instant 30 grammes du jus qui en découle, puis mêlez ce jus dans un bouillon gras, à prendre 2 fois par jour. (Clément.)

6. On recommande, sur la fin de la dyssenterie, la tisane à racines de grande consoude.

7. Lavements à l'amidon préparés avec une forte décoction de pavot.

8. Débattre dans un demi-litre d'eau sucrée trois ou quatre blancs d'œufs; boire cette préparation. (Bitard.)

9. Cataplasmes très larges de farine de lin.

10. On recommande beaucoup la tisane à la Salicaire et à la racine de potentille rampante.

11. La prêle majeure est propre à guérir la dyssenterie. (G. Bauhin.)

12. L'alchemille vulgaire, dit Rodin, est fort utile en infusion et en cataplasme contre les dyssenteriés.

*Remèdes contre la dyssenterie chronique.* — 1. Les meilleurs sont de boire du jus de citron, ou de la tisane à feuilles d'épine-vinette; manger de la gelée ou du sirop de coing, fruit du cognassier. En même temps, donner des lavements à feuilles de saule blanc.

2. On utilise aussi, avec succès, les tisanes à fleurs et feuilles de marrube blanc; à la renouée; à feuilles de ronce; à mille-feuilles ou à la racine de benoite.

3. Faites bien cuire, sous la cendre, des oignons épluchés et laissez-les un peu mijoter dans une demi-livre d'huile d'olive, pour les grandes personnes, et dans un quart de livre, pour les enfants. Avalez le tout sans sel, ni poivre, ni vinaigre, et si la dyssenterie ne disparaît pas la première fois, on recommence le remède. (Clément.)

4. Boire du vin blanc où l'on a mis infuser 1 à 2 grammes de fleurs sèches de sureau par 120 grammes de vin.

5. S'il n'y a pas d'inflammation, boire des tisanes à la racine de bistorte ou à celle de quintefeuille.

6. Lorsque l'irritation est calmée, tisane à feuilles et racines de fraisier. — On utilise la poudre de la racine de rhubarbe. (Rodin.)

7. Dans la dyssenterie épidémique, on conseille surtout les tisanes et les lavements de mille-feuilles. (Richard.)

8. Pour les enfants de 2 à 3 ans, on applique sur le ventre des cataplasmes plutôt froids que chauds de farine de lin mélangée avec de l'eau qui a servi à faire bouillir des têtes de pavots. — Petits lavements à l'amidon. — Œufs frais, peu cuits.

*Conseils.* — La dyssenterie se gagne surtout par un temps chaud et humide, et quand on subit l'influence des journées chaudes et des nuits froides. Gardez-vous de manger des fruits non mûrs; évitez de rester dans le voisinage des eaux croupissantes. En temps d'épidémie, il est très prudent de couvrir les déjections du malade de chlorure de chaux, d'en répandre dans les latrines, dans son vase de nuit, etc. Quand la dyssenterie règne dans une localité, on remarque qu'elle attaque rarement les personnes dont le sang est pur. Appelez le médecin dans la dyssenterie grave.

## VERS.

*Caractères.* — En général, on reconnaît qu'un enfant a des vers à sa pâleur, à ses yeux cerclés de bleu, au dévoiement ou à la constipation.

*Remèdes.* — 1. Tout le monde connaît la graine de vers; c'est un remède excellent et peu coûteux.

2. Tisanes à l'absinthe, à la menthe poivrée, à fleurs de tanaisie; on peut y mêler du sirop de violette.

3. Prendre du sirop d'absinthe (sa composition est indiquée dans les maladies de l'estomac).

4. Coupez en morceaux un oignon dans un verre de vin rouge ou de bière; laissez-le 2 jours exposé à l'air, et buvez-le, à jeun, le matin. (Cazin.)

5. Faites bouillir de l'absinthe dans du lait, avec quelques gousses d'ail, et faites-en un cataplasme que vous appliquerez sur le ventre.

6. Appliquez des cataplasmes de fleurs de tanaisie sur le bas-ventre.

7. Prenez environ 80 grammes de racine de fougère mâle; autant de valériane (fleurs); 30 grammes de racine de grenadier; 15 grammes d'absinthe et autant de tanaisie; faites bouillir le tout, une demi-heure, dans 2 litres d'eau, passez et ajoutez du sucre. Buvez-en plusieurs fois.

8. Voici un lavement qui à la propriété de débarrasser le gros intestin des petits vers blancs qui y fourmillent et y causent d'insupportables démangeaisons :

Faites bouillir, quelques minutes, dans l'eau nécessaire pour un lavement, des feuilles d'absinthe, de rue et de sabine, 2 grammes de chaque plante; passez et ajoutez 2 grammes d'huile de ricin. Rodin raconte que la sabine est tellement vermifuge, qu'on cite un enfant de 3 ans guéri par un cataplasme de son et de décoction de sabine appliqué sur le ventre. En moins de 3 jours, cette médication avait expulsé 13 vers.

9. Le lavement suivant produit le même effet : prenez : feuilles de mauve et de violette, de chaque plante une poignée ; 2 petites poignées de choux ; faites bouillir dans deux litres de lait ; puis ajoutez une demi-poignée de fleurs de camomille et autant de petite centaurée ; 8 grammes de graine de coriandre et autant de fenouil ; passez le tout. (Clément).

10. Prendre, dans des confitures ou du miel, 2 ou 3 grammes de poudre sèche d'écorce de Bourdaine. (Saffray.)

11. 2 à 4 grammes de jus des feuilles de belle-de-nuit dans un verre d'eau miellée. (Saffray.)

12. Tisane à l'aurone ou armoise mâle. (Saffray.)

13. Cataplasme sur le ventre de pulpe fraîche de fruits de coloquinte. (S.)

14. Boire du sirop de fruits d'églantier : leurs poils ont la propriété de tuer les vers. (Saffray.)

15. Tisanes à l'agripaume, au chardon bénit et au chardon-Marie. (S.)

16. Frotter le ventre de l'enfant avec de l'huile d'olive ou d'œillette dans laquelle on a mis infuser des feuilles de rue. (S.)

17. Tisane à brou ou enveloppe de noix.

18. Faire avaler en 3 fois 16 grammes de poudre de fougère mâle. (Rodin.)

La fougère femelle jouit des mêmes propriétés.

*Conseils.* — Les enfants et, en général, les personnes qui ont le sang pauvre sont les plus sujets aux vers. Pour s'en préserver, il faut se bien vêtir, ne pas dormir dans les lieux froids et humides, se nourrir d'aliments fortifiants et épicés ; éviter l'usage des sucreries et des douceurs. On fera toujours très bien de se purger plusieurs jours de suite et plusieurs fois par an. (Dehaut.)

## VER SOLITAIRE.

*Caractères*. — C'est un ver plat et très long, formé d'anneaux. Il donne parfois lieu à un appétit vorace, à une sensation de tortillement, de boule à l'estomac. Mais les signes certains de sa présence sont les fragments rejetés par les selles. (Dupasquier.) Aussi longtemps que la tête reste dans le corps, l'animal peut se reproduire.

*Remèdes*. — 1. Boire des tisanes à la racine de fougère.

2. Faites cuire 50 grammes d'écorces de racine de grenadier dans une tasse d'eau et boire la décoction le matin, à jeûn (l'écorce fraîche vaut mieux).

3. Tisane à la racine de mûrier noir qui peut remplacer la racine de grenadier, souvent difficile à se procurer.

4 Remède efficace : prendre 30 à 60 grammes d'essence de térébenthine. (Rodin.)

5. Avaler des semences de concombre ; elles ont la propriété de tuer le ver solitaire. (Saffray.)

6. La fleur du kousso est le remède par excellence : Il ne manque *jamais* son effet : on en fait infuser 20 grammes pendant un quart d'heure dans un quart de litre d'eau ; on reste 24 heures sans manger, puis on avale la potion. Chez le pharmacien, les 20 grammes de fleurs de kousso coûtent 20 francs ; mais on peut s'en procurer, dans le commerce, un kilo pour ce prix, ce qui fait 40 centimes pour 20 grammes.

*Conseil*. — L'eau de citerne non filtrée peut donner le ver solitaire.

## HERNIE.

*Remèdes*. — 1. Les personnes atteintes de hernies ou descentes savent, d'ordinaire, les faire rentrer quand elles sortent par accident. Si la hernie ne rentre pas, prendre un bain et se placer dans la baignoire le tronc penché en arrière, les cuisses fléchies sur le bassin et les jarrets pliés : dans cette attitude, la hernie rentre facilement, en général. On peut aussi, au sortir du bain, s'étendre sur le dos, le bassin soulevé par un coussin, les cuisses et les jambes fléchies, les talons appuyés sur une chaise : position qui rend plus facile la réduction des hernies. Si, au bout de deux heures, la hernie n'est pas réduite, il faut se hâter de faire venir le médecin, de crainte qu'elle ne s'étrangle, ce qui nécessiterait une opération grave. (A. Le Pileur.)

2. Faire cuire des fleurs de mauve et de sureau et appliquer sur la grosseur des flanelles trempées dans cette eau tiède. (Dupuis.) — La racine de grande consoude est efficace en cataplasme.

3. Le lavement suivant convient très bien contre les hernies étranglées et les coliques de miséréré : laissez tremper, pendant deux heures, une forte poignée de rue fraîche et pilée dans un demi-litre d'eau où l'on a fait cuire des feuilles de mauve, de mélilot et de camomille; passez en pressant; ajoutez 15 grammes d'ammoniaque, 60 grammes d'huile de noix et autant de miel mercuriel, pour deux lavements à prendre à 2 heures d'intervalle. (Clément.)

4. Chez un enfant, une hernie est moins grave : appliquez-y des feuilles pilées de sceau de Salomon, et faites boire, à l'enfant, pendant 15 jours, une tisane de trente grammes de racine de cette même plante dans un demi-litre de vin blanc. (Chomel.)

*Conseils*. — Évitez les chutes, les coups sur le ventre, les pesants fardeaux, le jeu des instruments à vent et l'usage du corset très serrant. (Dupasquier.)

### SQUIRRE.

*Caractères*. — Le squirre s'attaque le plus souvent à l'estomac, aux seins, au foie ou aux boyaux.

On éprouve parfois comme des éclairs de douleur très vive et très rapide.

*Remèdes*. — 1. Tisane à la rhubarbe; eaux minérales de Spa, de Vichy. (Dupasquier.)

2. Boire du jus de chicorée sauvage et de cresson.

3. Frotter le mal avec la préparation qui suit : feuilles de pariétaire, de mauve, de violette, de laitue et d'oseille, une poignée de chaque plante; une petite demi-livre de racine de patience; une pincée de fleurs de camomille et une de mélilot; 32 grammes de graine de lin; faites bouillir le tout dans un litre d'eau de fontaine, puis ajoutez un petit verre de vinaigre. (Clément.)

Ce mal n'abrége pas la vie, mais peut donner naissance au cancer. (Voyez l'article *cancer*, chapitre IX.)

### HÉMORRHOÏDES.

*Caractères*. — Tumeurs, écoulements de sang autour de l'anus.

*Remèdes*. — 1. Les femmes, les enfants et les personnes sensibles feront un usage régulier de tisane à la racine de rhubarbe.

2. On se trouve bien aussi à manger des épinards.

3. Cataplasme de feuilles de bouillon blanc bouillies dans du lait (on peut avantageusement y ajouter des feuilles de jusquiame noire). (Cazin.)

4. Piler des feuilles de morelle noire et les appliquer sur le mal.

5. On se sert aussi des feuilles pilées de scrofulaire, ou de ses racines pilées dans du beurre frais.

6. Écraser de l'orpin, le faire cuire dans du beurre frais et frotter de cette pommade les hémorroïdes enflammées; le remède est excellent.

7. L'oignon pilé et mêlé à du beurre frais convient aussi pour frotter le mal.

8. Cataplasmes au cerfeuil ou à la camomille.

9. Se servir de pépins de coing dépouillés de leur écorce, les faire bouillir dans du lait, les mettre dans de petits sacs de toile qu'on applique chaudement sur les hémorroïdes et qu'on renouvelle à chaque demi-heure. C'est un excellent remède. (Chomel.)

10. Faire cuire du cerfeuil dans du lait, verser la décoction dans un vase plat et peu profond, s'y asseoir.

11. Faites la préparation suivante : prenez un demi-litre de lait de vache; une demi-poignée de chacune de ces plantes : fleurs de bouillon blanc et de mauve, feuilles de pariétaire. Faites bouillir le tout pendant un quart d'heure; versez ensuite dans un vase de nuit, sur lequel se place le malade pour en recevoir la vapeur. On applique ensuite, sur le mal, un cataplasme des plantes cuites. (Clément.)

12. Quand il y a un gros bourrelet violet autour de l'anus, on y applique 15 à 20 sangsues, puis un cataplasme de farine de lin; on donne des lavements adoucissants froids. On plonge le derrière dans l'eau de son et l'on prend des bains de vapeur en s'asseyant sur un vase à moitié rempli d'une eau très chaude où l'on a fait cuire du mille-feuille. Quand les hémorroïdes saignent trop, boire de la tisane de millefeuille bouillie pendant une demi-heure et donner des lavements froids de la même plante. (Gillon.)

13. Prendre un purgatif doux : le meilleur est l'huile de ricin (15 à 60 grammes).

*Conseils.* — Souvent cette maladie est causée par la bonne chère, l'usage des mets excitants, des boissons fortes; par une vie molle, paresseuse; elle peut l'être par la constipation, la grossesse; l'usage trop fréquent de l'aloès peut aussi l'engendrer. On le voit, et il y a moyen d'éviter la plupart des causes de ces douleurs plus ou moins vives et toujours incommodes. (Dupasquier.)

Les hémorrhoïdes coulantes dispensent parfois certains sujets de maladies graves; aussi, lorsqu'elles cessent de couler, on les rappelle en prenant de l'aloès.

## FIÈVRES.

### FIÈVRE TYPHOÏDE.

*Caractères.* — Au début, il y a abattement, étourdissement, mal de tête, frissons, soif, maux de ventre, gargouillements, saignement du nez, sommeil agité. (Dupasquier.)

Cette maladie n'atteint que les personnes de 8 à 30 ans. Elle s'attaque surtout aux gens du village qui vont s'établir à la ville. Elle est contagieuse.

*Remèdes.* — Placer le malade dans une chambre bien aérée ; le tenir propre ; lui laver le visage avec de l'eau fraîche ; lui faire prendre du bouillon de poulet et des boissons légères, surtout quand la chaleur et le mal de tête tombent.

2. Donner du jus de citron, de l'eau dans laquelle on a mis refroidir du pain grillé. Au jus de citron, on préfère le sirop ou limonade de fruits d'épine-vinette ; on l'obtient en écrasant des fruits bien mûrs de cet arbuste et en passant le tout à travers un linge ; on fait cuire le jus à petit feu jusqu'à consistance de sirop, pour une livre de ce jus, il faut une livre de sucre blanc.

3. Tisanes à la menthe poivrée ; à l'oxalide (cette dernière est rafraîchissante et peut remplacer la limonade.)

4. Le malade est-il engourdi ? le ranimer et produire une excitation salutaire par l'application de cataplasmes à la moutarde noire.

5. M. Netter recommande de faire nettoyer avec le plus grand soin la bouche des malades, à quelque période médicale qu'on les rencontre. Ainsi, dans les sept premiers jours de la maladie, la bouche étant nettoyée, la maladie avorte, malgré les plus graves symptômes, selles hémorragiques, par exemple. Dans les périodes plus avancées, le nettoiement de la langue supprime une source d'infec-

tion, arrête les progrès du mal et abrége beaucoup la maladie. — Le procédé consiste à gargariser les malades toutes les heures ou demi-heures. S'il y a délire complet, on remplace les gargarismes par un badigeonnage fait avec soin et renouvelé souvent.

Le gargarisme et le badigeonnage sont composés de 200 grammes de décoction d'orge, 30 grammes de mellite, 25 grammes de vinaigre. *(Gaz. médicale de Strasbourg.)*

Le typhus présente les mêmes caractères que la fièvre typhoïde, mais ils sont plus graves. Ici, la présence du médecin est plus nécessaire.

*Conseils.* — Pendant la convalescence, il faut éviter de manger des fruits à pépins. — En temps d'épidémie, faire usage de désinfectants : chlore, café, etc. (Voir à la fin de l'ouvrage.)

CHOLÉRA. — CHOLÉRINE.

*Caractères.* — Dans le choléra, le sang se gâte ; il y a selles et vomissements abondants de matières blanchâtres comme de la soupe au riz. Le malade ne pisse plus ou presque plus. Peau bleuâtre, violette ; crampes douloureuses aux bras et aux mollets. Refroidissement général.

La cholérine est beaucoup moins grave : il y a sueurs, douleurs au creux de l'estomac et au ventre, vomissements, hoquets.

*Remèdes.* — 1. Promener des cataplasmes de moutarde noire sur le dos et les membres ; entourer le malade de couvertures et de briques chaudes ; le frotter vivement avec un linge sec chauffé, ou mieux avec des orties. (Dupasquier.)

2. En même temps, tisane à la menthe administrée de quart en quart d'heure. Les infusions de feuilles et de fleurs d'oranger sont également bonnes.

3. *Recette :* prenez : racines d'angélique, de calamus,

de grande aunée, de gentiane, 32 grammes de chaque plante ; mettez le tout infuser à froid pendant trois jours dans un litre de bonne eau-de-vie, puis tirez à clair. La dose est d'un verre à liqueur pour les adultes. En même temps, on fait boire pour tisane, par petites tasses, à une demi-heure d'intervalle, des infusions de sept à huit feuilles de sauge dans un demi-litre d'eau. *(Recette des Sœurs de la Charité.)*

4. Dodoëns, sur le témoignage de Dioscorides, rapporte que l'infusion des feuilles de thym calament fait cesser, comme par enchantement, les vomissements bilieux du choléra.

5. La tisane à l'épervière piloselle convient dans les vomissements cholériques. (Dodonée.)

6. Si, en temps de choléra, la diarrhée se déclare et que les selles ressemblent à du café au lait très clair, à de l'eau de riz ou de vaisselle, on est sûr d'avoir affaire au choléra. — En se soignant tout de suite, le mal sera facilement vaincu. Il serait trop tard de commencer les remèdes trois ou quatre heures après les premières selles. — Il faut donc boire de quart en quart d'heure une demi-tasse de tisane sucrée et bien chaude de menthe poivrée; y ajouter 2 cuillerées à bouche de rhum ou de vieux cognac et 20 gouttes de teinture de cannelle. On se donne de l'exercice pour provoquer la sueur. Si l'on est faible, on se met au lit; on prend un lavement d'eau fraîche mêlée avec une cuillerée à café d'éther sulfurique, et l'on demeure chaudement couvert. On continue à boire de la tisane comme il est dit plus haut. S'il survient des vomissements, on boit à chaque quart d'heure un petit verre de vieux cognac et l'on réchauffe le corps par les moyens indiqués au n° 1. — Au bout de trois heures, le malade est presque toujours hors de danger.

Entré en convalescence, on prend des bouillons dégraissés, puis des potages, puis enfin des nourritures substantielles, sans toutefois surcharger l'estomac. (Docteur Grand-Boulogne.)

*Conseils*. — Habiter une maison saine, propre, bien éclairée, bien aérée et constamment chauffée ; ne jamais manger ni boire avec excès ; éviter surtout l'usage de la bière. du cidre, du vin, des liqueurs fortes, de la glace, des fruits acides (sûrs) ; se garder de loger dans une chambre humide ; se bien garantir du froid, surtout la nuit : on a remarqué que les trois quarts des cholériques étaient atteints de minuit à quatre heures du matin. Éviter aussi les fatigues excessives et la tristesse.

Recourez souvent aux désinfectants.

### FIÈVRES INTERMITTENTES.

*Caractères*. — Ces fièvres s'annoncent par des frissons, puis il y a chaleur et sueurs abondantes ; ces malaises disparaissent pour se reproduire le lendemain ou les jours suivants et toujours à des intervalles réguliers. Une fièvre tierce revient tous les deux jours ; une fièvre quarte, tous les trois jours ; il en est qui reparaissent deux fois par jour. Il y a trois parties bien distinctes dans un accès de fièvre :

1° Lassitude, frissons, claquements de dents, baillements, nausées ; 2° le froid se dissipe peu à peu, pour faire place à la chaleur ; la peau devient rouge ; 3° sueurs abondantes.

*Remèdes*. — 1. La tisane à la petite centaurée est souveraine.

2. Rodin rapporte que l'écorce de la racine de l'épine-vinette est un fébrifuge efficace surtout dans les fièvres anciennes ; elle s'emploie à la dose de 4 grammes en décoction pendant 5 minutes, dans 3 verres d'eau à prendre en trois fois, chaque matin. Nous connaissons, ajoute-t-il, de nombreux cas de guérison ; son action est

bien supérieure à celle de la camomille et de tout autre fébrifuge indigène. Elle purge légèrement.

3. Les fièvres ne résistent pas à la tisane aux feuilles ou aux racines de chicorée sauvage, ou de pissenlit, avec un peu de miel.

4. Les fleurs de camomille (en poudre, à la dose de 2 à 5 grammes) sont souveraines contre les fièvres du printemps qui attaquent souvent les personnes nerveuses et qui habitent les villes : elles ne valent rien contre les fièvres paludéennes. (Rodin.)

5. On vante la tisane à la gentiane, et celle qui se fait avec des feuilles, des glands (brûlés) ou avec la seconde écorce du chêne (rameau de 2 ans).

6. Tisanes très recommandables : à têtes fleuries d'absinthe, à racines d'angélique, à l'écorce en poudre de frêne (qu'un médecin surnomme le quinquina d'Europe) ou de marronnier d'Inde (forte dose), à cônes de houblon (dans du vin ou de la bière), à la menthe poivrée, à la benoite, à la quintefeuille (1 once dans 2 pintes de vin ou de bière réduites à une pinte), à l'orge (une poignée de grains d'orge par kilog. d'eau; après quelques bouillons, jetez l'eau et faites cuire dans la même quantité de nouvelle eau.) (Rodin.)

7. Linné rapporte, qu'en Suède, on boit une décoction de petite joubarbe dans de la bière (une poignée par l.) une heure avant l'accès de fièvre.

8. Bergius conseille de manger de l'ail matin et soir.

9. Cartens attribue à la décoction de fleurs de camomille, la propriété de guérir les fièvres simples des enfants.

10. A défaut d'absinthe, de petite centaurée ou de camomille, servez-vous de fleurs de tanaisie infusées dans du vin, de la bière ou du cidre.

11. Entre les accès de fièvre, prendre 60 grammes de feuilles fraîches de pêcher. Il y a guérison en quelques jours. (Saffray.)

12. Les feuilles de buis possèdent une action souveraine contre les fièvres intermittentes : il suffit de boire, au commencemènt de l'accès, de l'eau sucrée dans laquelle on a mis 2 ou 3 gr. de poudre des feuilles. Au bout de quelques jours, guérison radicale. (Saffray.)

13. Dès que les frissons surviennent, dans les fièvres du printemps et d'automne, le même docteur conseille de boire 150 à 200 gr. de jus de persil ou d'ache, ou bien de racine de fenouil (100 gr.)

14. Tisane à l'épervière piloselle. (Dodonée.)

15. Boire du vin d'absinthe (voir maladies de l'estomac).

16. *Vin de genièvre* : écrasez 32 grammes de fruits du genévrier ; découpez finement 16 grammes de rameaux du même arbuste ; mettez le tout dans un litre de vin blanc ; laissez tremper 3 jours ; passez et ajoutez 32 gr. de sucre. On augmente l'action tonique de ce vin en y ajoutant une pincée de petite absinthe et 16 gr. de racine de raifort sauvage. On s'en sert non-seulement contre les fièvres d'automne, mais il est encore bon d'en boire 2 ou 3 cuillerées de temps en temps, pour ranimer les tissus organiques et pour provoquer le cours des urines. Parfois aussi, il a guéri des hydropisies rebelles. Il excite l'appétit et réveille les fonctions digestives. (Roques.)

17. *Vin de sauge*. Faites infuser 30 grammes de feuilles de sauge dans un litre d'eau et autant de vin, blanc ou rouge, de bonne qualité. Après 12 heures de trempe, passez la liqueur. On en fait usage à la dose de 5 ou 6 cuillerées pour arrêter les sueurs nocturnes. On prend 2 verres de ce vin une heure ou deux avant l'accès de fièvre. (Clément.)

18. Prenez 2 litres de bon vin rouge ou de bière ; faites bouillir la liqueur et après quelques bouillons, mettez-y 30 grammes d'écorce de saule, 10 gr. d'écorce de chêne, 10 de petite centaurée ; laissez refroidir pendant une nuit,

passez et mettez en bouteille pour vous en servir au besoin. (Clément.)

19. D'après Saffray, un cataplasme de feuilles un peu écrasées de renoncule âcre ou d'anémone pulsatille autour des poignets, prévient les accès de fièvre.

20. Prenez du plantain lancéolé (tige et feuilles); pilez-le avec du poivre et du sel, appliquez le tout sur le poignet gauche, en dedans. Renouvelez le cataplasme toutes les douze heures. *(R. populaire.)*

Pour combattre les fièvres qui reviennent tous les deux jours, les remèdes suivants peuvent surtout convenir :

1. Tisanes 1° à feuilles de cassis, 2° aux semences de coriandre dans le vin, 3° à la racine de gentiane, 4° à la marrube lorsqu'il n'y a pas inflammation.

2. Contre les fièvres qui reviennent tous les trois jours, utiliser en outre les tisanes suivantes : 1° à feuilles (fraîches surtout) de cochléaria, 2° prenez une demi-poignée de racine de fraisier et autant de chiendent; 15 grains de sel de nitre; faites bouillir le tout dans 2 litres 1/2 d'eau jusqu'à réduction à un litre. Prenez ce breuvage par petits verres d'heure en heure pendant 15 jours. En général, ces tisanes conviennent pour toutes espèces de fièvres. (Clément.)

3. Employer de la poudre d'absinthe, de camomille, de gentiane, de ménianthe ou trèfle d'eau, de houx (feuilles et écorce), d'épine noire (racine). La dose est 1 à 8 grammes en poudre, dans un verre d'eau sucrée; elle est double ou triple en décoction. Il faut les prendre d'heure en heure; la dernière dose une ou deux heures avant l'accès. (Saffray.)

*Conseil.* — Comme les fièvres intermittentes se gagnent surtout au voisinage des étangs et des marais et par le froid humide, éviter ces causes pour se préserver de leurs effets.

# FIÈVRES ÉRUPTIVES.

## FIÈVRE SCARLATINE.

*Caractère.* — Tout le corps se couvre de boutons d'un rouge très vif.

*Remèdes.* — 1. Tisanes à la bourrache et à fleurs de coquelicot.

2. On recommande aussi les tisanes aux fleurs de sureau, de violette, de chiendent, d'orge.

3. Boire de l'eau dans laquelle on a fait bouillir des figues.

*Conseils.* — Entretenir une douce chaleur autour du malade, le coucher dans une chambre bien saine, le dos tourné à la lumière et l'empêcher de sortir, pendant 15 jours, après que les boutons ont disparu.

La maladie est contagieuse; elle peut devenir très dangereuse, surtout dans la rechute. — Appeler le médecin.


## ROUGEOLE.

*Caractère.* — Il y a frissons, fièvre, rhume du cerveau, toux sèche; tout le corps se couvre d'une multitude de petits boutons rouges comme des morsures de puce.

*Remèdes.* — Mettre l'enfant à la diète; l'entretenir dans une douce chaleur, sans trop le couvrir; lui faire boire une légère tisane de bourrache. S'il y a constipation, on lui donne quelques cuillerées de sirop de rhubarbe. Les boutons disparaissent au bout de quelques jours.

Il arrive souvent que l'enfant, malgré la disparition des boutons, continue à tousser, qu'il a mal à la tête et à la gorge; c'est le moment de redoubler de soins et de précautions. La meilleure tisane à lui faire prendre est celle à la marrube (sommets et feuilles.) — Les tisanes à la mauve, à fleurs de sureau ou de violette, à la racine de fenouil, sont très convenables. L'eau de figues bouillies est excellente. Si une grande personne était atteinte de la rougeole, il faudrait, en attendant l'arrivée du médecin, lui appliquer aux pieds des cataplasmes de farine de lin chauds, renouvelés avant le refroidissement; graisser le front de beurre frais ou d'huile d'olive. Ces remèdes s'appliquent quand le mal se porte à la tête. Si c'est vers la gorge ou la poitrine, les couvrir des mêmes cataplasmes adoucissants et faire boire, d'heure en heure, une petite cuillerée à bouche de décoction de tête de pavot sucrée (une petite tête bouillie pendant 20 minutes dans un quart de litre d'eau).

Si c'est au ventre, mêmes remèdes. On peut aussi appliquer des ventouses. S'il y a constipation : lavement, ou mieux, faire boire une ou deux cuillerées de rhubarbe.

Ne pas oublier que la convalescence dure de un mois à six semaines pendant lesquelles il est de rigueur de garder la chambre. (Bitard.)

*Conseils.* — La rougeole est contagieuse. Quand, dans une famille, un enfant en est atteint, il faut éloigner les autres.

Le plus souvent on n'a cette maladie qu'une fois dans sa vie; mais il y a des exceptions et ceux qui soignent les enfants atteints de rougeole, doivent prendre des précautions : ainsi, lorsque l'on quitte une personne atteinte de la rougeole, de la fièvre scarlatine ou de la petite vérole, (ou encore de toute autre maladie contagieuse), il est prudent de marcher au grand air pendant quelque temps, avant d'aller auprès de personnes qui n'ont pas encore eu ces maladies. Le danger de la contagion est plus grand à la fin de ces maladies qu'à leur début. S'il faut redouter le froid pendant l'éruption et la convalescence, il faut se garder d'étouffer le malade sous de lourdes couvertures.

Il est bon, lorsque la fièvre est violente, de recourir au médecin. Si le malade demande à manger, lui donner, en attendant l'homme de l'art, un quart au plus de l'alimentation ordinaire.

### PETITE VÉROLE.

*Caractères.* — Cette maladie s'annonce par de la fièvre, de grands maux de reins, de dos et de tête ; par de l'agitation, de l'assoupissement. Puis paraissent des boutons rouges qui s'agrandissent, s'aplatissent et s'emplissent de pus qui finit par sortir.

*Remèdes.* — 1. Entretenir le malade dans une douce chaleur ; aérer la chambre où il reste, renouveler souvent les draps de lit et changer son linge.

2. Tisanes à la bourrache ; à la racine et aux graines de fenouil ; à fleurs de mauve adoucie avec du sucre ou du miel.

3. Boire de l'eau de figues bouillies.

4. On tient le ventre libre par des purgations douces au sirop de rhubarbe (voir sa composition sur l'article *dévoiement* ou *diarrhée*).

5. Voici un procédé employé avec succès en France pour prévenir les cicatrices de la maladie sur le visage :

Au moment où les boutons commencent à grossir, on prend de la craie bien réduite en poudre ; on la mêle avec de la crème nouvelle, de manière à en faire une sorte de pommade un peu liquide ; on l'applique, à l'aide d'un pinceau ou d'une plume de poule sur le visage du malade et on la renouvelle au fur et à mesure qu'elle sèche. La fraîcheur de la crème empêche les démangeaisons ; la craie dessèche la matière contenue dans les boutons et l'empêche de creuser les chairs.

6. En temps d'épidémie on se préserve de cette terrible maladie par l'usage d'eau de goudron : on met, dans un vase, de l'eau et du goudron, par moitié ; on agite bien, on laisse reposer 48 heures, puis on tire au clair dans des bouteilles que l'on bouche bien. En boire 2 verres en se levant, deux heures avant le déjeûner, et autant, deux heures après le souper.

*Conseils.* — Le meilleur préservatif est la vaccine.
En cas d'épidémie, se faire revacciner.
Lire les conseils à l'article *rougeole.*

### URTICAIRE.

## (Voir chapitre VII.)

### INSOMNIE OU MANQUE DE SOMMEIL.

Si l'insomnie se produit chez une personne qui d'habitude dort bien, il faut la combattre en prenant, au moment de se coucher, une ou deux tasses de tisane de laitue ou de fleurs de coquelicot.

Les tisanes au caille-lait, camomille, valériane, armoise, menthe, souci, mélisse, laurier, tanaisie, provoquent aussi le sommeil.

### IVRESSE.

*Remèdes.* — On la dissipe très vite en buvant un verre d'eau sucrée dans laquelle on verse 10 à 12 gouttes d'ammoniaque; ou bien une forte tisane au serpolet; ou encore quelques tasses de fort café noir.

*Conseils.* — « Qui a bu, boira, » dit le proverbe; et il semble que les ivrognes aient à cœur de ne pas le démentir. Il serait difficile de trouver une passion plus sotte, plus dégradante et plus ruineuse que celle de l'ivrogne. On ne peut comprendre que, pour la satisfaire, un homme aille détruire sa santé, se mettre avec sa famille dans la gène, la misère même; se plonger dans l'abjection, se ravaler sous la brute, disputer de saleté avec la boue du chemin, et souvent de cruauté avec les plus féroces assassins.

Les ivrognes paient cher leurs excès. Une fois dégrisés, ils ont les nerfs agacés, des étourdissements, des maux de tête; plus tard, ils sont pris d'un tremblement continuel aux mains, aux jambes, aux lèvres; ils ont des douleurs d'estomac, et le délire tremblant termine souvent leur triste existence. (Voir à la fin de l'ouvrage, chapitre XI.)

La plus détestable des liqueurs est l'absinthe. On a remarqué que les ivrognes sont trois fois plus exposés à mourir que les personnes tempérantes. Il est reconnu qu'ils ne guérissent presque jamais des fluxions de poitrine, et que leurs enfants sont très sujets au mal caduc.

Si l'ivrogne veut briser avec sa passion, il lui faut une rare énergie pour le faire tout d'un coup. Le plus souvent, il doit l'éteindre peu à peu.

Voici des recommandations très utiles pour ceux qui sont condamnés à vivre avec un ivrogne : Ne jamais l'injurier, ni le brusquer; le décider doucement à sortir d'un cabaret et le ramener chez lui pour un motif quelconque. Une fois l'ivrogne dégrisé, lui faire voir les funestes conséquences de l'ivrognerie.

On dit que le mariage guérit de cette passion. Que l'on ne s'y fie pas trop : on sait que pas mal d'ivrognes battent leurs femmes !

# CHAPITRE V.

## MALADIES DE LA POITRINE.

—

RHUME. — CATARRHE DU POUMON. — BRONCHITE.

*Caractères.* — Ce mal, si fréquent, est caractérisé par la toux, une respiration plus ou moins difficile et râlante, par des crachats abondants.

*Remèdes.* — 1. Les tisanes les plus souveraines sont les suivantes : 1° tisane à la capillaire, 2° au coquelicot, 3° à la racine de réglisse, 4° au lierre-terrestre, que l'on peut se procurer en tous temps; 5° à fleurs de violette, on y joint des fleurs de mauve, de guimauve, de coquelicot, de bouillon blanc, d'hysope; 6° à fleurs ou à feuilles de pas-d'âne ou tussilage (excellente surtout pour les vieilles gens).

2. Les tisanes à fleurs d'hysope, de sureau (surtout quand il y a inflammation de la gorge), à l'oignon cuit, à la racine d'ache, à l'ail boulli dans du lait, à la bourrache, à la buglosse, à fleurs ou à feuilles de pulmonaire, sont très utilement employées.

3. On se sert aussi de l'eau de figues bouillies.

4. Manger des fraises. (Hoffmann.)

5. Prendre du sirop de navet; on le prépare ainsi : on choisit de bons navets que l'on coupe par tranches et qu'on dépose par lits dans un pot de terre jusqu'à ce que le pot soit plein. On répand du sucre sur chacun de ces lits; on bouche le pot et on le dépose dans le four à la sortie du pain : après l'y avoir laissé 6 heures, on passe ce sirop à

travers un linge clair; on le met dans des bouteilles, au frais, puis on en prend au besoin par cuillerée à bouche.

Il adoucit les irritations des rhumes opiniâtres et calme les bronches irritées. De plus, il est souverain contre la coqueluche des enfants. (Clément.)

6. Le sirop suivant s'emploie contre le rhume et la fluxion de poitrine : prenez 2 onces (60 grammes) de réglisse, 4 de racines de guimauve, une pincée de fleurs de coquelicot et 4 de ou 5 figues grasses; faites bouillir le tout dans 1 litre d'eau jusqu'à réduction de moitié; passez en pressant; ajoutez 70 grammes de sucre candi concassé, remuez et faites bouillir quelques instants. On prend une cuillerée de ce sirop de demi-heure en demi-heure. (Clément.)

7. *Recette souveraine :*

Prenez : bonne eau-de-vie, 3 cuillerées à bouche, autant de sirop de capillaire; mêlez et versez dessus une grande tasse d'infusion chaude de fleurs de violette. Se mettre au lit, le soir, et boire cette potion. Continuer deux ou trois soirs.

Les personnes faibles se contenteront de 2 cuillerées d'eau-de-vie.

Un catarrhe chronique de deux ans, a disparu par ce remède au bout de trois jours. *(Ami de l'ouvrier.)*

8. Prendre un lait de poule le soir, avant de se coucher. On le prépare ainsi : mettre du sucre en poudre dans un jaune d'œuf, le débattre, puis versez dessus un peu d'eau tiède en remuant pour que le mélange s'opère bien.

9. Contre le rhume de cerveau, faire rougir une lame de fer au feu, l'arroser peu à peu de vinaigre rosat et en aspirer la vapeur par le nez. Répétez plusieurs fois l'opération.

Pour le traitement des vieux catarrhes dont on a de la peine à se débarrasser, comme ceux des vieillards; ou pour la guérison des catarrhes qui reviennent souvent, voici les plantes qui conviennent le mieux :

1. Tisanes à racines d'aunée et de bardane; à fleurs de romarin, de roses rouges; à la sauge et surtout au lierre-terrestre.

2. Voici d'autres tisanes moins efficaces : tisanes à feuilles de Julienne; à la marrube (sommets et feuilles); à la mélisse; aux têtes fleuries de millepertuis; à fleurs d'origan, au serpolet ou au thym.

3. Prendre du bouillon de veau avec chou (vert ou rouge), feuille de pulmonaire et navet. (Cazin.)

4. Tisane au cochléaria (feuilles fraîches, autant que possible); elle ne convient pas dans les toux sèches.

5. Prenez un navet, une pomme de reinette; bourrache, chiendent, capillaire, chicorée sauvage, lierre-terrestre, aigremoine, pissenlit, fumeterre, fleurs de bouillon blanc, une pincée de chaque plante; figues grasses, raisins secs, racine de guimauve, une once (32 gr.) de chaque chose. Faites bouillir le tout dans trois litres d'eau, jusqu'à réduction de moitié; passez à travers un linge et ajoutez du sucre candi en poudre. Cette tisane est très utile, non seulement pour les catarrhes, mais encore dans l'asthme et les fluxions de poitrine. (Clément.)

6. Une tisane à fleurs d'ancolie (1 à 2 grammes) adoucie avec des racines de guimauve ou de la graine de lin, calme notablement la toux. (Saffray.)

7. Tisane de fleurs de narcisse des prés lorsqu'il n'y a pas inflammation. (Saffray.)

8. Tisane de bourgeons de sapin. (Saffray.)

9. Contre le rhume de gorge ou de poitrine, voici une recette allemande : mangez, le soir, des figues grasses rompues par morceaux, cuites dans l'esprit de vin auquel on a mis le feu. (Bitard.)

10. *Thé de santé.* — Prenez : feuilles de véronique, de lierre-terrestre, de pas-d'âne, de scabieuse, de chaque, 3 onces; de mélisse et de sauge, une demi-once; faites bouillir dans une suffisante quantité d'eau. En boire 5 ou

6 petites tasses par jour. Ce thé guérit les vieux catarrhes. (*Ami de l'ouvrier.*)

*Conseils.* — Éviter les froids humides. Se défier des brusques changements de température du printemps et de l'automne. Ne pas trop se vêtir à la maison, ni habiter des chambres trop chauffées. Se garder de s'exposer au froid lorsqu'on a l'estomac vide. Dès que l'on se sent atteint de rhume, prendre un bain de pieds, se mettre au lit, boire une tisane bien chaude de mauve ou de fleurs de tilleul et transpirer. Ne jamais négliger un rhume; surtout si la poitrine est faible : il deviendrait aisément mortel. Porter de la flanelle si l'on transpire facilement. La bière et le vin sont nuisibles dans le rhume, l'inflammation de la gorge et le catarrhe.

## GRIPPE.

*Caractères.* — C'est une bronchite, un rhume, un catarrhe contagieux. Le malade est fort abattu, il a comme les membres brisés, des maux de gorge et de tête, une toux sèche.

*Remèdes.* — Le traitement est semblable à celui des rhumes de poitrine. Il faut en général repos, diète, transpiration, tisanes à fleurs de bourrache et de bouillon blanc; et même, si la grippe est intense, des cataplasmes aux jambes à graines de moutarde noire, ou, bains de pieds sinapisés.

*Conseils.* — Lire les conseils de l'article précédent. Éviter le froid humide, surtout lorsque l'estomac est vide.

## FLUXION DE POITRINE.

*Caractères.* — Cette maladie grave réclame le secours du médecin; les cas sont plus fréquents en automne qu'en hiver; elle se gagne surtout par l'impression du froid lorsque le corps est en sueur. Il y a des frissons, fièvre, mal de tête, toux sèche, crachats rougeâtres, point de côté, respiration pénible.

*Remèdes*. — 1. En général, boire des tisanes qui adoucissent et font cracher; voici surtout les plantes qui conviennent pour produire ces résultats : lierre-terrestre, capillaire, guimauve, bourrache, pulmonaire, origan, pas-d'âne, marrube, aunée, serpolet, ache, chou rouge, hysope.

2. Tisane et cataplasme à la graine de lin.

3. Prenez du sirop pour le rhume et la fluxion de poitrine (voir l'article rhume).

4. Buvez de la tisane indiquée pour le traitement des vieux catarrhes (voir l'article rhume).

5. Appliquer autour de la poitrine un large cataplasme de farine de lin ou même d'une farine quelconque. Le renouveler avant son refroidissement. Mettre aux pieds des objets chauds et faire boire à chaque demi-heure d'intervalle une cuillerée de décoction de pavot, et l'une ou l'autre des tisanes ci-dessus indiquées. (Bitard.)

6. Le gruau d'avoine est adoucissant et rafraîchissant : le faire bouillir dans l'eau, le lait, le bouillon, etc. (Rodin.)

*Conseils*. — Lorsque l'on est en sueur et que l'on est forcé de s'arrêter, se donner quand même du mouvement; buvez un verre ou deux de genièvre, d'eau-de-vie ou de vin chaud sucré. Gardez-vous des courants d'air; ne vous couchez pas sur la terre et ne vous reposez pas à l'ombre; ne buvez pas à grandes gorgées de l'eau froide pour vous rafraîchir. Évitez de descendre dans une cave lorsque la sueur a mouillé vos vêtements. Changez tout de suite de linge et habillez-vous chaudement.

### PLEURÉSIE. — POINT DE CÔTÉ.

*Caractères*. — Point de côté plus douloureux que dans la fluxion de poitrine; toux sèche, respiration gênée et courte.

*Remèdes.* — 1. Boire des tisanes adoucissantes à la bourrache, au chou, au coquelicot, au poireau, à la guimauve, à la mauve, au figuier, en attendant l'arrivée du médecin.

2. *Tisane contre la pleurésie :* prenez 2 ou 3 poignées d'ortie fraiche, pilez-la légèrement et faites-la bouillir avec 2 onces d'huile et un verre de vin ou de bière ; passez en exprimant et faites prendre au malade. Appliquez, en même temps le résidu en cataplasme, le plus chaud possible, sur le côté douloureux. (Clément.)

3. Tisane à l'avoine (voir, article précédent).

4. Le simple point de côté se guérit au moyen de cataplasmes de feuilles de verveine écrasées et cuites dans du vinaigre. (Rodin.)

5. Les cataplasmes très chauds d'avoine entière frite avec du vinaigre forment un remède vulgaire pour enlever les points de côté. (Rodin.)

*Conseils.* — Avoir soin de profiter des conseils de l'article précédent.

### MALADIE DE POITRINE.

#### *(Consomption. — Phtisie. — Étisie.)*

*Caractères.* — Les poumons se gâtent plus ou moins vite ; le malade a la diarrhée, il tousse, crache, maigrit, pâlit, respire difficilement et s'affaiblit de plus en plus.

*Remèdes.* — 1. Soignée à temps, cette triste maladie se guérit. Il faut que le malade se nourrisse fortement, qu'il porte la flanelle, qu'il évite le froid et qu'il ait constamment les pieds chauds. Il lui faut, de toute nécessité tenir un régime et s'abstenir de boissons alcooliques.

2. Boire assidûment de la tisane au lierre-terrestre ; cette plante, dit Bossu, opère merveilleusement contre le mal.

3. On vante aussi, avec raison, la tisane à fleurs ou à feuilles vertes de pulmonaire; et celle au millepertuis, à la racine d'aunée, à la grande consoude (racine), à la brunelle, à la petite centaurée.

4. Cazin conseille le bouillon de mou de veau et de chou.

5. Les tisanes d'orge et de véronique sont recommandées.

6. Boire de la tisane d'oignon mêlée de sucre, de miel, de lait et d'eau de veau.

7. Prendre de l'huile de lin fraîche.

8. Tisane acidulée de Tissot. Prenez : orge mondé, 64 grammes (2 onces); eau de fontaine, 2 litres; faites bouillir pendant une demi-heure; passez et ajoutez 2 onces de miel et une once de vinaigre. Cette tisane est excellente dans les fièvres inflammatoires. On peut rendre cette boisson plus agréable en y mêlant du suc de citron, du suc d'orange ou de la gelée de groseille. On l'adoucit en y ajoutant du lait et en la sucrant. C'est surtout la boisson des phtisiques; elle soutient leurs forces et tempère la chaleur qui les consume. Cette eau blanchie avec le lait est le remède le plus efficace au commencement des rhumes, lorsqu'il y a chaleur, soif et un peu de fièvre. (Clément.)

9. Prenez : un mou de veau, des feuilles de pulmonaire, de chou rouge, une poignée de chanque plante; une douzaine de petits navets; faites bouillir le tout dans 3 pintes d'eau; passez à travers un linge; on boit la préparation en 4 fois, en deux jours, une dose le matin, à jeûn et l'autre le soir. Il faut continuer le remède au moins 15 jours. Il est excellent dans la phtisie et quand la poitrine est irritée par la toux. (Clément.)

10. L'eau de goudron et les fumigations de goudron sont des médicaments précieux. (Rodin.)

11. Le même auteur conseille aussi l'infusion de bourgeons de pin, ou le sirop de bourgeons à la dose de 30 à 125 grammes en potion.

*Conseils.* — Ce qui détermine souvent la phtisie, c'est le séjour dans un lieu humide et froid; c'est une nourriture insuffisante, la misère, le défaut d'exercice; ce sont surtout les passions honteuse et les excès dans la boisson. Un rhume négligé peut dégénérer en phtisie. Combien de femmes et de filles surtout meurent étiques par leur faute : le démon de la coquetterie et de la mode leur fait porter de ces cols ou autres colifichets qui laissent entièrement découvertes et exposées au froid, la gorge et même une partie de la poitrine; c'est par là qu'entrent les maux de gorge, les catharrhes, les bronchites, les phtisies et tous les germes d'une mort lente et cruelle.

Ce sont ces faits réels que ceux-là, et la statistique des hôpitaux et des décès, dans les villes, prouvent que les bronchites et les autres maladies de poitrine font le plus grand nombre de victimes.

C'est de 18 à 30 ans que la phtisie se gagne d'ordinaire. Elle est héréditaire chez certaines personnes.

## CRACHEMENT DE SANG.

*Caractère.* — Le sang craché ou rendu est rouge, vif et accompagné d'une petite toux sèche.

*Remèdes.* — 1. On recommande, et c'est avec raison, les tisanes à feuilles d'aigremoine; ou à l'avoine (la farine est meilleure); à la pulmonaire (fleurs et feuilles.)

2. Boire du jus d'ortie. (Remède excellent employé par Cazin et Chomel avec un succès constant.)

3. On conseille beaucoup la tisane à l'orge, celle à l'écorce de chêne (bois de 3 à 4 ans), à glands brûlés ou bien à *poumon de chêne,* espèce de champignon qui croît sur l'écorce du chêne; comme aussi la tisane à la prèle majeure. (G. Bauhin.)

4. On emploie encore en tisanes : la racine de bardane, les fleurs de bouillon-blanc et de buglosse, la racine de

grande consoude, les cônes du houblon, les feuilles de saule blanc, celles d'alchemille vulgaire, la véronique, la fleur de millepertuis.

5. Prendre de la gelée ou sirop de coing, fruit du cognassier.

6. Manger des fruits non mûrs du mûrier noir.

7. *Sirop de consoude de Fernel.* Prenez : une poignée de têtes fleuries et de racines de grande consoude; roses rouges, bétoine, plantain, primprenelle, scabieuse, pas d'âne, de chaque plante 2 poignées; pilez d'abord les racines puis les autres herbes; tordez-les dans un linge pour en exprimer le jus; faites bouillir ce jus et passez; ajoutez 2 livres 1/2 de sucre et faites cuire jusqu'à réduction en sirop. Il est bon pour toutes les hémorrhagies et pour le dévoiement; il fortifie les poumons et la poitrine. (Clément.)

8. Prenez 3 onces de jus dépuré d'ortie, une demi-once de sirop de consoude; mêlez le tout et prenez-le en une fois. Prendre trois potions pareilles par jour. (Clément.)

9. La tisane à fruits du genévrier bouillis dans de la bière, avec sucre, est souveraine (voir vomissement de sang, dans les maladies de l'estomac).

*Conseils.* — Éviter les efforts violents pour crier, pour chanter ou tousser; ne pas trop jouer des instruments de cuivre; ne pas trop serrer le corset.

### ASTHME.

*Caractères.* — Oppressions de la poitrine, étouffements, accès de toux.

*Remèdes.* — 1. Pendant l'accès, ouvrir les fenêtres de la chambre du malade pour lui faire respirer un air libre et frais; se garder toutefois de le laisser avoir froid. Il lui faut le repos et le silence. En même temps le malade fumera une feuille sèche de belladone, de pomme épineuse, de jusquiame ou de pas d'âne, il s'en trouvera fort soulagé.

2. Les meilleures tisanes à prendre sont : celles au lierre-terrestre; à fleurs ou à feuilles de romarin (1 ou 2 pincées par litre); à la julienne; au trèfle d'eau; au mille-pertuis; à l'origan, dans l'asthme humide surtout. (Rodin.)

3. On emploie aussi les tisanes au cochléaria, au marrube blanc (têtes et feuilles); à l'oignon en y ajoutant sucre, miel, lait et eau de veau; à fleurs de tilleul et racine de valériane (forte dose); à racine et feuilles de scabieuse; à l'hysope, (elle facilite la sortie des crachats), à la mélisse. à la menthe, au serpolet quand l'asthme se complique d'un rhume.

4. Le sirop de chou rouge, ainsi préparé, est très utile : prenez un litre de jus de chou passé au clair avec du blanc d'œuf; ajoutez une livre de miel blanc de Narbonne; écumez; faites-y fondre une livre de sucre et ajoutez 10 grammes de safran; faites cuire le tout jusqu'à ce que le sirop soit formé. (Clément.)

5. Prenez 16 grammes (une demi-once) de racine d'aunée; une demi-poignée de têtes d'hysope et autant de marrube blanc; une pincée de fleurs de coquelicot; faites cuire dans un litre environ d'eau de rivière, ajoutez une once de sirop de lierre-terrestre à chaque tasse de cette tisane. Elle s'emploie non seulement contre l'asthme, mais encore contre la difficulté de respirer et la toux invétérée. (Clément.)

Le sirop de lierre-terrestre se prépare comme suit : prenez, en avril ou en juin, neuf ou dix poignées de lierre-terrestre que vous pilerez en l'arrosant avec moins d'un demi-litre de forte décoction de la même plante. Laissez tremper à froid pendant 12 heures, puis retirez les plantes en exprimant tout le jus. Faites bouillir un instant ce jus et passez-le à travers un linge. Mêlez-y un poids égal de sucre blanc et faites cuire à petit feu jusqu'à consistance de sirop. (Clément.)

Il est également bon pour toutes les affections de poitrine.

6. Voir le n° 5 de l'article rhume. Recette excellente.

7. Prenez environ une once (32 gr.) de chacune des racines suivantes : ache, bardane, chiendent, aunée; une poignée de feuilles de capillaire, une pincée de marrube et autant d'hysope; une demi-once (16 gr.) de semences de fenouil; faites bouillir le tout dans 3 pintes d'eau.

8. Le docteur Cartens dit que l'application sur la poitrine d'une décoction de tabac soulage notablement l'asthmatique.

*Conseils.* — Éviter les brusques changements de température, le froid, l'humidité, les émotions violentes.

Les asthmatiques feront bien de s'habituer peu à peu aux exercices du corps, au jeu de boule ou de quilles, aux travaux du jardinage. (Dupasquier.)

L'air pur de la campagne, le voisinage de la mer leur sont très salutaires. Ils se trouveront bien de porter de la flanelle. Ils feront usage d'aliments faciles à digérer et non farineux. Café, laitage, fruits mûrs ou cuits.

Lorsqu'une personne a marché vite, en montant ou contre le vent, elle éprouve une vive douleur au côté gauche, elle est hors d'haleine et forcée de s'arrêter; qu'elle plonge alors les mains dans de l'eau chaude ou qu'elle brûle sous son nez quelques alumettes soufflées.

Rien ne nuit aux asthmatiques comme les excès de boisson : l'eau de vie est surtout pour eux un véritable poison. (Dʳ Gillon.)

## COQUELUCHE.

*Caractères.* — Elle attaque les enfants d'un à sept ans. Elle est caractérisée par des quintes de toux qui reviennent à des intervalles plus ou moins longs, la nuit principalement. Pendant la quinte, l'enfant est d'un rouge-violet et, souvent, il vomit des glaires collantes. Cette maladie, plus pénible que dangereuse, succède souvent à la rougeole et à la scarlatine.

*Remèdes.* — 1. La meilleure tisane à employer est celle à tiges de douce-amère.

2. On conseille aussi les tisanes à fleurs de violette, de mauve, de coquelicot, à feuilles de marrube blanc, au thym serpolet, à tiges de feuilles et des fleurs de pommes de terre, au doradille-polytric.

3. S'il y a moyen, faire manger de l'ail, ou bien en faire cuire dans du lait.

4. Prendre du sirop de navet (voir le n° 5 de l'article rhume, catarrhe, bronchite).

5. Décoction de Gui; plante sèche, 20 à 60 gr. par litre d'eau. (Rodin.)

*Conseils.* — Ne jamais négliger cette maladie.

Pendant la quinte, asseoir l'enfant, tenir sa tête un peu relevée en appuyant la main sur le front.

Le moyen le plus sûr de guérir rapidement la coqueluche est de transporter le malade dans un autre village ou dans un autre quartier de la même ville.

### BATTEMENT DE CŒUR.

*Caractères.* — A certains moments, le cœur bat plus vite et plus fort que d'habitude. Ce malaise dure plus ou moins longtemps. Les personnes faibles, très nerveuses ou qui ont des émotions vives y sont sujettes. La maladie est peu grave.

*Remèdes.* — 1. Tisane à la racine d'asperge et sirop d'asperge ainsi obtenu : prenez une certaine quantité de pointes d'asperges fraîches; pilez-les et pressez-les fortement; laissez reposer le jus et filtrez-le ensuite au papier Joseph; faites cuire au bain-marie, passez le sirop obtenu et mettez en bouteilles. Prenez, soir et matin une ou deux cuillerées de sirop, pur, ou mêlé avec une tisane à feuilles de mélisse.

Cette plante (l'asperge), dit Broussais, peut avantageusement remplacer la digitale qui irrite l'estomac.

2. On se trouvera très bien de boire du jus de buglosse additionné de sucre; ou bien encore du jus de citron.

3. Les tisanes à la menthe poivrée, à fleurs et à feuilles d'oranger, à la racine de valériane s'emploient dans le même but, mais elles sont moins efficaces.

4. Se servir de lait d'amande : mettre tremper 20 à 30 grammes d'amandes douces dans de l'eau tiède après les avoir pelées; puis, les écraser finement avec 16 grammes de sucre; les débattre dans un litre d'eau tiède et passer le tout à travers un linge. — Ce remède convient pour calmer toute inflammation intérieure.

On peut rendre le lait d'amande plus calmant en remplaçant l'eau par une légère tisane de feuilles de laitue. Si c'est pour remédier à une inflammation des organes de la respiration, remplacez le sucre par le sirop de violette.

Ceux qui souffrent d'une inflammation de l'estomac et des intestins se trouveront bien à se nourrir de lait d'amande coupé avec du lait de vache, en attendant de pouvoir supporter d'autres aliments. (D'après Clément.)

5. Prenez : feuilles de mélisse, de menthe, de bourrache, une poignée de chaque plante; faites bouillir le tout dans un quart de litre d'eau de rose et autant de vinaigre : appliquez un cataplasme bien chaud de cette décoction dans la région du cœur et renouvelez deux fois par jour. On pourra prendre, en même temps du sirop de pointes d'asperges, et des lavements avec la mauve, la guimauve, la pariétaire, le bouillon-blanc. Les tisanes rafraîchissantes à la bourrache, à la primprenelle et à la buglosse sont convenables.

*Conseils.* — Toute personne faible et nerveuse fera bien d'éviter les émotions vives : grandes joies, grandes douleurs : le calme lui est nécessaire. Une purgation douce et continue, avec une bonne nourriture guérissent entièrement le battement de cœur, ou le soulagent quand le cœur est atteint de maladie.

Ne jamais faire usage de café ; éviter l'abus du tabac à fumer, les études excessives, les veilles prolongées, la colère. En résumé : repos, exercice modéré, régime doux. (Bitard.)

### ÉVANOUISSEMENT.

*(Syncope, défaillance, se trouver mal, tomber faible).*

*Caractères.* — Le cœur cesse tout à coup de battre ; il y a insensibilité.

*Remèdes.* — Étendre la personne par terre ou sur un lit, la tête aussi basse ou même plus basse que le corps, lui élever les bras pour porter le sang à la tête. En même temps, desserrer tous ses vêtements ; faire circuler un air frais dans la chambre ; placer sous le nez du malade du vinaigre fort ou de l'eau de Cologne. Si la vie tarde à revenir, frotter activement le malade par tout le corps pour ramener la circulation du sang ; on pourrait même, si cela était nécessaire, mettre des cataplasmes de farine de lin. Aussitôt que la vie commence à revenir, laisser le malade tout-à-fait tranquille, de crainte qu'il ne reperde connaissance, ce qui deviendrait plus grave. Quand il est remis, lui faire boire un peu de genièvre, d'eau-de-vie ou de Cognac.

Il faut savoir reconnaître si la perte de connaissance a pour cause la faiblesse ou un coup de sang : dans le premier cas, il y a pâleur et absence de respiration ; dans le second, la respiration continue et le visage est très rouge.

# CHAPITRE VI.

## MALADIES DU FOIE, DES REINS, DE LA VESSIE.

### JAUNISSE.

*Caractère.* — La peau et le blanc des yeux deviennent plus ou moins jaunes. C'est la bile qui passe dans le sang au lieu de s'écouler dans les intestins.

*Remèdes.* — En général, boissons rafraîchissantes et légères, purgatifs (rhubarbe).

1. Les tisanes les plus recommandables sont : 1° à feuilles et racines de pissenlit, 2° à la racine de patience, 3° à feuilles de noyer séchées au four et réduites en poudre que l'on met tremper dans un verre ou deux de vin blanc, l'espace d'une journée, 4° à la racine de persil, 5° à graines de chanvre cuites dans du lait de chèvre, 6° à feuilles de cassis, 7° à l'aigremoine.

2. On fait encore usage des tisanes 1° à l'absinthe, 2° à l'argentine, 3° à la carotte, 4° à racines d'asperge, 5° à queues de cerises, 6° au fumeterre, 7° à la racine de gentiane, 8° à la marrube, 9° au chiendent, 10° à l'écorce d'épine-vinette trempée dans du vin blanc, 11° à feuilles et à fleurs de romarin, 12° à la saponaire (toute la plante), 13° au souci (plante fraîche.)

3. On peut utiliser encore le jus des feuilles de cerfeuil, de laitue (dans l'engorgement du foie), le jus de cerises rouges dans de l'eau sucrée, la limonade ou jus de citron.

4. Manger des fraises est un bon remède.

5. Se servir du suc de carotte, ainsi obtenu : râper des carottes fraîches et les presser; laissez reposer le jus quelques heures puis tirez au clair. On en prend un verre

le matin à jeûn. Ce jus s'emploie aussi pour faire disparaître le lait des nourrices et des accouchées. (Clément.)

6. Le remède suivant est préconisé par l'illustre Récamier. Prenez 24 grammes de séné mondé, une pincée de semences de coriandre, 8 grammes de polypode de chêne, 8 de roses de Provins et 8 de réglisse, 8 grammes de cristal minéral, 2 poignées de chicorée sauvage, une poignée de pimprenelle; mettez le tout dans un vase de terre et versez dessus un litre et demi d'eau bouillante; laisser tremper une nuit, buvez un verre le matin, un avant le dîner et un 3e en vous couchant. Soupez de bonne heure et légèrement. Faites durer le traitement plusieurs jours. On peut remettre de l'eau sur les plantes qui ont déjà servi. .

7. Décoction de 30 à 60 grammes de racine d'arrête-bœuf. (Saffray.)

8. Tisane à rameaux fleuris du genêt (30 à 60 gr.) (S.)

9. Décoction d'orge, de graine de lin. (Bilard.)

*Conseils.* — Il faut au malade du calme, du repos. Éviter les accès de colère ou de frayeur, car ils peuvent produire la jaunisse.

## PIERRE, GRAVELLE, CALCUL.

*Caractères.* — Corps durs comme la pierre qui se forment dans le foie ou les reins. Quand un de ces corps s'engage dans le canal de la bile ou dans celui de l'urine, les liquides sont arrêtés au passage, ce qui cause des douleurs atroces, des vomissements. Il faut nécessairement recourir au médecin. On peut empêcher la production de la pierre par les remèdes ci-dessous.

*Remèdes.* — Les meilleures tisanes sont celles 1° à fruits de genévrier, 2° au lierre-terrestre, 3° à queues de cerises, 4° à la pariétaire, 5° à la racine de pissenlit, 6° à l'eau où l'on a fait bouillir des pommes de terre rouges et de la réglisse, 7° à la véronique officinale.

2. On conseille l'usage du cidre de Normandie et de Bretagne.

3. Tisanes au chiendent, au cochléaria, à la laitue, à la chélidoine. Dioscorides assure que cette plante est utile à ceux qui ont des urines troubles et épaisses. En Portugal, on fait boire, à ceux qui sont sujets à la pierre, un verre de vin blanc dans lequel on fait infuser une demi-poignée de feuilles écrasées de cette plante.

4. Limonade de citron.

5. Prendre un quart de litre de vin blanc dans lequel l'on a fait infuser pendant une demi-heure un oignon coupé par morceaux.

6. *Vin de cerises* : écraser des cerises bien mûres après avoir ôté les queues et les noyaux ; les laisser fermenter dans une cruche pendant plusieurs jours ; puis exprimer le jus et le verser dans un vase quelconque en ajoutant les noyaux cassés et une demi-livre de sucre par litre de jus. On laisse encore fermenter. Puis on passe la liqueur pour la conserver dans des bouteilles bien bouchées. Il peut se conserver plusieurs années. Il convient pour l'estomac comme pour toutes les maladies indiquées dans ce chapitre. (Clément.)

7. Dans un litre d'eau, mettez une poignée de chiendent plus quelques racines de fraisier, de pissenlit, d'oseille et des feuilles d'aigremoine ; faites bouillir quelques minutes, passez et buvez froid.

8. Boire *du sirop d'hysope* mêlé à 1 fois son poids d'eau de pariétaire. Le sirop d'hysope se fait ainsi : Prenez moins d'une demi-livre de têtes sèches d'hysope ; deux litres d'eau pure ; faites bouillir au bain-marie couvert pendant deux heures ; laissez refroidir et passez ; ajoutez du sucre blanc, une quantité double du poids de la tisane (un kilogr. environ), faites fondre à la chaleur du bain-marie dans un vase fermé ; laissez refroidir et passez.

9. Faire un trou dans un bouleau avec une tarière ;

l'eau qui en sort est une espèce de baume qui, selon Vau-kelmont, est très adoucissant et très propre à calmer les douleurs de la pierre et de la gravelle.

10. La tisane à la saxifrage granulée est très propre à dissoudre les pierres des reins et de la vessie.

*Conseils.* — Pour se préserver de cette grave maladie, il faut se donner de l'exercice, ne pas trop rester au lit, éviter l'abus du sucre, du café fort, du vin, des liqueurs. Ces conseils s'adressent surtout aux tempéraments bilieux.

### INFLAMMATION DES REINS.

*Caractères.* — Il y a douleur au côté malade, envie continuelle d'uriner, constipation.

L'urine contient une matière blanchâtre comme du blanc d'œuf; ce qu'on reconnaît en en faisant bouillir dans une cuiller à la flamme d'une bougie : la matière blanche descend au fond sous forme de flocons. Cette affection est grave, excepté chez les femmes enceintes.

*Remèdes.* — 1. Les tisanes au mélilot et à l'orge sont les meilleures. (Tournefort.)

2. Tisanes au chiendent, aux figues cuites à l'eau, à la racine de réglisse (celle d'astragale peut la remplacer), à la racine de guimauve (au commencement du mal), à la véronique officinale.

3. Bains. — Bains de vapeur.

4. Tisanes à la racine de houx, à baies de coqueret, à la racine d'arrête-bœuf (décoction de 30 à 60 grammes). (Saffray.)

*Conseils.* — Éviter les chutes et les coups sur les reins, se garder des excès de boisson.

### PISSEMENT DE SANG.

*Remèdes.* — Tisanes à la grande consoude; à feuilles et racines de fraisier lorsque l'irritation est calmée.

## CATARRHE OU INFLAMMATION DE LA VESSIE.

*Caractères.* — Douleur vive au bas-ventre, s'augmentant par la pression et le mouvement; envies fréquentes d'uriner; l'urine s'échappe difficilement, en petite quantité et comme en brûlant; il y a fièvre, soif, constipation. Cette maladie, qui attaque principalement les vieillards, s'appelle aussi catarrhe de la vessie.

*Remèdes.* — 1. Le meilleur remède est la tisane à fruits de genévrier; elle donne à l'urine une odeur de violette. (Lange.)

2. Tisane à graines de lin mêlées avec du jus de citron ou du sirop de groseille. — Tisane au millepertuis. (Bossu.)

3. Bains de vapeur. Ceux qui sont à proximité de Vichy, Contrexéville et Pleffers (Suisse) peuvent profiter de leurs eaux minérales. (Dupasquier.)

*Conseils.* — Éviter coups, chutes et boissons fortes. Il est souvent nécessaire de sonder le malade.

## DIFFICULTÉ OU IMPOSSIBILITÉ D'URINER.

*Caractère.* — L'urine s'accumule dans la vessie et n'en peut sortir.

*Remèdes.* — 1. Prenez trois oignons blancs, trois jaunes d'œufs; faites cuire; mettez le tout entre deux linges et appliquez-le chaudement sur la région de la vessie. Si ce premier cataplasme ne réussit pas, en appliquer un second trois heures après. (Clément.)

Autre cataplasme : hâchez une certaine quantité de pariétaire et faites-la cuire dans une suffisante quantité de beurre frais; appliquez ce cataplasme assez épais sur le nombril et renouvelez-le deux heures après s'il n'a pas opéré.

3. Tisane à l'avoine et à la douce-amère.

4. Tisane à semences de fenouil; à la véronique officinale.

5. Prenez une demi-once (15 gr.) de racines de chiendent et autant de racines de persil; ajoutez 2 grammes de fruits écrasés de genévrier, et 2 pincées de fleurs de millepertuis; mettez infuser le tout pendant 24 heures dans 2 litres de vin blanc, en bouchant bien le vase; passez et ajoutez 2 onces de sucre; buvez de cette liqueur matin et soir.

6. On recommande aussi les tisanes à la bourrache, au chiendent, à la graine de lin, à fleurs de mélilot et de camomille, à la pariétaire, au souci, à la racine de persil; à la racine d'arrête-bœuf (30 à 45 grammes par lit. d'eau); la sucrer et en boire 3 ou 4 verres par jour. (Saffray.)

7. Manger de la racine cuite de bardane; boire du vin blanc où l'on a mis tremper des racines de chanvre.

8. Cataplasme à graine de lin; au cerfeuil cuit dans du beurre fondu et appliqué sur le ventre.

9. Fricasser du cresson dans de la graisse et l'appliquer le plus chaud possible sur le nombril.

10. On peut aussi mettre le malade dans un bain.

11. Boire de la tisane indiquée au n° 3 de l'article dyssenterie.

12. Faire usage de vin de genièvre (voir n° 10 des fièvres intermittentes).

13. Vin de cerises (voir n° 6 de l'article : pierre, gravelle).

14. L'écorce, les feuilles et les fruits de busserole, (décoction de 30 grammes) guérissent les difficultés d'uriner accompagnées de catarrhe de la vessie, et soulagent la gravelle. (Saffray.)

*Conseils.* — Si l'on est sujet à cette maladie, se priver de liqueur et de vin. Si l'on ne veut pas s'exposer à la gagner, éviter tout excès de boisson.

## ÉCOULEMENT INVOLONTAIRE DE L'URINE CHEZ LES ENFANTS ET LES VIEILLARDS.

*Caractères*. — Chez les vieillards, cette infirmité a pour cause une paralysie de la vessie; il leur sera très utile de porter un urinoir. Chez les femmes enceintes, c'est la matrice qui presse sur la vessie.

Chez les enfants, la vessie est trop faible pour garder l'urine; ou bien elle est irritée parce que l'urine est trop forte. Ce mal disparaît à mesure que l'enfant grandit et se fortifie.

*Remèdes*. — 1. Faire boire à l'enfant des tisanes adoucissantes, qui n'irritent pas la vessie (bourrache, guimauve).

2. Tisane à l'écorce de chêne (bois de 3 ou 4 ans).

3. Vin ou bière où l'on a mis tremper de la racine de gentiane et de l'écorce sèche d'orange; en faire boire un verre après le dîner.

4. Cataplasme à farine de lin sur le bas-ventre.

5. Quand la vessie de l'enfant est trop faible pour retenir l'urine, il faut user des bains froids.

*Conseil*. — Régime fortifiant pour l'enfant.

### CHAUDEPISSE.

*Caractères*. — Grande difficulté d'uriner; sentiment brûlant au passage; écoulement parfois blanc, laiteux.

*Remèdes*. — 1. Repos, continence, régime doux, bains, ne pas user de bière, de liqueurs, d'asperges.

2. La meilleure tisane est celle à feuilles de chanvre.

3. Tisanes à fruits de genévrier, à l'argentine, noyer, hêtre, grande consoude, chêne, patience, ronce, brunelle, fraisier, bistorte, racine d'arrête-bœuf.

4. Boire, matin et soir, une cuillerée à soupe de jus de feuilles de persil. (Dubois.)

, 5. Un remède populaire qui, dit-on, est souverain est de boire un ou deux petits verres de genièvre.

MALADIES SECRÈTES.

*Quelques conseils ayant pour objet l'exercice, le travail, le sommeil, les professions, le mariage, l'amour.*

1. *Exercice.* — L'exercice modéré est très utile et même nécessaire à la santé, il accroît les forces, rend la circulation plus active et la digestion plus facile, excite l'appétit et prépare un sommeil plus tranquille et plus profond.

Le manque d'exercice, au contraire, prédispose à une foule de maladies, entre autres, à la goutte, à la gravelle, aux maux d'estomac, à l'étiolement et produit un affaiblissement remarquable des fonctions organiques. (Dupasquier.)

La promenade est le meilleur exercice. Mais les promenades que l'on fait par les temps froids ou à la fraîcheur des soirées ou des matinées, lorsqu'on a l'estomac vide, sont plutôt nuisibles qu'utiles. Éviter aussi les endroits marécageux et malsains. Pour ceux qui ne peuvent prendre de l'exercice, pour les vieillards surtout et ceux qui souffrent de rhumatismes, on conseille les frictions sèches sur la peau au moyen d'un linge en laine.

2. *Travail.* — Le travail est pour tous une obligation, un devoir, souvent même un agrément. Non seulement il faut travailler pour vivre, mais aussi pour se soustraire à l'ennui et pour ne pas devenir la proie du vice. Honte au paresseux! s'écrie Dupasquier, il est indigne de vivre.

L'oisiveté est comme la rouille, elle use plus que le travail. (Franklin.)

Mais le travail doit être modéré, autrement, il abrège la vie et abrutit l'intelligence.

Le repos du dimanche est nécessaire : l'expérience l'a démontré. Ne pas astreindre les enfants trop jeunes à un travail assidu et au-dessus de leurs forces, comme cela se pratique dans les centres industriels; à cet âge, sombrent presque toujours l'innocence et la santé.

3. *Sommeil.* — Se coucher tôt et se lever de même. Veiller jusqu'à une heure avancée de la nuit, affaiblit la santé, quand même on dormirait pendant le jour. Régler son sommeil. Sa durée est relative :

> Au jeune homme ainsi qu'au vieillard,
> Sept heures de sommeil la nature départ,
> Le paresseux pourra dormir huit heures,
> Nul n'en dormira neuf sans causes majeures.

Un sommeil trop prolongé affaiblit, rend lourd, paresseux, diminue l'intelligence et la mémoire.

Ne pas rester au lit lorsqu'on est éveillé.

La chambre à coucher doit être propre, avoir été aérée pendant le jour, ne renfermer ni fourneau, ni odeur, ni fleurs, ni animal qui partagent avec l'homme la portion vitale de l'air. Le lit sera de crin et non de plume. Avoir les pieds chauds en se couchant. Si l'on veut avoir un sommeil paisible, il faut ne faire qu'un léger repas 3 heures au moins avant de se coucher. En résumé, il faut avoir la tête froide, le ventre libre et les pieds chauds.

4. *Professions.* — Les meilleures professions sont celles qui s'exercent dans les champs et qui nécessitent des mouvements variés au grand air.

C'est une mauvaise spéculation, de la part des campagnards, que de déserter leur village pour venir habiter la ville et y exercer un métier moins pénible : le séjour des villes est dangereux pour la santé, pour les mœurs; il est toujours préjudiciable aux véritables intérêts. Ceux qui désirent la santé et le bonheur les trouveront surtout au village natal.

5. *Mariage.* — Pour contracter mariage, l'homme doit avoir au moins 25 ans et la femme, 18. Il est préférable que le mari ait 5 à 10 ans de plus que sa femme.

Éviter les alliances où l'un des conjoints peut apporter des vices héréditaires, tels que les scrofules, les phtisies, l'épilepsie, etc.

On blâme avec raison les mariages entre parents; il en sort souvent des enfants infirmes ou peu intelligents.

Le jeune homme ne doit s'adjoindre que la femme qu'il aimerait pour la mère de ses enfants; de même, la jeune fille ne doit épouser que celui qu'elle croit capable de bien élever sa famille. (Dupasquier). Voir chapitre XI : Le mariage.

6. *L'amour.* — L'amour, dit Basta, est une fièvre passagère qui prend par un frémissement et finit par un bâillement.

L'amour fait plus de malheureux que tous les autres maux réunis. Comme le feu de l'enfer, il nous brûle sans nous consumer!

De toutes les passions, l'amour est celle qui dérègle le plus la raison, qui fait commettre les plus grandes fautes. Pour la satisfaire, on sacrifie tout, parents, amis, vertus... Autant il est l'hôte bienvenu des époux dont il allège la chaîne, autant il est nuisible et calamiteux pour la jeunesse qu'il aveugle et qu'il trompe.

L'amour est donc un très perfide conseiller dont elle ne saurait trop se défier quand il s'agit de lier sa destinée, car il fait préférer la forme au fond, le physique au moral, le clinquant au solide! (Dupasquier).

# CHAPITRE VII.

## MALADIES DU SANG ET DE LA PEAU.

—

### APPAUVRISSEMENT DU SANG.

*Caractères.* — L'appauvrissement du sang qui en arrive à contenir plus d'eau que de parties rouges et fortifiantes, a pour causes principales les grandes pertes de sang, une nourriture insuffisante ou de mauvaise qualité, une habitation sombre, trop étroite, mal aérée, comme il s'en rencontre tant dans les grandes villes.

Pour le traitement de cette maladie, on recommande la tisane à la fumeterre; voyez l'article chlorose ou pâles couleurs, chapitre IX; et le chapitre III. Le choléra, la cholérine, les fièvres, le scorbut, sont des maladies du sang. (Voir ces mots.)

### HYDROPISIE.

*Caractères.* — Accumulation d'eau sous la peau ou dans celle-ci. Elle peut être générale ou partielle; elle s'attaque à la poitrine ou au ventre. Elle dépend du foie, des reins, d'une lésion du cœur, ou d'un changement dans la composition du sang.

*Remèdes.* — 1. On recommande surtout l'usage d'une infusion de buglosse dans le vin ou la bière; d'une tisane à semencé de moutarde noire (forte dose); d'une infusion de graines de frêne, de la tisane à la pariétaire, à la reine des prés, à feuilles ou à la 2e écorce d'épine-vinette (décoction sucrée). (Rodin.)

2. L'ail cru ou en tisane fait très bon effet.

3. Il en est de même du jus de cerfeuil dans une égale quantité de vin blanc, à prendre plusieurs matins de suite. On peut encore mélanger ce jus dans du petit lait ou dans une décoction de chiendent.

4. Faire cuire une forte poignée de cresson avec trois oignons blancs et deux navets dans un litre de vin blanc; en prendre un verre le matin à jeûn, un autre une heure avant le dîner, et un 3e avant le coucher. (Remède excellent.)

5. La tisane à fruits de genévrier et le vin de genièvre constituent un très bon remède. (Voir n° 10 des fièvres intermittentes et n° 1 de l'article névralgie.)

6. *Sirop de nerprun* : prenez une livre du jus des fruits du nerprun, et autant de sucre blanc; faites cuire sur un feu doux jusqu'à ce que le sirop soit formé. La dose est de une à deux onces (32 à 64 gr.) dans de la tisane. User longtemps de ce purgatif doux.

7. Les fruits brûlés et la racine de fragon piquant, ou petit-houx (30 à 60 grammes par litre d'eau), excitent puissamment les urines. (Rodin.)

8. On peut se servir aussi des tisanes à l'argentine, à feuilles cuites de cassis, de cochléaria; à la julienne cuite ou trempée dans du vin ou de la bière; à la racine cuite de persil, d'aunée ou de raifort (prendre, pour cette dernière plante, la racine dont la plante a fleuri). On se sert aussi de la tisane à la véronique officinale, pourvu que le foie et les intestins ne soient pas altérés.

9. Mettre de 15 à 30 grammes de jus frais de racine d'iris commun ou d'iris jaune dans un litre de tisane de guimauve et boire cette dose, chaque jour, en plusieurs fois, à une heure d'intervalle. (Saffray.)

10. Tisane à la 2e écorce d'hièble; 60 à 100 gr. par litre; dose croissante. (Saffray.)

11. Le même docteur conseille de boire chaque jour,

en plusieurs fois, 5 ou 6 grammes de jus frais de chélidoine dans un litre de petit-lait.

12. Tisane à la reine des prés. Elle offre l'avantage, longtemps continuée, de ne pas fatiguer l'estomac et de n'occasionner aucun trouble nerveux. (Saffray.)

13. Les tisanes à fleurs de pêcher conviennent dans l'hydropisie ; il en est de même d'une décoction de liseron mêlée avec une tisane de guimauve ou de graines de lin. (Saffray.)

14. Mâcher de 6 à 12 grains d'euphorbe épurge chaque jour, ou bien en broyer 4 ou 5 feuilles dans du miel. — L'infusion de gaillet jaune (urinette) est excellente.

15. Saffray conseille la tisane à la belle de nuit dans l'hydropisie simple.

16. Tisane à rameaux fleuris de genêt (60 à 100 grammes par litre). Ou mieux, *vin de genêt*, à administrer quand il n'y a pas d'inflammation intérieure : on fait infuser un demi-kilogr. de cendres de genêt dans 2 litres de vin blanc. (Saffray.)

17. Un remède populaire consiste à prendre une certaine quantité de genêt, à le brûler et à en recueillir les cendres ; on en met 3 onces (100 gr.) dans un litre de bière que l'on fait bouillir ensuite ; au premier bouillon, reculez le vase sur l'étuve et laissez-l'y 24 heures. Prenez chaque jour trois petits verres de cette préparation, un le matin, un à midi et un autre au soir.

18. Le géranium est propre à dissiper l'enflure des pieds et la bouffissure des autres parties du corps ; il est, suivant l'opinion d'Ettmuler, un remède assuré pour cette sorte d'hydropisie.

19. D'après le docteur Saffray, le suc des fruits de momordique ou concombre sauvage, à la dose de 30 à 90 centigrammes, purge en enlevant beaucoup d'eau ; il convient donc dans l'hydropisie.

20. Applications, sur les parties gonflées, de grande passerage, soit pilée, soit mélangée avec du beurre. (Rodin.)

## URTICAIRE OU FIÈVRE ORTIÉE.

*Caractère.* — Le corps se couvre de rougeurs, de petits gonflements, de boutons analogues à ceux produits par l'ortie.

*Remèdes.* — Diète, repos, chaleur douce, bains tièdes, légers purgatifs; boissons acidules à l'oxalide ou pain de coucou, à l'oseille des prairies ou des jardins, à fruits ou à feuilles d'épine-vinette : cette dernière tisane a une saveur aigrelette agréable; c'est, dit Rodin, le citron de notre pays.

Cette fièvre n'est pas grave; elle se dissipe bientôt.

## CLOU. (FURONCLE, ANTHRAX.)

*Caractères.* — Le clou est fort rouge et porte, au centre de l'inflammation, un bouton très pointu.

*Remèdes.* — 1. Lorsqu'il apparaît, on peut le faire avorter en y appliquant une sangsue.

2. Cataplasmes de farine de lin, de feuilles d'oseille ou d'oignons cuits sous la cendre et pilés.

3. Cataplasmes de mie de pain dans du lait et de feuilles de guimauve hachées et cuites.

4. Les feuilles de morelle noire, les fleurs et les feuilles de bouillon-blanc cuites dans du lait, les feuilles de brunelle pilées, celles de laitue sont également bonnes en cataplasmes.

5. Les feuilles vertes de sureau ont la propriété de faire percer le clou en une nuit. En hiver, à défaut de ces feuilles, on applique, avec le même succès de la bouse (flatte) fraîche de bœuf, de vache ou de veau.

*Conseils.* — Si l'on est sujet à ce mal, recourez aux purgatifs. Quand plusieurs clous viennent en même temps, et presque l'un sur l'autre, que la langue est rouge et qu'il y a fièvre, on a affaire à un anthrax; il est bon d'appeler le médecin. (Dupasquier.)

## ABCÈS.

*Caractères.* — Il est produit par le pus qui s'accumule sous la peau, principalement aux reins, aux aisselles, à l'aîne, à la suite de coups ou d'inflammation.

*Remèdes.* — 1. Pour le faire mûrir, broyez une poignée d'oseille, débattez-la avec 6 cuillerées de crème fraiche et une cuillerée de savon rapé. Quand tout est bien mêlé, étendez-en une cuillerée sur du linge fin, appliquez sur l'abcès et renouvelez plusieurs fois par jour, jusqu'à l'ouverture du mal.

2. On emploie aussi les cataplasmes de farine de lin, de morelle noire, et l'oignon cuit sous la cendre.

*Conseils.* — Le linge employé sera toujours de la toile. Si l'abcès tardait à percer, c'est au médecin qu'il faudrait s'adresser pour l'ouvrir; il serait dangereux de le faire soi-même.

## PANARIS.

### *(Mal d'aventure, tourniole, blanc doigt.)*

*Caractères.* — La cause du panaris est parfois une piqûre; mais il arrive souvent qu'on ne la connaît pas. Il y a douleur, battements, grande rougeur.

*Remèdes.* — 1. En hiver, on peut arrêter le développement d'un panaris en plongeant le doigt dans la neige ou dans l'eau glacée, en l'y laissant un quart d'heure chaque fois. En tout temps, on roule une feuille de papier gris, on met le feu à une extrémité et l'on place le doigt dans la fumée brûlante qui sort par l'autre; renouveler plusieurs fois l'opération. On peut aussi plonger la main dans un bain de mauve tiède.

2. Si le panaris est déclaré, cataplasmes de farine de lin ou de mie de pain légèrement cuite dans du lait, ou dans une décoction de têtes de pavot, de feuilles de belladone et de jusquiame.

3. Si la douleur est grande, tremper la main dans de l'eau où l'on a fait cuire beaucoup de têtes de pavot; ou bien dans de l'eau de guimauve ou de mauve surtout.

4. On emploie aussi avec succès les fleurs et les feuilles de bouillon-blanc bouillies dans du lait.

5. Tremper des feuilles de cassis dans du vin blanc et s'en envelopper le doigt malade.

6. Employer l'oignon de lis blanc, ou bien l'oignon ordinaire, cuit sous la cendre et écrasé dans du lait. Le cataplasme d'oseille est aussi très efficace.

7. Cataplasme de feuilles cuites de morelle noire.

8. Prendre un demi-litre d'eau, y faire cuire 2 onces (64 gr.) de racine de sceau de Salomon avec autant de saindoux. Quand la racine est cuite, qu'elle s'écrase facilement, faire prendre au doigt un bain d'un quart d'heure, puis y appliquer un cataplasme avec la racine. Renouveler chaque jour.

9. Prenez des fleurs de trèfle, laissez-les tremper quelque temps dans de l'huile d'olive et appliquez-en des compresses sur le mal. Ce remède convient aussi dans les maux d'oreille et les brûlures. (Bitard.)

10. Un autre remède consiste à écraser des escargots avec leurs coquilles de manière à en former une bouillie dont on entoure le doigt et qu'on maintient à l'aide d'un linge. On renouvelle l'application toutes les 24 heures. Pour enlever le cataplasme séché, on plonge le doigt dans de l'eau chaude. Au bout de 4 ou 5 jours, le mal a souvent disparu. (Bitard.)

11. Faire sécher au four la racine de tormentille, la réduire en poudre, la mêler à un jaune d'œuf et envelopper le doigt malade d'un linge recouvert de cette pâte. Rodin assure que le panaris se trouve assez rapidement guéri.

*Conseils.* — Comme traitement extérieur, il faut se mettre à la diète.

Le danger du panaris est plus grand qu'on ne le croit généralement.

L'inflammation du doigt se termine le plus souvent par la grangrène. S'il y a grangrène, il faut promptement recourir au médecin. Si la suppuration est trop lente, on perd souvent la dernière phalange du doigt.

Quand le panaris est mûr, le faire ouvrir par un homme de l'art et le bien vider. On le panse avec un jaune d'œuf battu et mêlé avec 60 grammes de térébenthine et 15 grammes d'huile d'olive.

Ne pas garder de bague au doigt menacé d'un panaris car il tomberait en grangrène.

Si le panaris se déclare sans cause apparente, c'est, dit Dehaut, un signe de mauvais sang qu'il faut purifier par une purgation plus ou moins prolongée.

### CHARBON OU ANTHRAX MALIN.

*Caractères*. — Cette terrible maladie provient souvent d'une piqûre fait par un insecte qui a sucé le sang corrompu d'un cadavre. La peau rougit, puis apparaît une pustule brunâtre qui crève et laisse suinter un liquide roussâtre. Il y a alors douleur, démangeaison, chaleur vive. En même temps, la grangrène se déclare, se propage rapidement et tue le malade en peu de jours. Non-seulement le malade souffre extérieurement, mais il souffre de l'abattement, des maux de cœur, des tiraillements, de la fièvre violente.

*Remèdes*. — 1. Aussitôt que le bouton s'est déclaré, faire une coupure en croix sur le mal, le brûler avec un fer rouge pour détruire la grangrène.

2. Des personnes affirment que les feuilles de scabieuse, pilées et infusées dans l'urine, appliquées sur le charbon, le guérissent rapidement.

Les cataplasmes de feuilles pilées de brunelle, de petite

joubarbe et de noyer conviennent pour le faire suppurer. Un médecin affirme avoir guéri, par l'application d'une feuille fraîche de noyer, une pustule charbonneuse située sur le côté du cou d'un enfant de 9 ans.

4. En même temps, provoquer des vomissements en faisant avaler beaucoup d'eau tiède, ou en chatouillant le gosier avec une plume d'oiseau trempée dans l'huile. Lavements purgatifs à la rhubarbe, au ricin, à la bryone, etc.

*Conseils.* — Avoir soin d'enterrer profondément tous les animaux morts. C'est un préjugé que de suspendre aux haies ou au bout d'un bâton les taupes que l'on prend; leurs cadavres, en putréfaction, se couvre de mouches qui peuvent donner le charbon.

Si le mal s'aggrave, appeler sans retard le médecin.

ÉNGELURES.

*Remèdes.* — 1. Cataplasmes de lis blanc, cuit dans du lait.

2. Cataplasmes de navet (racine).

3. Appliquer des compresses de *baume aromatique* (voir page 101).

4. Plonger les mains pendant une heure dans de l'eau de son, la plus chaude possible, puis se les frotter avec de la graisse de volaille crue que l'on présente au feu; ou bien, avec de la pommade camphrée; puis recouvrir le mal avec un linge sec et chaud, pendant une heure ou deux, ou mieux, toute la nuit.

5. Les paysans de la Bourgogne font disparaître les engelures des talons avec de la cendre très chaude; ils s'en appliquent dix minutes chaque jour pendant une huitaine. Le moyen est bon quand les talons ne sont pas ulcérés.

6. Délayer avec soin 6 grammes d'amidon dans 50 grammes de glycérine pure; chauffer sur un feu doux le

mélange ainsi obtenu, jusqu'à ce qu'il ait pris l'apparence d'une gelée. En mettre une couche mince sur les engelures que l'on recouvre ensuite d'un linge doux. (Dehaut.)

7. Laver les engelures avec une infusion d'eau-de-vie et de piment rouge ou de poivre de Cayenne.

8. Prendre un pinte d'eau, y jeter une poignée de feuilles de laurier-rose, passer cette décoction avec un morceau de mousseline et la mettre en bouteille. Matin et soir, laver les engelures avec ce liquide.

9. Faire bouillir dans une pinte et demie d'eau, jusqu'à réduction des deux tiers, cinq marrons d'Inde et une forte poignée de cendres de bois. Dans la journée et le soir, baigner les engelures dans cette eau, la plus chaude possible. Renouveler plusieurs fois l'opération.

10. Dans une tasse de térébenthine de Venise, mettre une cuillerée d'huile d'olive et autant de cire : débattre la cire dans l'huile. Avant de se coucher, appliquer cet onguent sur la partie malade chauffée d'avance, puis la couvrir d'un linge. Répéter le même remède pendant 5 ou 6 jours.

Il guérit en une fois les gerçures des mains et des lèvres.

11. Les personnes qui ont eu des engelures feront bien, pour en prévenir le retour, en octobre et en novembre, de lotionner les parties menacées avec du vin ou de l'eau-de-vie camphrée étendus d'eau. Ou bien de les plonger, matin et soir, pendant un quart d'heure, dans un bain composé de 5 grammes de tan et autant d'alun par litre d'eau.

On recommande aussi les frictions avec de la neige, de la glace pilée, de l'eau froide sinapisée ou dans laquelle on a fait fondre de l'ammoniaque, à raison de 100 grammes par litre.

12. Se mouiller les parties atteintes, chaque soir, avec quelques gouttes de glycérine. Cette substance ne coûte que 35 centimes la petite bouteille, chez le pharmacien.

13. Si vous avez des engelures aux oreilles, lavez-les avec une décoction tiède de feuilles de noyer ; et le mal cédera bientôt à cette médication astringente. (Rodin.)

14. Tournefort assure que les engelures disparaissent si on les expose chaque jour à la vapeur des semences de jusquiame.

*Conseils.* — Il faut soigner les engelures si l'on ne veut pas les voir s'enflammer, s'ulcérer et tourner mal.

Il est imprudent, l'hiver, d'exposer au froid les mains humides.

On se guérit de l'onglée en ne réchauffant les doigts que graduellement.

Évitez le froid de pieds. Outre les engelures, il peut amener des névralgies, des maux de gorge ou même des accidents plus graves.

Pour se garantir du froid de pieds, les Russes ont un moyen aussi simple qu'efficace : ils s'enveloppent les pieds, par-dessus les chaussettes avec du papier qui, dans ce cas, agit comme corps isolant.

Nous avons déjà dit que la poudre de moutarde, répandue dans les bas, active la circulation du sang dans les pieds.

### CORS AUX PIEDS (AGACES).

*Remèdes.* — 1. Le suivant est infaillible ; se nettoyer les pieds ; les laisser quelque temps dans l'eau chaude ; les essuyer. Prendre un linge, y faire un trou juste aussi large que le cor à extirper. En envelopper le pied de manière que le cor bouche l'ouverture du trou. Mettre un peu de bonne moutarde sur une feuille de vigne, de lierre ou de joubarbe et l'appliquer directement sur le cor. On entoure le pied d'un second linge pour maintenir la moutarde et l'on renouvelle chaque soir jusqu'à guérison complète, ce qui ne se fera pas attendre longtemps.

A défaut de moutarde, on peut se servir de farine trempée dans du fort vinaigre.

2. On emploie aussi, mais avec moins de succès, l'ail pilé, les feuilles de joubarbe, de lierre, de saule blanc, de souci, le jus d'euphorbe épurge.

3. Se faire extraire le cor est un excellent remède, mais il n'est pas à la portée de tout de monde.

*Conseils.* — Ne faites jamais usage de chaussures trop serrantes, ni trop courtes. C'est une imprudence de vouloir détruire les cors aux pieds par l'eau forte ou vitriol.

### ONGLE ENTRÉ DANS LES CHAIRS.

Faites dissoudre, dans une bouteille de vieux vin blanc, quelques paquets d'alun; on trempe dans ce liquide l'ongle enclavé, jusqu'à ce que, les chairs, se ramollissant, il devienne possible de couper l'ongle.

L'ongle pénètre dans les chairs lorsqu'on le coupe sur le côté; alors, il pousse en largeur.

### POIREAU OU VERRUE.

*Remèdes.* — 1. On peut recouvrir les verrues de jus de chélidoine ou de suc d'euphorbe épurge.

2. Mais elles disparaîtront beaucoup plus rapidement en employant le premier remède de l'article *cors au pied.*

3. On emploie aussi, avec succès, la cendre de saule blanc délayée dans du fort vinaigre. Un médecin conseille d'appliquer sur le poireau des feuilles fraîches écrasées du même arbre.

4. Le plus expéditif des remèdes est de brûler les verrues avec la pierre infernale. Ou bien, on fait rougir un fil de fer mince et pointu et l'on en traverse vivement le poireau dans le sens horizontal. Il sera coupé net si l'opération s'est faite adroitement. (Bitard.)

### GERÇURES. — CREVASSES.

*Remèdes.* — 1. *Pommade* : Coupez en morceaux dix grammes de savon blanc que vous faites fondre dans une cuillerée d'eau chaude; ajoutez 20 grammes d'huile d'amande douce, 10 gr. de cire vierge grattée et 25 gr. de graisse de porc. Agitez le mélange sur le feu, puis retirez-le et agitez encore jusqu'à ce qu'il commence à durcir; ajoutez 2 gr. de benjoin et autant de baume du Pérou. Coulez le tout dans un pot, couvrez et conservez au frais. En prendre gros comme un pois et s'en frotter les gerçures devant un bon feu.

2. Les Chinois emploient un remède très efficace : ils se guérissent rapidement au moyen des onctions de cervelle de faisan.

3. Remède pour éviter et guérir les crevasses des mains : chauffez-les et frottez-les de jus d'oignon. Renouvelez plusieurs fois par jour jusqu'à guérison.

Si vous ne voulez pas vous donner la peine d'extraire le jus de l'oignon, coupez en deux ce dernier, et frottez avec l'une des deux moitiés.

On évite les crevasses en prenant gros comme un haricot de miel et, après s'être lavé les mains le matin, en les enduisant de ce miel.

4. *Onguent rosat.* — Prenez 60 grammes de pétales frais de roses et 30 gr. de saindoux. Faites fondre le saindoux et ajoutez-y les roses. Lorsqu'elles sont presque cuites, retirez-les et versez l'onguent dans un pot que vous bouchez pour vous en servir au besoin.

5. *Conseil et remède.* — Pour éviter les gerçures et les crevasses des mains, il ne faut pas plonger celles-ci, alternativement, dans l'eau froide, dans l'eau chaude et dans l'eau de vaisselle.

Le moyen général de les guérir est de les frotter avec un corps gras : huile d'olive, glycérine, beurre frais ou cérat, et de les mettre à l'abri d'un air trop vif.

## VARICES. — PLAIES AVEC ÉCOULEMENT.

*Caractères.* — Les veines des jambes se gonflent en certains endroits; il s'y forme des bourrelets qui rendent difficile la circulation du sang; ces grosseurs finissent par s'ouvrir et suppurer.

Cette infirmité, remarque Dehaut, attaque de préférence les personnes souvent debout et dont le sang n'est pas pur.

*Remèdes.* — 1. Les ulcères ou plaies des jambes se traitent et se guérissent par l'application de compresses trempées dans du vin ou de la bière, dans lesquels on a fait cuire de la sauge et du miel. (Voir l'article : piqûre, etc., chapitre X).

2. En général, médication astringente : les cataplasmes froids de feuilles de chêne, de noyer, de chou, de lierre, de bardane, de mauve, de menthe, de marrube, de plantain, de tanaisie amènent un bon résultat. On peut y ajouter ceux d'écorce d'orme, de feuilles de bouleau, de chélidoine, de troëne, de sauge, de roseau commun, de seigle, de trèfle d'eau, d'aigremoine, de brunelle, de millepertuis. (Saffray.)

3. On combat les varices en les écrasant avec des bandelettes de toile serrées autour des jambes.

Il faut en outre du repos et tenir la jambe malade dans une position horizontale.

*Conseils.* — Le meilleur moyen d'empêcher les varices de dégénérer en plaies, c'est la purgation longtemps continuée. (Dehaut.)

Un autre moyen, c'est de porter des bas élastiques lorsqu'on doit rester longtemps debout, ou qu'on se fatigue beaucoup. On fabrique, dans ce but, des bas élastiques en caoutchouc vulcanisé. Ce sont des préservatifs plutôt que des remèdes.

Ceux qui se tiennent toujours debout ou qui doivent séjourner dans l'eau froide, préviendront la formation des plaies aux jambes par une nourriture fortifiante, et en se frottant, matin et soir, le bas des jambes avec de l'eau-de-vie.

Avant de mettre une bande de toile sur l'ulcère provenant de varices, il faut laver le mal et ne renouveler la bande que tous les deux ou trois jours.

Quand des personnes âgées ont des plaies aux jambes, c'est le médecin qui décidera si ces plaies doivent être entretenues ou non. Il pourrait se faire qu'en les supprimant il y eût mort subite ou paralysie. *Plaies scorfuleuses*, voir chapitre II.

*Ulcères de la bouche et des gencives*, voir chapitre Ier.

*Ulcères de la matrice*, voir chapitre IX.

TEIGNE. — DARTRES. — BOUTONS, ETC.

Voir chapitre Ier.

TACHES DE ROUSSEUR.

*Remèdes.* — 1. Appliquer le soir, sur la peau, de la roquette cuite.

2. Se laver souvent avec de l'eau qui a servi à cuire de la patience sauvage; et avec du vin blanc dans lequel les fleurs de primevère ont trempé assez longtemps.

3. On peut aussi appliquer, le soir, des fraises de bois écrasées, sur la peau nue ou entre deux morceaux de mousseline très claire. Conserver le cataplasme toute la nuit et le renouveler tous les soirs pendant 8 jours. (Excellent remède.)

4. On utilise encore le lait virginal, ainsi composé : ayez 30 grammes d'amandes douces, 8 grammes d'amandes amères et 150 grammes d'eau de roses; dépouillez les amandes de leurs enveloppes en les mettant tremper dans de l'eau chaude; pilez-les en y versant peu à peu de l'eau

de roses; passèz le liquide obtenu et ajoutez-y un gramme de benjoin.

Cette liqueur s'emploie également pour conserver la fraicheur du teint et pour faire passer le hâle (être brûlé du soleil).

*Conseil*. — Se méfier des cosmétiques que l'on ne connaît pas.

## GALE.

*Caractères*. — Insecte très petit qui laboure la peau, y détermine des pustules à base rougeâtre, pleines d'un liquide ressemblant à de l'eau, et cause des démangeaisons insupportables. Ces boutons paraissent d'abord entre les doigts, aux pliants des membres, au ventre; mais si on laisse la gale s'invétérer, elle finit par recouvrir toute la peau.

*Remèdes* — 1. Le jus d'ail mêlé avec du miel et du beurre, guérit la gale la plus opiniâtre.

2. Il en est de même des frictions faites avec des feuilles de lierre bouillies dans du vin.

3. Un remède très économique et très efficace est l'emploi de la benzine, ou mieux, de l'huile de pétrole; seulement, il ne faut pas frotter la peau, mais y faire couler l'huile, et puis remettre ses vêtements, sans s'essuyer. Ainsi, l'huile tue les insectes ou les œufs qui pourraient y être logés. Continuer le remède jusqu'à la guérison qui sera rapide.

4. Frictions rudes et prolongées au savon noir, puis grand bain et friction aux endroits atteints avec de la pommade de soufre ainsi obtenue : fleur de soufre, 30 grammes; carbonate de potasse, 15 grammes; axonge ou graisse de porc, 50 grammes.

Ce remède, énergiquement appliqué, peut guérir la gale en 2 heures, pourvu qu'elle ne soit pas trop invétérée.

5. On emploie aussi, à l'extérieur, la poudre de racine d'aunée mélangée avec du saindoux. Ou bien une infusion de rue dans de l'huile. Ou encore une infusion de thym, de serpolet ou d'orme. Ou enfin une infusion de menthe poivrée dans l'eau ou le vin.

6. Prenez 15 grammes de racines de bardane et autant de racine de patience. Faites-les bouillir avec une demi-livre de rouelle de veau dans 3 litres d'eau, que vous réduirez à 2 litres. Ajoutez une poignée de cerfeuil et une de sommités de houblon; une demi-poignée de fumeterre et autant de cresson de fontaine, passez le tout à travers un linge. On prend cette tisane matin et soir à jeun; on peut faire fondre dans chaque tasse 15 grammes de sulfate de soude. On se frottera en même temps avec la pommade indiquée au n° 4. Ce remède s'emploie aussi contre les dartres vives. (Clément.)

7. Préparez l'onguent suivant : faites bouillir des racines de patience dans du vinaigre jusqu'à ce qu'elles soient molles, écrasez-les et passez-les à travers un tamis, de façon à en obtenir 16 grammes de pulpe; mêlez avec autant de graisse de porc et autant de soufre en poudre. Avec cet onguent, faites, soir et matin, devant un bon feu, des frictions vigoureuses aux endroits infectés.

8. Saffray dit que les frictions avec la racine de bryone fraîche, pilée avec du saindoux, sont un excellent remède.

9. Le même docteur recommande encore les frictions avec une forte décoction de persicaire; ou bien, avec une once de fruits mûrs de fusain écrasés dans un litre d'eau mêlée d'un peu de vinaigre. Ou encore, avec une forte décoction de racine de bourdaine, de feuilles de rue ou de troëne.

10. D'après Rodin, la décoction de sabine est bonne contre la gale et les ulcères putrides.

11. Frictions avec une pommade composée de poudre de staphysaigre, ou bien de pied d'alouette dans 20 fois

leur poids de graisse de porc. On emploie aussi une décoction de 15 à 30 gr. des mêmes plantes par litre d'eau; mais il faut se garder d'en mettre sur une déchirure, une écorchure, une plaie quelconque. (Saffray.)

12. Rodin déclare que la gale la plus invétérée cède à l'emploi de la clématite. On la prépare ainsi :

« Faites bouillir la 2e écorce de clématite nouée dans un linge, avec de l'huile d'olive, et, pour vous en servir en friction, faites chauffer le vase qui contient ce mélange; approchez du feu et frottez-vous avec le nouet; après quelques frictions, il surviendra une éruption douloureuse, mais au bout de huit jours, vous serez guéri. »

13. Comme traitement intérieur, tisanes à la douce-amère, à la fumeterre, aux cônes de houblon, à la patience, à la scabieuse, à la bardane (racine).

*Conseils.* — Une fois débarrassé de la gale, se purger.

Ce mal est très contagieux. Bien nettoyer les vêtements d'un galeux; les passer au four quand on en a retiré le pain.

La propreté constante du corps est le meilleur préservatif.

### RACHITISME (OS NOUÉS).

*Caractères.* — L'enfant rachitique est celui dont les os ne se développent pas régulièrement, mais se déforment. Jambes courbées, os voûtés, gros ventre, chairs molles, flasques; pâleur, etc., tels sont les caractères de cette infirmité. Le rachitisme a surtout pour cause une alimentation trop forte pour le faible estomac du jeune enfant, il en résulte des diarrhées, des inflammations.

*Remèdes.* — 1. Quand l'enfant est tout jeune, il guérit rapidement par le traitement suivant : purgation douce et régulière (rhubarbe), huile de foie de morue, 2 à 4 cuillerées par jour; aliments variés, appropriés à l'âge et aux forces de l'enfant.

2. *Vin aromatique* : prenez une poignée de chacune des plantes ci-après : romarin, thym, sauge, tanaisie; laissez tremper pendant 4 jours dans deux litres de vin blanc en ayant soin de bien boucher le vase; passez. Le prendre pur, par cuillerée, ou bien en verser dans une tisane à cônes de houblon ou à feuilles de trèfle d'eau. (Clément.)

3. Bains fréquents de feuilles de noyer : ils valent presque les bains de mer. A défaut de bains, boire chaque jour deux ou trois tasses de tisane de feuilles de noyer. (Rodin.)

Celle à cônes de houblon convient surtout pour exciter l'appétit.

*Conseils généraux se rapportant aux maladies de la peau :*

1. *Vêtements.* — Les vêtements, dit le docteur Dupasquier, doivent être amples et ne pas serrer fortement, autrement, ils mettraient obstacle à la circulation du sang, au développement de la poitrine.

Les vêtements doivent briller par la propreté; ils seront plus chauds chez les vieillards que chez les jeunes gens.

Il ne faut pas, trop tôt, quitter ses habits d'hiver.

Il vaut mieux ne pas porter des vêtements qui ont servi à des personnes mortes d'une maladie contagieuse, mais si l'on y est forcé, il faut au moins les mettre en lessive, ou bien les passer au soufre ou au clore. Il est très imprudent de garder sur le corps des vêtements mouillés; comme aussi de s'étendre sur la terre pour se reposer.

Les coiffures seront légères et perméables à l'air, si l'on veut empêcher la chute prématurée des cheveux.

Attention aux chaussures! Que toujours le pied y soit à l'aise! Ne vaut-il pas mieux, dit encore Dupasquier, avoir un pied moins mignon qu'un pied douloureux, impropre aux fatigues?

2. *Cosmétiques*. — Les meilleurs cosmétiques, pour la peau, sont l'eau pure parfumée, si l'on veut, d'un peu d'eau de Cologne, et le lait.

L'usage du fard est toujours mauvais et dangereux.

Le meilleur moyen de se conserver la chevelure est de la peigner et de la brosser souvent; si les cheveux tombent, les couper ou les raser; ou bien encore, laver la tête avec du rhum ou de l'alcool dans lesquels on a fait tremper du quinquina ou de l'écorce de saule blanc. Se défier des pommades : les plus vantées sont souvent les plus nuisibles. En voulez-vous une bonne? faites fondre de la moelle de bœuf et mêlez-y une essence quelconque.

3. *Bains*. — Les bains et les frictions entretiennent la propreté de la peau, facilitent la transpiration, augmentent la pureté du sang et la vigueur du corps.

Les bains froids ou frais conviennent à tout le monde, excepté aux personnes faibles et aux vieillards; ils fortifient la constitution.

Les bains tièdes conviennent à tous, et surtout aux vieillards, aux femmes, aux personnes nerveuses, bilieuses, irritables; à celles qui ont l'estomac faible ou qui souffrent d'une affection de la peau. Cependant, il n'en faut pas abuser. Les bains chauds ne doivent se prendre que sur l'avis du médecin.

Les bains de vapeur provoquent une sueur abondante : ils sont utiles dans les rhumatismes et les hydropisies.

Voici quelques préceptes à observer dans l'usage des bains.

1° Ne point entrer dans l'eau, surtout si elle est froide ou fraîche quand on est en sueur.

2° S'y plonger tout entier en un seul temps.

3° Se baigner de préférence le matin, à jeun, ou après-midi, 4 à 6 heures après le repas.

4° Éviter, dans le bain, un soleil ardent.

5° S'essuyer avec soin en sortant de l'eau, s'habiller promptement et faire de l'exercice. (Dupasquier.)

<hr>

# CHAPITRE VIII.

## DES RHUMATISMES.

*Caractères généraux.* — Douleurs occasionnées par le froid humide. Elles se gagnent, soit en gardant sur le corps du linge mouillé; soit en s'asseyant ou se couchant sur des choses froides, humides : pierres de taille, feuilles fraîches, herbes, etc.

Le rhumatisme peut s'en prendre à toutes les parties du corps : tête (les cheveux sont douloureux), cou (torticolis), poitrine, reins, estomac : c'est le rhumatisme musculaire. S'il s'en prend aux jointures ou articulations, il est dit articulaire. S'il occupe la hanche et la cuisse, c'est le rhumatisme ou goutte sciatique.

Ce mal est aigu ou chronique.

Aigu, les douleurs sont vives, il y a fièvre.

Chronique, elles sont plus dolentes et il n'y a pas de fièvre.

Le rhumatisme chronique se guérit par l'usage des purgatifs, des tisanes indiquées ci-dessous, des frictions, des bains de vapeur.

Le rhumatisme aigu est plus dangereux : le mal change facilement de place et peut causer une mort subite en se portant sur le cerveau ou sur le cœur.

« Le rhumatisme, dit le docteur Dupasquier est une maladie très fréquente qui se présente sous bien des formes : c'est tantôt un mal de tête opiniâtre ou des vertiges, tantôt de l'oppression (rhumatisme au cœur ou aux poumons), tantôt une douleur de ventre continue et sans tuméfaction (rhumatisme aux intestins), tantôt un mal d'estomac, tantôt un simple bourdonnement aux oreilles, etc. On le reconnaît surtout à la cause qui est un refroidissement ou un changement de température, ou au déplacement d'une précédente douleur. »

## RHUMATISME MUSCULAIRE.

*Remèdes.* — 1. Faites une bouillie d'avoine dans du vin et appliquez-la chaudement sur la partie souffrante; il y aura soulagement considérable. (Barthez.)

2. Prendre les feuilles de choux les plus externes, celles que le jardinier jette au rebut, écraser toutes les nervures avec le manche d'un couteau ou avec un marteau, en placer 4 ou 5 l'une sur l'autre, et les présenter au feu, de façon à les amollir un peu ; appliquer ces feuilles à nu sur la partie malade et les y maintenir. (Clément.)

3. Chauffez du son à sec, et appliquez-le en sachets à renouveler fréquemment pour entretenir le degré voulu de chaleur.

4. Frotter l'endroit douloureux avec de l'huile de lavande.

5. Cataplasmes à la semence de moutarde noire délayée dans l'eau.

6. Fomentations (réchauffement par l'application) ou bains de fleurs d'origan ou marjolaine : hacher la plante nouvellement cueillie, l'échauffer en la remuant sur le feu et l'appliquer chaudement sur la douleur. A défaut d'origan, on peut se servir d'une autre plante aromatique (menthe, armoise, romarin, thym-serpolet, etc). Ce remède convient surtout pour combattre le rhumatisme du cou. (Voir torticolis, chapitre II.)

7. Cataplasmes de verveine (fricassée dans du vinaigre). Ils sont encore bons pour combattre les points de côté.

8. Cataplasmes de feuilles d'hièble et de bardane.

9. On peut aussi faire usage d'un vésicatoire.

10. Pommade : Prenez diverses plantes aromatiques

comme : origan, menthe, mélisse, romarin, thym, serpolet; une poignée de chacune; ajoutez-y une poignée de feuilles de laurier et autant de petite marguerite, une demi-livre de fruits de genévrier; une livre de beurre frais, une de moelle de bœuf et une d'huile d'olive; un litre de vin blanc; pilez toutes ces plantes, l'une après l'autre jusqu'à ce qu'elles soient réduites en bouillie; mêlez le tout, puis mettez-le dans une bassine sur un feu médiocre, avec le beurre, la moelle, l'huile et le vin; remuez souvent. Les herbes étant cuites, passez le tout à travers un linge en le tordant fortement. Mettez dans des pots neufs. Vous obtenez ainsi une pommade verdâtre aromatique. Pour vous en servir, faites-la tiédir et frottez-en, soir et matin, la partie malade devant le feu; couvrez-la de deux papiers de soie ou de papier brouillard que vous faites tenir avec des bandages. (Clément.)

11. Boire une infusion de feuilles de chanvre ou de cochléaria; ou bien une décoction de bois de genévrier.

12. Faire infuser, pendant une demi-heure, une once (32 g.) de feuilles de frêne dans 1 litre d'eau et boire cette tisane en plusieurs fois dans la journée, pendant un mois. On peut y ajouter une pincée de menthe poivrée. Rodin assure qu'il pourrait citer un grand nombre de guérisons obtenues par ce remède.

13. Saffray recommande la tisane à rameaux fleuris de genêt (30 à 60 grammes), et celle à la racine râpée de buis. (Id.)

14. Quand il n'y a pas inflammation, on peut boire une infusion de 2 à 8 grammes de sabine par litre d'eau. (Saffray.)

15. Boire 150 grammes d'un bouillon de veau où l'on a fait infuser 4 à 8 grammes de belle de nuit. (Saffray.)

16. Comme remèdes extérieurs, le même docteur recommande d'appliquer sur la partie douloureuse, soit des feuilles fraîches de passerage, soit des cataplasmes à

feuilles de renoncule âcre ou d'anémone, ou enfin à racines fraîches de bryone.

17. Faire cuire des bourgeons de pin Sylvestre et exposer le mal à la vapeur qui s'en dégage.

18. Application de ventouses.

19. Le docteur Lebrun conseillait de se servir d'un gazon coupé au bord d'une fosse à purin, de le chauffer fortement du côté de la terre et d'appliquer le côté opposé sur la partie douloureuse. Il y avait grand soulagement.

20. Pour combattre les rhumatismes anciens, principalement chez les sujets faibles, il faut boire de la tisane à l'hysope. Celle à feuilles ou à fruits de laurier convient mieux dans le rhumatisme d'estomac.

21. Contre le rhumatisme des reins, on utilise surtout les applications chaudes d'origan, ou les cataplasmes de verveine cuite dans du vinaigre. En même temps, on passe des lavements à l'eau qui a servi à cuire des feuilles de poireau.

### RHUMATISME OU GOUTTE SCIATIQUE.

*Remèdes.* — 1. Un des meilleurs remèdes est l'application, sur la hanche ou sur la cuisse, de feuilles de lierre grimpant coupées en grande quantité sur un morceau d'étoffe assez large pour recouvrir le mal ; les renouveler dès qu'elles sèchent. On continue le remède jusqu'à guérison.

2. Les fomentations et les cataplasmes de moutarde noire et surtout de camomille sont excellents.

3. Prendre une certaine quantité de seconde écorce de rameaux d'orme, la faire bouillir jusqu'à consistance de sirop, y ajouter un tiers de son poids d'eau-de-vie et appliquer chaudement. (Ray.)

4. Plonger, pendant une heure ou deux, la partie malade dans le marc qui reste lorsqu'on a pressé le raisin : il y a grand soulagement.

5. Rodin conseille l'application de feuilles écrasées de grande passerage.

6. Frapper énergiquement la partie douloureuse avec de l'ortie verte.

7. Boire des tisanes à la sauge ou à fleurs et racines de saponaire, ou une décoction de racine d'aunée.

8. Avaler des graines de moutarde blanche : une ou 2 cuillerées le soir, comme purgatif.

9. Tisane à la mélisse ou citronnelle, surtout dans le rhumatisme ancien.

10. On emploie avec grand succès l'infusion ou l'extrait de marrube blanc. (Furnari.)

11. Prenez 8 grammes d'essence de térébenthine, mêlez avec 120 grammes de miel rosat; prenez trois cuillerées, par jour, de ce mélange, et la sciatique disparaîtra. (Récamier.)

## RHUMATISME ARTICULAIRE. — GOUTTE.

*Caractères.* — Douleurs plus ou moins vives aux articulations ou pliants des membres; chaleur, fièvre. Le rhumatisme va, d'ordinaire, d'une articulation à une autre.

Bien traitée, la maladie dure de 2 à 3 semaines; mais si elle passe à l'état chronique, elle peut se prolonger de 2 à 3 mois. La maladie ne devient dangereuse que si le rhumatisme s'attache sur le cœur ou les poumons.

Dans le rhumatisme articulaire chronique, il y a de la gêne dans les mouvements, avec de légères douleurs s'adoucissant par la chaleur, s'avivant beaucoup par les temps humides. Quand il y a dépôts blanchâtres dans les articulations, c'est le rhumatisme goutteux.

La goutte s'attaque surtout aux articulations des pieds et des mains. Elle est annoncée par un trouble dans la digestion, des crampes dans la partie menacée. Le premier accès prend la nuit par une vive douleur au gros orteil;

on ne peut plus remuer le pied ; le mal dure de 6 à 24 heures, et les accès se reproduisent pendant 10 à 15 jours. La goutte revient après 6 mois ou un an ; elle devient de plus en plus fréquente en perdant de sa violence. Elle est dangereuse quand elle rentre, remonte et se porte à l'estomac, aux poumons ou au cerveau.

La goutte se distingue du rhumatisme articulaire en ce qu'elle affecte surtout les petites articulations, et revient par attaques distinctes composées d'accès journaliers : il y a sueur locale et l'urine dépose.

*Remèdes contre le rhumatisme articulaire.* — 1. Appliquer, sur les parties douloureuses, des cataplasmes d'ail et de joubarbe pilées ensemble.

2. On recommande aussi les cataplasmes à feuilles cuites de bardane, à la camomille, à feuilles de chou (voir rhumatisme musculaire, n° 2).

3. Le cataplasme de racines bouillies de grande consoude, appliqué le plus chaudement possible, calme la douleur.

4. Sinapisme ou cataplasme de graines de moutarde noire.

5. Prenez 2 onces (64 gr.) d'huile d'olive, ajoutez-y 8 grammes de fleurs sèches de camomille ; faites chauffer pendant quelques heures au bain-marie ; passez en exprimant. Cette huile s'emploie en frictions dans les rhumatismes et la goutte.

6. Contre le rhumatisme chronique, bains de vapeur, frictions répétées avec une peau de chat ; porter des chemises de flanelle.

7. Les tisanes à racines et à semences d'angélique, à la fumeterre, aux cônes de houblon, à la mélisse, à la saponaire, à la sauge, au trèfle d'eau ; la décoction de bois de genévrier conviennent à l'intérieur.

8. Quand il n'y a pas d'inflammation intérieure, Saffray conseille de boire une infusion de 2 à 8 gr. de sabine par litre d'eau.

9. Boire chaque jour, en plusieurs fois, cinq à six grammes de jus frais de chélidoine délayé dans un litre de petit-lait. (Saffray.)

10. L'infusion de genêt convient également (30 à 60 grammes de rameaux fleuris par litre d'eau. (Id.)

*Remèdes contre la goutte.* — 1. Si les douleurs sont très vives, appliquer des sangsues, puis l'un des cataplasmes indiqués ci-dessus. Boire, en même temps, des tisanes à la bourrache et au chiendent.

2. Linné affirme que manger des fraises deux ou trois fois par jour procure un grand soulagement. Ce naturaliste calma sa goutte après avoir expérimenté ce remède, si simple et si agréable, pendant un mois. Un an après, le même régime la fit disparaître entièrement. Ayant eu soin d'en manger encore l'année suivante, le mal ne reparut plus.

3. Mettez, dans un verre à demi-rempli d'eau pure et fraîche, une cuillerée à bouche de café non-brûlé ; laissez-le tremper pendant 24 heures. Le matin, à votre lever, vous avalez le liquide ; puis vous remplissez le verre d'une égale quantité d'eau que vous boirez le jour suivant. Le même café sert donc deux fois. Il faut continuer le même remède jusqu'à guérison complète. Le docteur Monchaux le met en usage depuis trois ans, et ses attaques bi-annuelles de goutte ont complètement disparu.

4. D'après Rodin, le liquide qui a servi à la cuisson des feuilles de pin maritime, apporte un grand soulagement aux goutteux qui peuvent l'employer sous forme de bains, ainsi que l'extrait solide dissous dans l'eau : ces bains, ajoute-t-il, peuvent rivaliser avec ceux de Franzensbad.

Ils conviennent parfaitement contre le rhumatisme.

5. Le même auteur raconte avoir connu à Beauvais un manufacturier qui, goutteux de 40 à 50 ans, se mit tout à coup à essayer un remède populaire consistant à boire, une fois par jour, toute l'année, au lieu et place du café,

une infusion de feuilles de groseiller noir (cassis). Il suivit ce régime toute sa vie et n'a jamais vu reparaître son ennemie tant redoutée.

6. Les feuilles fraîches de tabac et de clématite écrasées calment les douleurs goutteuses et rhumatismales sur lesquelles on les applique. (Rodin.)

7. *Remède très puissant contre les nœuds de la goutte.* Prenez une poignée de feuilles de cassis (groseiller noir), une de laurier, une de sauge et une de romarin; mettez le tout dans un pot de terre vernissé que vous remplirez de vin blanc; placez-le sur des cendres chaudes pour faire infuser sans bouillir. Après 24 heures d'infusion, servez-vous de cette liqueur en frottant fortement les mains l'une contre l'autre, ou les pieds surtout là où sont les nœuds. Répétez les frictions d'heure en heure et continuez le remède quelque temps. Chauffez toujours la préparation pour vous en servir. (Clément.)

*Conseils.* — Évitez le froid humide et les habitations malsaines.

« Les meilleures habitations, écrit Dupasquier, sont celles qui, exposées au soleil, ont l'entrée ou les fenêtres au levant ou au midi, sont parquetées ou au moins pavées avec cave au-dessous; sinon, élevées au-dessus du niveau du sol et à l'abri des émanations insalubres. Les appartements doivent être spacieux, bien éclairés et bien aérés. Les maisons basses, humides, recevant peu d'air et de lumière causent des infirmités nombreuses : scrofules, étiolement, rhumatismes, etc. Faire souvent du feu et renouveler l'air dans les maisons humides.

Il est dangereux d'habiter une maison nouvellement construite. Voici un moyen de reconnaître quand elle est habitable : exposez-y, pendant 24 heures, dans chaque pièce fermée, un demi-kilog. de chaux vive; si elle n'a augmenté en poids que de 1 ou 2 grammes, la maison est habitable.

On assainit une chambre nouvellement réparée en plaçant de la chaux vive dans plusieurs endroits de l'appartement; avoir soin de la renouveler tous les 7 ou 8 jours : elle absorbe l'humidité. »

*Moyen d'assainir une maison nouvellement construite.* — Placer, dans toutes les chambres hermétiquement fermées, des assiettes remplies de salpêtre, dans lesquelles on versera un peu d'huile de vitriol. Aussitôt, se dégageront des vapeurs qui, se confondant avec celles provenant du plâtre et de la chaux, les neutraliseront, c'est-à-dire, détruiront l'action nuisible qu'elles exercent sur l'homme ou sur les animaux. Cette opération se répète deux ou trois fois à quelques jours d'intervalle. Avant de renouveler le salpêtre, on ouvrira les portes et les fenêtres pour permettre au gaz nuisible de s'échapper. Les deux ou trois opérations terminées, on laissera les portes et les fenêtres ouvertes durant 5 jours, après quoi on pourra habiter l'appartement.

*Moyen de détruire la mauvaise odeur d'une chambre nouvellement bâtie ou peinte.* — Placer un brasier bien allumé dans un vase, au milieu de la chambre, y jeter deux ou trois poignées de grains de genièvre (fruits du genévrier). On bouche les cheminées et l'on se retire en fermant bien la porte et les fenêtres. Après 24 heures, on peut entrer dans la chambre, l'odeur malsaine a disparu.

La fumée de genièvre a l'avantage de ne pas gâter les meubles ni les tapisseries.

*Autre moyen.* — Mettre dans chaque place nouvellement peinte trois ou quatre vases remplis d'eau et verser dans chacun une once d'huile de vitriol.

Renouveler cette préparation tous les jours.

*Moyen de s'assurer de l'humidité d'un lit.* — L'humidité du lit est une cause fréquente de rhumatisme. On en constate sûrement le degré d'humidité de cette manière : Après avoir bassiné le lit, on y met un verre entre les draps, le fond au-dessus. Pour peu qu'il y ait de l'humidité, le verre sera terni et humide en dedans; il s'y formera même des gouttes si l'humidité est considérable.

Les cultivateurs ne devraient jamais placer leurs fumiers et leurs fosses à purin auprès de l'habitation.

Les arbres et le jardin autour de la maison, la rendent plus salubre.

Les meilleures chambres à coucher sont celles qui renferment une cheminée.

Les alcôves, les lits à rideaux ou trop mous, sont insalubres.

Il est bon, avant d'habiter une chambre vide depuis longtemps, d'y faire du feu et d'en tenir les fenêtres ouvertes.

Un enfant ne doit jamais partager le lit d'un vieillard ou d'une personne malade.

La propreté est le plus bel ornement de l'habitation. (Dupasquier.)

La goutte attaque surtout les sujets forts, qui se fatiguent peu et qui font bonne chère. Pour s'en préserver, il faut donc tenir un régime, être sobre, manger peu de viande, user modérément de vin et de boissons fortes, faire de l'exercice, éviter l'humidité et le refroidissement.

# CHAPITRE IX.

## MALADIES SPÉCIALES AUX FEMMES.

—

### FLEURS BLANCHES.

*Caractères.* — Écoulements blanchâtres ou jaunâtres auxquels sont sujettes certaines femmes, surtout entre l'enfance et la jeunesse. Quand ils durent, la femme pâlit, s'affaiblit, éprouve des tiraillements vers l'estomac.

La pauvreté du sang, le défaut d'air et d'exercice, la débauche produisent ces pertes.

*Remèdes.* — 1. Les tisanes les plus souveraines sont celles à l'argentine, à la racine de bistorte, à l'écorce de chêne (prise sur rameau de 3 à 4 ans), à baies ou fruits de genévrier, cuits dans de la bière avec sucre; on pourrait y joindre des racines d'aunée et d'angélique; à fleurs et à feuilles de romarin, à écorce de saule blanc, dans de l'eau, de la bière ou du vin.

2. On recommande aussi les tisanes d'absinthe et d'aigremoine; celles à cônes de houblon, à la marrube, à fleurs de millepertuis, à feuilles de morelle noire et de ronce, au plantain, à roses rouges, au thym-serpolet, à l'ortie blanche.

3. A l'extérieur, on fait des injections, des aspersions de décoction de feuilles de morelle noire, de feuilles de noyer, d'écorce de chêne.

4. Prenez une once (32 gr.) de racine d'oseille; une demi-poignée d'aigremoine; une poignée de têtes fleuries d'ortie blanche; faites bouillir le tout dans 2 litres d'eau

jusqu'à réduction à un litre, ajoutez 2 grammes de canelle, laissez reposer le tout pendant une heure sur les cendres chaudes. En boire un verre de deux en deux heures. (Clément.)

*Conseils.* — Si l'on habite une ville, faire des promenades à la campagne. Cet exercice convient aussi pendant la grossesse. Éviter les émotions vives : grande joie, grand chagrin.

Comme cette maladie provient encore de la pauvreté du sang, de la faiblesse, il faut suivre un régime fortifiant.

Pratiquer la continence car la luxure peut être cause de ces pertes. Dans ce cas, le repos, les aliments peu épicés et les bains frais ou tièdes produisent de bons résultats.

### RÈGLES OU MENSTRUES.

*Caractères.* — Ces fonctions peuvent être retardées ou arrêtées par la faiblesse; il y a, dans ce cas, chlorose ou pâles couleurs (voir l'article suivant); ou bien par excès de forces, c'est ce qu'indiquent les maux de tête, des saignements du nez, une respiration gênée.

*Remèdes.* — Dans le premier cas, il faut, ainsi qu'il est dit plus loin, suivre un régime fortifiant.

Dans le second, bains tièdes, boissons rafraichissantes, sangsues aux cuisses, bains de pieds à la moutarde, s'abstenir de viande.

*Conseils.* — La femme étant plus irritable pendant les règles, il faut éviter tout ce qui peut l'impressionner vivement, comme la frayeur, la colère, etc., les refroidissements subits, les boissons glacées, les bains de pieds à l'eau froide. (Dupasquier.)

SUPPRESSION DES RÈGLES. — CHLOROSE OU PALES COULEURS.

*Caractères.* — La suppression des règles chez une femme qui est en âge d'en avoir et qui n'est pas enceinte, tient à plusieurs causes : grande peur, chagrin violent, refroidissement subit, surtout si la personne est en sueur. Souvent aussi elle a pour cause une santé faible. Dans ce cas, les règles sont irrégulières, douloureuses; il y a des maux de tête et de cœur, des vomissements, des attaques de nerfs; la face est pâle : c'est la chlorose.

*Remèdes.* — 1. Régime fortifiant, huile de foie de morrue, exercices et promenades en plein air. Si les règles sont supprimées par accident, cataplasme à la farine de moutarde en dedans des cuisses, bains chauds. Si c'est par excès de force, voyez l'article précédent.

2. Voici les tisanes les plus recommandables pour combattre la chlorose et les pâles couleurs : tisane à fleurs de camomille, à la matricaire, à la menthe poivrée prise quelques jours avant l'époque des règles, à l'origan et surtout à la menthe sauvage : Ray et Sauvage disent que cette plante possède une vertu tout-à-fait efficace.

3. Le *vin de marrube* est également souverain : Prenez environ 40 grammes de marrube récolté quand il est en fleur et bien séché; mettez-le dans un litre de vin blanc ordinaire; laissez-le infuser à froid pendant 2 jours; passez-le à travers un linge et mettez en bouteille. Placez-le dans un lieu frais. Prendre un verre ou un demi-verre de ce vin le matin à jeûn et le soir en se couchant. Si l'on a fort soif, on peut y ajouter de l'eau de Seltz. Boral dit que ce remède est encore admirable pour fortifier l'estomac et donner de l'appétit. (Clément).

4. On se trouve bien aussi des tisanes à l'absinthe, à racines d'angélique, à semences d'anis et de fenouil, à fleurs d'armoise, à sommets et feuilles de marrube et

d'hysope, à la mélisse, à fleurs de tanaisie, au thym, au serpolet, à feuilles de trèfle d'eau.

5. Boire du vin d'absinthe (voir l'article Fièvre).

6. Prenez des tiges d'armoise, de camomille, de mélisse, de marrube, de rue, d'absinthe, des fleurs de souci, de chaque plante une pincée; versez dessus un litre d'eau bouillante; laissez infuser passez et sucrez. Cette tisane convient surtout dans les grandes faiblesses. (Clément.)

7. Prenez une pincée de feuilles de menthe sauvage, autant de romarin, de sauge et d'armoise, mettez tremper, à froid, pendant 8 jours, dans deux litres de bon vin rouge ou de bière; passez et conservez dans un lieu frais. On en boit un verre le matin, à jeûn, pendant 10 jours.

8. Tisanes à la racine d'aunée, au cassis, à la petite centaurée, au cerfeuil, à la patience, à fruits de genévrier cuits dans de la bière avec sucre.

9. Boire le matin, à jeûn, un verre de vin d'aunée, lequel s'obtient en laissant tremper pendant 2 ou 3 jours, des racines de cette plante dans du vin. Un verre après le repas facilite la digestion.

10. Tisane au roseau commun (racine); sa décoction fait tarir le lait des femmes.

11. Tisane à la salicaire : elle est souveraine.

12. L'usage de la poudre de rhubarbe est excellent; elle facilite les fonctions digestives et utérines. Mais il faut s'en abstenir s'il y a irritation, chaleur vive. (Rodin.)

### INFLAMMATION DE LA MATRICE.

*Remèdes.* — 1. On emploie avec succès la tisane au mélilot.

2. Injection, au moyen d'une seringue, d'eau où l'on a fait bouillir pendant 2 heures, des têtes de pavot dépourvues de leurs graines.

## MALADIES DES SEINS.

### ENGORGEMENT DES MAMELLES.

*Caractère.* — Gonflement dur et bosselé des seins chez une femme qui allaite.

*Remèdes.* — 1. Prendre une même quantité de feuilles d'ache et de menthe, faire bouillir dans du saindoux, passer et répandre sur ce qui est passé de la poudre de semences d'ache. Appliquer cet excellent remède tout chaud sur les mamelles.

2. Les cataplasmes à semences d'anis, à feuilles de pervenche, à la carotte râpée, à la douce-amère, conviennent parfaitement. Pour préparer ce dernier cataplasme, on pile 4 poignées de feuilles de douce-amère, on y mêle 4 onces de farine de lin que l'on fait bouillir avec du lard; appliqué tout chaud, il dissout, en une nuit, des grosseurs d'un volume considérable. Ray dit avoir guéri ainsi des contusions désespérées.

3. Boire, en même temps, du jus de cerfeuil.

4. Lavement purgatif de jus de mercuriale mêlé à du miel.

5. S'il n'y a pas inflammation, on peut aussi appliquer des feuilles pilées de persil.

### CREVASSES OU GERÇURES DU SEIN.

*Caractère.* — Elles sont fréquentes chez les femmes qui ont la peau fine et qui allaitent pour la première fois. Il faut les soigner car elles pourraient produire une inflammation du sein.

*Remèdes.* — 1. On recommande beaucoup les cataplasmes de carottes râpées.

2. On peut faire aussi des onctions d'huile de lis.

3. Faire un trou dans une racine de grande consoude et

y introduire le bout du sein crevassé. Voir l'article :
Gerçures, crevasses, au chapitre VII.

### INFLAMMATION ET ABCÈS DU SEIN.

*Caractères.* — Le sein se gonfle; il y a dureté, douleur,
peau rosée, brûlante et tendue.

*Remèdes.* 1. Frotter le sein avec une décoction douce,
amollissante; l'eau de mauve convient parfaitement.

2. Cataplasmes tièdes de farine de lin, de pommes de
terre ou de miel. Ou bien à l'oignon de lis cuit sous la
cendre; à feuilles de morelle noire ou à feuilles cuites
d'oseille, de mauve ou de guimauve.

*Conseils.* — Éviter de donner le sein du côté où il y a
des gerçures ou crevasses. Les coups sur les seins déterminent facilement un abcès, une inflammation.

### CANCER OU CHANCRE INTÉRIEUR.

*Caractères.* — Le cancer et le squirrhe se ressemblent
beaucoup, quoique ce dernier ait une marche plus lente.
Le cancer forme des durillons grisâtres ou bleuâtres,
comme du lard, et laissant suinter un suc laiteux. Cette
maladie est héréditaire. Elle s'attaque presque toujours
aux femmes et se place aux seins ou à la matrice; chez
les deux sexes elle s'en prend à l'estomac et aux intestins.

C'est seulement lorsque le cancer est assez avancé qu'on
s'aperçoit de son existence : la peau se colore en jaune;
on ressent des douleurs lancinantes; il y a indigestion,
trouble dans le sommeil.

Le cancer de l'estomac donne lieu, après le repas, à des
vomissements noirs. Celui de la matrice se révèle par des
pertes nombreuses, des écoulements sanguinolents et fétides, des tiraillements.

*Remèdes.* — Bassiner chaudement l'endroit douloureux
soit avec du jus de racine ou de feuilles d'ache.

2. L'application assidue de cataplasmes à la racine de guimauve arrête le progrès du cancer.

3. Selon Chomel, les feuilles de bardane, appliquées sur le cancer, lors même qu'il est ouvert, en adoucissent la douleur et modifient les ulcères.

4. Un cataplasme de 8 grammes de ciguë, mêlés à 150 grammes de mie de pain, convient contre les tumeurs cancéreuses. On les combat encore par des frictions de jus de belladone : un à deux grammes de saindoux. Ou bien, employer en lotions l'infusion ou la décoction de 30 à 60 gr. de feuilles par litre d'eau. (Rodin.)

5. Pour combattre le cancer de la matrice, faites la préparation suivante : coupez en quatre deux têtes de pavot, sans leurs semences ; faites-les bouillir pendant une demi-heure dans un demi-litre d'eau ; on peut y joindre une poignée de feuilles de morelle noire ; au moyen d'une seringue, faites des injections dans la matrice.

### AGE CRITIQUE OU DE RETOUR.

*Caractères.* — Il s'annonce par l'irrégularité et la diminution de la menstruation, laquelle finit par cesser. Cet âge est parfois accompagné d'affections plus ou moins graves.

*Conseils.* — La femme dont le sang est très pur, dit Dehaut n'a rien à craindre. Dans le cas contraire, il recommande aux personnes qui approchent de cet âge, de recourir à la médication purgative.

« Pourtant, écrit Dupasquier, on s'exagère beaucoup le danger de l'époque critique, et ce retour s'opère généralement sans accidents pour les personnes qui mènent une vie régulière. Cependant, elles feront bien de tenir un régime convenable et fortifiant, d'éviter les émotions vives, les grandes fatigues, la constipation, et de prendre quelques bains chaque mois. »

*Conseils généraux.* — La femme est plus délicate, plus impressionnable que l'homme; il lui faut plus de soins, plus de ménagements.

La jeune fille doit s'abstenir de tout ce qui peut l'émotionner vivement : lecture de romans, bals, spectacles, fréquentations trop précoces, frayeur, chagrin. Elle occupera son esprit de choses utiles, sérieuses, et exercera son corps par un travail manuel, les soins du ménage surtout.

« Il faut, dit le D<sup>r</sup> Dupasquier, qu'elle apprenne à envisager l'avenir et le mariage non comme devant lui donner une liberté et des satisfactions qu'elle n'y trouvera pas, mais avec sa prosaïque réalité, en comprenant que cet avenir lui réserve des *devoirs* pour l'accomplissement desquels elle doit faire provision de force, et que la mission d'épouse et de mère est des plus sérieuses et des plus difficiles. Elle n'a pas été créée pour elle, mais pour la famille, et elle aura une existence d'autant plus heureuse qu'elle sera plus dévouée et qu'elle fera plus volontiers le sacrifice de son égoïsme.

« Il faut développer chez la femme les sentiments de dévouement, de bonté, d'indulgence : l'exercer à dompter ses caprices et à soumettre sa volonté au devoir; graver dans son âme des principes moraux et religieux qui sanctifieront le foyer domestique. Il faut combattre, en elle, l'inégalité d'humeur, l'amour des futilités, les caprices, la curiosité, les commérages, l'indiscrétion. Et surtout, je le répète, il ne faut lui permettre aucune lecture de romans : ces lectures dessèchent l'esprit, et laissent le cœur vide; elles faussent le jugement, gâtent le cœur, éloignent de la vie réelle. » (Voir chapitre XI, l'article : Le mariage.)

# CHAPITRE X.

## DES ACCIDENTS.

—

BLESSURES, COUPURES, ÉCORCHURES, COUPS, CONTUSIONS.

*Remèdes.* — 1. A la campagne, les accidents sont fréquents, et comme on n'a pas toujours sous la main un remède efficace, peu coûteux et d'une application facile, les blessures qui auraient pu être guéries en quelques jours, s'enveniment, deviennent dangereuses et privent souvent de travail de malheureux ouvriers qui n'ont que leurs bras pour soutenir leur famille.

Voici un remède simple et efficace qu'il leur sera facile de fabriquer : c'est l'*huile de millepertuis.*

Prenez des fleurs bien ouvertes de millepertuis ; mettez-les dans un flacon sans les écraser, de manière à le remplir aux trois quarts environ ; on y verse de l'huile d'olive fine ; le flacon étant plein, on le bouche bien, puis on l'expose au soleil pendant quinze ou vingt jours au moins ; l'huile devient rouge et se conserve toujours.

Pour s'en servir, s'il y a simple contusion, on en verse quelques gouttes sur le mal, on frotte légèrement avec un morceau de laine ou simplement avec le doigt, puis on en verse quelques gouttes sur un papier qu'on applique sur le mal.

S'il y a blessure, on lave la plaie, on met l'huile sur un tampon de charpie, on resserre les lèvres de la plaie, sur laquelle on applique la charpie imbibée d'huile de millepertuis ; on la laisse sur le mal et deux fois par jour on verse dessus quelques gouttes de cette huile; la guérison est généralement très prompte, et l'application de l'huile soulage immédiatement le blessé. (Rodin.)

2. *Eau vulnéraire.* — Prenez deux poignées de chacune de ces plantes : racines et têtes de brunelle, de grande consoude, de sauge, d'armoise, de bugle; une poignée de chacune des suivantes : feuilles de grande marguerite, de scrofulaire, de plantain, d'aigremoine, de verveine, d'absinthe, de fenouil; une demi-poignée de feuilles d'aristoloche; une poignée de feuilles et de fleurs de millepertuis et de lierre-terrestre; hachez et pilez ces plantes; versez dessus 5 ou 6 litres de vin blanc; bouchez et laissez infuser au soleil pendant 15 jours; passez et mettez en bouteille. Cette eau peut résoudre les tumeurs; elle nettoie les plaies, réunit les chairs et les raffermit; elle arrête la gangrène. (Clément.)

3. *Beaume aromatique* (voir : Indigestion — 2.)

4. Faites infuser des fleurs de balsamine dans une bouteille avec de l'eau-de-vie; bouchez-la et placez-la 3 ou 4 jours au soleil. Mettez une compresse de ces fleurs sur les plaies et leur vertu se fera sentir promptement.

5. Mettez tremper au soleil, durant plusieurs jours, des fleurs de lavande dans de l'eau-de-vie; bassinez-en plusieurs fois la blessure, trempez-y un linge et recouvrez-en le mal.

6. Les fleurs de giroflée blanche pilées et posées sur une plaie ou une coupure la guérissent comme par enchantement dans l'espace de deux fois 24 heures.

7. Écrasez quelques feuilles de géranium sur un linge, appliquez-les sur la plaie (coupure, écorchure, etc.). Il arrive très souvent qu'une feuille suffit pour la guérison : elle s'attache fortement à la peau, aide au rapprochement des chairs et cicatrise la blessure en peu de temps.

8. Les feuilles de barbarée, macérées dans l'huile d'olive, forment un baume excellent pour les coupures. (Rodin.)

9. La poudre de colophane a la propriété de coaguler le sang et d'arrêter l'hémorrhagie des piqûres de sangsue et des coupures. (Id.)

10. Les feuilles pilées de l'ache, la racine râpée de grande consoude, les cataplasmes de feuilles de morelle et de tanaisie bouillies dans de l'eau ou du vin, s'emploient avec succès.

11. L'orpin écrasé est un bon cicatrisant, comme aussi les feuilles de lis blanc trempées dans l'eau-de-vie.

12. Les feuilles de brunelle écrasées arrêtent le sang et réunissent les lèvres d'une plaie.

13. Les feuilles pelées de grande joubarbe, les feuilles écrasées de millepertuis, de pêcher, de noyer, d'angélique, un cataplasme de lierre bouilli dans le vin ou la bière, l'application du poumon de chêne, espèce de champignon qui pousse sur l'écorce du chêne, resserrent rapidement les tissus de la peau et, par suite, arrêtent le sang.

14. Laver la plaie, l'écorchure surtout, avec de l'eau fraîche, ou bien, avec une décoction de graine de lin; quand elle est bien propre, la couvrir entièrement avec la pellicule qui entoure les œufs sous la coquille, en tournant le côté humide et gluant du côté de la plaie. La douleur est bientôt calmée et l'on garde l'emplâtre jusqu'à ce que la plaie soit guérie.

15. Il paraît que la betterave râpée, fréquemment renouvelée et appliquée sur une blessure où on la maintient avec un linge, la guérit assez rapidement.

*Conseils.* — Il faut toujours laver une blessure quelconque avant d'y appliquer un remède.

Si le sang d'une coupure continue à couler malgré vos efforts pour l'arrêter, s'il est rouge, vermeil et sort par saccades, c'est qu'une artère est coupée. Il faut lier fortement le membre au-dessus de la coupure et appeler aussitôt le médecin.

On peut aussi tamponner la plaie avec le premier corps

flexible et mou qui se présente sous la main. Si cela ne suffit pas, on introduit dans la plaie un ou deux doigts de façon à fermer le passage au sang. — Dans le cas où le blessé paraît très affaibli par la perte de son sang, lui donner un demi verre de vin ou un petit verre d'eau-de-vie mêlé à un verre d'eau. Cela suffit pour remonter ses forces et empêcher un évanouissement.

S'il s'agit d'une contusion interne causée par une chute un coup, etc., Clément indique le remède suivant :

Faites bouillir pendant une demi heure, dans 2 litres d'eau, 4 gr. de feuilles de plantain, 4 de lierre-terrestre et 4 de millefeuille; passez; ajoutez 10 grammes de sucre; en boire quatre fois par jour une tasse tiède.

Quand, à la suite d'une chute, un individu reste sans connaissance, lui frotter les tempes avec de l'eau fraîche ou du vinaigre, lui faire respirer du vinaigre ou de l'ammoniaque liquide, lui appliquer des sinapismes aux jambes. Si le cœur bat irrégulièrement, on peut, en attendant le médecin, mettre derrière chaque oreille un certain nombre de sangsues : 2, pour l'âge de 6 mois à 2 ans; 3, de 2 à 5 ans; 4, de 5 à 10 ans; et de 6 à 10, à un âge plus avancé. Une à cinq de ces sangsues, suivant l'âge du malade, devront saigner jusqu'à l'arrivée du médecin.

Il faut en outre passer un lavement avec 30 grammes de sulfate de soude ou deux cuillerées de miel ou d'huile. Les vulnéraires sont souvent nuisibles, jamais utiles. On ne doit donc pas s'en servir dans aucun cas. (A. Le Pileur.)

PIQURES, MORSURES, ENFLURES, PLAIES, GANGRÈNE.

Il s'agit d'une piqûre quelconque faite soit par un instrument pointu, soit par un insecte ou un animal venimeux (vipère, chien enragé), soit par une plante.

*Remèdes.* — 1. Avoir soin de faire saigner les piqûres de vipère, de scorpion, ou les morsures de chien enragé, en suçant la plaie si c'est possible; puis la laver à l'eau fraîche et la brûler aussitôt avec un fer rouge.

Un médecin américain a obtenu de nombreuses guérisons de morsures envenimées en coulant sur la plaie, après l'avoir fait saigner, quelques gouttes de cire à cacheter.

En même temps, on pile quelques poignées de feuilles de cassis, on en exprime le jus dans du vin blanc et l'on boit cette préparation.

2. On a employé avec succès, contre une morsure de vipère, les feuilles pilées de sceau de Salomon.

3. Faire saigner les piqûres de mouche, cousin ou abeille ou celle d'araignée; y appliquer des feuilles de groseiller noir trempées dans du vin blanc.

4. Nous portons toujours avec nous un remède efficace : le cérumen, matière jaune qui loge au fond de l'oreille. En mettre sur la piqûre aussitôt que possible. S'il s'agit d'une piqûre d'abeille, il faut tout d'abord extraire l'aiguillon. Appliqué à l'instant, ce remède prévient la douleur et l'enflure.

5. On fait disparaître la douleur causée par une piqûre d'insecte ou d'ortie en la frottant avec le jus d'une plante aromatique quelconque : thym, serpolet, marjolaine, menthe, romarin, mélisse, etc. Si elles sont sèches, les mâcher et les frotter ensuite.

6. Lorsqu'on est piqué par une abeille ou par un autre insecte, une goutte d'ammoniaque liquide, d'alcali volatil ou de jus de tabac (que l'on trouve dans le réservoir des pipes), arrête la douleur.

7. Le jus de persil, le vinaigre pur, l'huile d'olive ou même l'urine produisent le même effet. En tous cas, l'urine neutralise instantanément les douleurs occasionnées par les piqûres d'orties.

8. On lave les piqûres d'araignée à l'eau salée ou vinaigrée et l'on y applique des compresses de vinaigre pur.

9. Si le sang d'une piqûre faite avec un instrument tranchant ne coule pas, bassinez-la avec de l'eau aussi chaude qu'il sera possible de supporter. S'il y a enflure, appliquez un cataplasme de mie de pain trempée dans du lait; renouvelez souvent.

10. Dans le traitement des plaies, il faut tenir au vif la partie malade, la mettre à l'abri de l'air par le moyen de bandes, de charpie ou de ouate.

Si la plaie se referme, la laver deux fois par jour avec de l'eau et renouveler les pièces du pansement.

S'il y a inflammation, gangrène, appliquer des cataplasmes adoucissants mélangés de poudre de charbon. Un cataplasme de sauge est excellent : Chomel attribue à cette plante la propriété d'arrêter la gangrène.

11. Rodin rapporte que les feuilles de romarin, bouillies dans du vin, fortifient les nerfs et préviennent la gangrène. Il en est de même des lotions avec une décoction de tan ou écorce de chêne.

12. L'écorce d'orme, celle de la racine surtout, longtemps macérée, sert à faire une pommade excellente pour modifier les organes malades sans cause apparente. Rodin assure l'avoir vu employer avec succès contre la gangrène et surtout contre les douleurs rhumatismales.

13. Faire usage de l'*eau vulnéraire* dont la composition est indiquée à l'article précédent.

14. Tisane et cataplasme de racine fraîche et râpée de grande consoude.

15. Voir l'article : Varices, chapitre VII.

*Conseils.* — Il ne faut jamais négliger de soigner une blessure, une piqûre ou une plaie quelconque surtout par les chaleurs ou par les temps froids : le mal pourrait facilement s'envenimer, se gangrener, le membre s'enfler; ce qui en nécessiterait l'amputation immédiate pour échapper à une mort terrible.

Commencez toujours par laver une blessure ou une plaie avant d'y appliquer un remède.

Si la plaie a été faite par du verre, comme une vitre, un tesson ou une lame qui se soit brisée ou qui ait pu entraîner avec elle quelque corps étranger, avant de refermer la plaie, il faut en écarter les lèvres et enlever ce qu'on aperçoit comme corps étranger. On lave ensuite la plaie en y faisant tomber de 8 à 10 centimètres de hauteur, un filet d'eau fraîche, puis on la panse.

Si une partie du nez, de la joue, des lèvres, du doigt, etc., a été détachée complètement, il faut les replacer, panser et laisser au médecin le soin de décider si la réunion doit être ou non maintenue.

Si une plaie faite par une arme à feu ne saigne pas, la laver, remettre en place les parties lésées et recouvrir la blessure de compresses d'eau fraîche en attendant le médecin. Quand les parties au-delà de la plaie sont froides et insensibles, il faut se servir d'eau tiède additionnée d'un peu d'eau-de-vie. (Le Pileur.)

Si vous êtes piqué par une guêpe, extrayez tout d'abord l'aiguillon.

Il faut se défier des onguents et des pommades que l'on conserve depuis longtemps et que l'on considère comme souverains; ils peuvent être excellents étant frais, mais mauvais à la longue. On en a vu rendre fort graves de petites plaies qui auraient guéri toutes seules rien qu'en les lavant à l'eau fraîche et les tenant propres.

Évitez de frapper avec un corps dur sur l'endroit piqué : il pourrait s'y former un abcès, ou même un panaris.

A propos de piqûres, on ferait bien, l'été, d'avoir toujours sur soi un petit flacon d'ammoniaque : cela ne coûte presque rien et c'est souverain contre toute espèce de piqûres.

Terminons ce chapitre par diverses petites recettes :

*Pour chasser les cousins d'une place :* déposer dans cette place un bouquet de persil.

*Pour ne pas être incommodé par les cousins, la nuit :* Suspendre, dans la chambre à coucher, une lanterne allumée dont les verres extérieurs seront enduits d'une légère couche de miel. Les cousins, en venant vers la lumière, se colleront bientôt tous à la lanterne.

*Pour ne pas être piqué des abeilles :* Frotter ses mains et sa figure avec de la camomille broyée; la camomille sauvage est la meilleure. Les feuilles de noyer ou celles de citrouille produiraient peut-être le même résultat.

Lorsqu'une abeille se repose sur votre main, soufflez-la doucement, elle s'envolera sans vous piquer.

*Pour chasser les puces du lit :* 1° Étendre sur le lit une couverture imprégnée des sueurs d'un cheval.

2° Arroser le lit avec du vinaigre.

3° Placer dans le matelas ou sous le lit une poignée de feuilles d'aune, de tanaisie ou de noyer.

*Contre les punaises :* Faites fondre un peu d'aloès dans de l'eau et mêlez cette dissolution à la colle qui sert à tapisser vos demeures. Jamais nulle vermine ne se tiendra dans vos murs. En introduisant cette colle dans les fentes de vos bois de lit, vous en éloignerez aussi certainement les punaises.

*Pour chasser les mouches d'une maison :* Frottez toutes les parties de l'habitation, murs, portes, fenêtres, crèches, etc., avec des feuilles de citrouille froissées ou bien avec de l'huile de laurier. Ce dernier moyen est employé par les bouchers de Bruges.

*Contre les mites :* Mettre dans l'armoire des racines de valériane ou des feuilles d'absinthe, ou encore des peaux de couleuvre (épiderme qui tombe chaque année). Une bouteille non bouchée d'huile de pétrole produit le même effet.

*Contre les poux de la tête :* La mère de famille tiendra toujours à ce que ses enfants aient les cheveux courts et la tête bien propre. Indépendamment de la chasse qu'elle fera à cette vermine, elle pourra employer les moyens suivants :

1° Laver la tête avec une décoction très forte de fougère, d'absinthe ou de tanaisie;

2° Introduire des semences de persil dans la chevelure.

3° Frotter la tête avec un peu de pétrole.

*Contre les poux qui se tiennent sur le corps :* 1° Changer souvent de linge; tremper les chemises propres dans une solution d'alun, avant de les mettre:

2° Prendre des bains sulfureux et mettre un peu de camphre à proximité de la place où se tient la vermine;

3° Se frotter le corps avec un peu d'huile de pétrole. *(Recettes extraites des « Secrets du ménage et de la ferme, » par l'abbé Vandenbosch.)*

### BRULURES.

*Remèdes.* — 1. Voici un remède employé officiellement à l'hôpital Saint-Thomas, à Londres, avec un grand succès :

A une cuillerée de bon vinaigre, on ajoute douze cuillerées d'eau; puis on débat, dans ce mélange, du blanc d'Espagne ou simplement de la craie. Un bouillonnement se produit et c'est alors qu'on applique ce mélange sur la brûlure, au moyen d'un pinceau ou des barbes d'une plume. La douleur cesse aussitôt. On recouvre ensuite les parties atteintes de ouate ou de charpie.

2. Recouvrir immédiatement la brûlure de ouate ou, si l'on n'en a pas à sa disposition, la saupoudrer de farine pour calmer la douleur pendant que l'on prépare l'onguent suivant : faites durcir un œuf, extrayez-en le jaune dont vous ne vous servirez pas. Écrasez le blanc d'œuf dans un vase en y versant peu à peu de l'huile d'amandes douces ou de l'huile d'olive, jusqu'à ce que vous obteniez une pommade pas trop liquide. Étendez une couche de cet

onguent sur un papier de soie ou un papier brouillard quelconque et enveloppez-en la partie brûlée. Le soulagement est immédiat. Renouvelez le pansement deux fois par jour; la brûlure se guérira sans laisser de trace.

3. Les plus fortes brûlures peuvent se guérir sur le champ par le moyen suivant : trempez une barbe de plume dans une dissolution composée de 3 grammes d'opium dans 5 centilitres d'esprit de vin; frottez-en à deux reprises les surfaces brûlées.

4. L'application sur la brûlure d'une couche de vernis calme immédiatement la douleur et détermine une cicatrisation rapide.

5. Compresses d'eau de chaux où l'on a mêlé une égale quantité d'huile de lin, d'huile d'amandes douces ou d'huile d'olive.

6. On conseille aussi de plonger le membre brûlé dans de l'eau la plus chaude que l'on pourra supporter : la douleur cesse immédiatement, mais il faut maintenir l'eau à son degré de chaleur.

7. On peut encore appliquer sur la partie brûlée une bonne pincée de camphre en poudre que l'on recouvre de toile d'araignée sur laquelle on met une feuille buvard très mince. En 24 heures la plaie se cicatrise et ne laisse point de trace après guérison.

8. Faites bouillir une pincée de pépins de coings dans un demi-verre d'eau; ajoutez-y autant de graisse de porc nouvellement fondue et un peu de camphre; appliquez cette pommade sur un linge recouvert d'une épaisse carde de coton; renouvelez au bout de 24 heures. (Clément.)

9. L'un des meilleurs remèdes est l'emploi de coton, ou mieux, de ouate de coton. On troue les cloches de la brûlure pour les vider, mais on a soin de ne pas déchirer ni enlever la peau; on lave légèrement à l'eau froide, puis on applique plusieurs couches minces de ouate.

Les brûlures légères sont guéries en peu de temps sans

avoir besoin de renouveler la ouate; pour les brûlures plus fortes, la renouveler plusieurs fois et faire écouler chaque fois la suppuration.

10. L'oignon écrasé avec un peu de sel et appliqué sur la brûlure prévient la douleur et la formation des cloques. On peut aussi le cuire sous la cendre et en former un cataplasme.

11. Compresse de jus d'ail mêlé à de l'huile d'olive.

12. Après avoir lavé la brûlure à l'eau froide, on y applique des pommes de terre râpées (les pulpes fraîches de carotte, de betterave, de concombre conviennent également); la renouveler aussitôt qu'elle n'est plus fraîche.

13. L'orpin écrasé et cuit dans du beurre forme une pommade excellente.

14. On recommande, avec raison, les cataplasmes de fleurs et de feuilles de bouillon-blanc cuites dans du lait, et ceux de citronelle pilée, de feuilles de morelle écrasées, ou de racines de guimauve.

15. Application de feuilles de joubarbe, de feuilles de lierre bouillies dans l'eau, avec des compresses d'eau tiède par-dessus.

16. Il arrive souvent qu'on se brûle le bout des doigts en allumant une allumette, et parfois, cette petite plaie s'envenime et devient presque inguérissable. On neutralise le peu de phosphore qui reste dans la blessure en y appliquant de l'eau salée, en plongeant le doigt dans cette eau.

17. *Brûlure produite par les acides.* — Un acide versé sur la peau la brûle. Il faut donc, le plus tôt possible, essuyer la peau atteinte, ou bien répandre dessus une grande quantité du liquide qu'on a sous la main : eau pure, eau de savon, lait, bière, etc. : en se mélangeant avec l'acide, ils diminuent sa force. Si les yeux sont atteints, il faut écarter les deux paupières avec les doigts et verser le liquide dans l'œil. Si l'acide est bouillant, on

emploie les mêmes moyens; il reste ensuite une brûlure à guérir.

*Conseils.* — Si plusieurs doigts de la main ou des pieds étaient brûlés, il faudrait les envelopper séparément.

Si la brûlure couvrait un membre entier, le plonger dans l'eau en attendant l'arrivée du médecin.

En général, le remède qui convient le mieux est celui qui peut soustraire la brûlure à l'action de l'air le plus complètement et le plus vite possible.

### ENTORSE. — FOULURE.

*Remèdes.* — 1. On peut guérir tout de suite une entorse en y appliquant *immédiatement* un cataplasme de racine râpée de grande consoude, mêlée d'huile. A défaut de grande consoude, râpez deux pommes de terre, appliquez-en la pulpe sur le mal et renouvelez toutes les dix minutes.

2. Les cataplasmes de tanaisie bouillie dans l'eau ou le vin sont excellents. On peut utiliser aussi ceux de feuilles d'aigremoine cuites avec du son de froment dans des fonds de vin.

3. Bassiner la foulure à l'eau de lavande et y laisser un linge trempé de cette eau, qui s'obtient en mettant des fleurs de lavande dans de l'eau-de-vie et exposant le tout au soleil pendant plusieurs jours.

4. Prenez 3 onces d'huile de lin; 8 grammes de patience rouge ou sang-de-dragon, 8 de camphre et 8 d'alun; 1 gramme et demi de laudanum solide; faites fondre la cire dans l'huile de lin sur un petit feu; réduisez en poudre le sang-de-dragon et l'alun; on l'incorpore ensuite dans la cire et l'huile à demi-refroidies. Ajoutez le laudanum et le camphre dissous auparavant dans un peu d'esprit de vin. Enduire l'entorse ou la foulure de cette préparation. (Clément.)

Ne cherchez jamais, en l'absence du médecin, à replacer le membre démis. A défaut d'autre remède, contentez-vous de le placer dans l'eau froide.

### FRACTURE. (MEMBRE CASSÉ.)

*Remède.* — Coucher le blessé en évitant les secousses. Poser le membre cassé sur un coussin dans une position presque horizontale. Si le membre est froid et livide, le bassiner avec de l'eau tiède mêlée d'un peu d'eau-de-vie, puis le couvrir d'étoffes de laine chaudes. S'il ne présente pas ces caractères, on y applique des compresses d'eau froide fréquemment renouvelées. On donne à boire une légère infusion de feuilles d'oranger.

Tout cela se fait en attendant le médecin.

### COURBATURE. — CRAMPE.

*Remèdes.* — 1. Repos absolu.

Dans la courbature causée par excès de fatigue suivie de refroidissement, il faut se mettre au lit, se bien couvrir et boire abondamment une tisane très chaude, mais légère, de bourrache, de tilleul, de camomille ou de toute autre plante aromatique; ou simplement de l'eau sucrée chaude dans laquelle on met quelques cuillerées de lait par petite tasse. Il faut boire souvent et bien chaud; rester immobile dans le lit et ne changer de linge que lorsque la transpiration a duré assez longtemps. Cette manière de transpirer est toujours sans danger; elle réussit souvent à empêcher le développement d'une maladie grave. (Dehaut.)

Quand on est sujet à la courbature, il est très bon de suivre un traitement purgatif. (Id.)

2. Les crampes du mollet, qui sont les plus fréquentes, disparaissent en posant le pied à plat sur le carreau ou sur une plaque de marbre, la jambe étant fortement tendue.

*Conseil.* — Les personnes sujettes aux crampes n'iront jamais se baigner seules.

EMPOISONNEMENTS.

*Caractères.* — Quand une personne bien portante se trouve soudainement prise de violents maux d'estomac et de ventre, qu'elle éprouve une sensation de brûlure au gosier, qu'il y a vomissements douloureux, hoquet, soif, grande agitation, que les yeux sont ternes, il faut s'attendre à un empoisonnement et demander à la personne ce qu'elle a avalé.

*Remèdes.* — 1. Aussitôt qu'il y a certitude d'empoisonnement, il faut tout de suite faire avaler beaucoup d'eau froide et provoquer des vomissements en fourrant deux doigts dans le gosier. En même temps, on met tiédir de l'eau ou du lait qu'on fait encore avaler en grandes quantités, ce qui occasionne de nouveaux vomissements.

Pendant cette seconde opération, on débat deux ou trois blancs d'œufs dans un litre d'eau et l'on fait avaler le tout : les vomissements recommencent.

On continue les vomitifs jusqu'à ce qu'on rende les liquides tels qu'on les a bus. (Dehaut.)

Quand l'estomac est bien nettoyé, il reste à expulser le poison qui peut être passé dans les intestins : on y parvient à l'aide d'un purgatif, et l'on se sert de celui qui agit le plus vite et qu'on a sous la main : 60 grammes d'huile de ricin, par exemple, ou bien 20 centigrammes de gomme gutte ou encore un gramme de jalap. La plupart du temps, au reste, c'est au médecin qu'il conviendra d'en fixer l'emploi, comme celui de la saignée et de quelques autres moyens dont lui seul peut juger l'opportunité.

Le danger conjuré, on donne des boissons douces : du lait coupé, ou l'une des tisanes suivantes : forte infusion de feuilles de frêne, de séné, de mercuriale fraîche, de graines de moutarde blanche ou noire, de racine de guimauve, ou d'écorce de hêtre récoltée sur des rameaux d'un ou de deux ans.

Si le malade souffre de l'estomac et du ventre, on applique sur les endroits douloureux un cataplasme de farine de lin délayée dans une forte décoction de têtes de pavot (sans graines).

S'il a froid, on le réchauffe au moyen de briques, de cruches, etc.; on lui frotte le corps avec les mains sèches ou avec de la flanelle sur laquelle on a mis un peu d'eau de Cologne.

S'il y a chaleur de tête, compresses d'eau fraîche.

Il arrivera souvent, qu'à l'arrivée du médecin, le malade, ainsi traité, sera hors de danger.

*Poisons et contrepoisons.* — En cas d'empoisonnement par la *pomme épineuse*, la *belladone*, le *tabac (nicotine)*, l'*aconit napel* ou la *ciguë*, il faut administrer des vomitifs et des purgatifs, comme il est dit plus haut; puis, de l'eau iodurée; neutraliser les accidents au moyen de café ou d'opium; faire boire du vin. Tenir le malade éveillé de force et lui faire prendre coup sur coup 3 ou 4 tasses de café et continuer à en faire boire une tasse jusqu'à ce qu'il n'éprouve plus l'envie de dormir.

Après les vomitifs, l'un des meilleurs remèdes dans l'empoisonnement par la petite ciguë est l'emploi du vinaigre ou de jus de citron étendu d'eau.

Ces acides conviennent aussi pour combattre l'empoisonnement par la pomme épineuse; mais si l'on veut empêcher l'effet désastreux de ce poison sur la vue, il faut se hâter de mettre un vésicatoire volant derrière le cou ou, à défaut de vésicatoire, des sinapismes dans le dos.

A-t-on mangé des *champignons vénéneux?* Vomitif à forte dose, *puis* purgatif; *ensuite*, éther sulfurique : on en met 8 grammes pour 125 grammes d'eau de fleurs d'oranger ou d'eau commune, à prendre par cuillerées de 5 en 5 minutes. Café; eau fortement acidulée avec du vinaigre ou du jus de citron. Mais il ne faut jamais faire usage de cette dernière boisson que quand le poison est entièrement expulsé.

Ne pas oublier de faire appeler le médecin dès les premiers symptômes de l'empoisonnement.

Il peut s'écouler 5, 10 et même jusqu'à 24 heures avant qu'ils ne se manifestent, c'est ce qui rend les accidents fréquents et très graves.

Si l'on est empoisonné par le *colchique d'automne*, faire vomir (à l'émétique surtout); administrer de l'eau iodurée.

Dans l'empoisonnement par les *narcotiques* (opium, laudanum, morphine, codéine, pavot, coquelicot, etc.), il faut expulser le poison par administration d'ipécacuanha en poudre (6 décigr.) et d'émétique (5 centigr.) répétée 3 ou 4 fois à un quart d'heure d'intervalle. Faire prendre ensuite une solution de tannin ou une décoction de noix de galle. Tenir le malade éveillé, dût-on le tirer par les cheveux, le fustiger avec des orties, lui administrer du café très fort, à haute dose et sans sucre.

On conseille aussi, pour faire vomir 70 à 90 centigr. de sulfate de zinc, ou bien 15 à 20 centig. de sulfate de cuivre.

La *strychnine*, l'*ellébore noire*, la *noix vomique* peuvent empoisonner. Faire vomir au plus vite. S'il y a menace d'asphyxie, insuffler de l'air dans les poumons et faire prendre une décoction de quinquina.

Empoisonnement par le *sel d'oseille* et, en général, par les *acides* : Faire dissoudre 15 grammes de savon blanc dans 2 litres d'eau tiède, pour provoquer les vomissements. Plus tard, boissons émollientes, lait, cataplasmes sur le creux de l'estomac, bains, lavements émollients. Éviter l'eau de chaux.

L'oseille possède la propriété de neutraliser le principe âcre, brûlant de l'*euphorbe*, de *la bryone*, du *garou* et surtout du *pied de veau*, le plus violent de ces poisons. Il suffit d'en mâcher pour faire disparaître l'inflammation de la bouche produite par leur contact. On appaise aussi cette cuisson douloureuse avec des boissons huileuses, ou par l'ammoniaque ou en mâchant du thym.

*L'eau de javelle*, la *potasse*, la *soude ammoniaque*, la *chaux* produisent l'empoisonnement que l'on combat en administrant : eau vinaigrée (100 gr. de vinaigre dans 900 gr. d'eau); limonade au jus de citron ; puis eau albumineuse tiède (20 blancs d'œufs battus par litre d'eau), lait, bains, lotions, émollients.

*Allumettes* : Administrer 10 à 20 centigr. d'émétique; eau albumineuse (avec blancs d'œufs) mêlée de magnésie. Éviter de donner de l'huile. On fait boire ensuite une tisane adoucissante (graine de lin, guimauve) ou du lait.

*Émétiques*. — Faire boire du tannin, une forte décoction de noix de galles, de quinquina ou d'écorce de chêne.

*Arsenic*. — Faire vomir. En même temps préparer de l'eau de chaux : mettre dans un vase de la chaux éteinte, en poudre, avec 30 à 40 verres d'eau ; agiter avec un bâton; laisser reposer la chaux au fond, puis verser doucement le liquide dans un autre vase. Verser de nouveau, sur cette chaux, une centaine de verre d'eau ; agiter plusieurs fois, laisser reposer, puis mettre le liquide dans des cruches ou des bouteilles bien bouchées.

Les boissons adoucissantes, les bains, les fomentations conviennent aussi.

Il faut s'abstenir de corps gras.

*Chlore*. — Boire de l'eau albumineuse (12 blancs d'œufs par litre).

*Mercure, calomel, sublimé corrosif* : Eau albumineuse.

*Moules, viandes ayant subi un commencement de décomposition*. — Faire vomir avec 5 centigr. d'émétique dans un verre d'eau tiède pris en 2 fois à 10 minutes d'intervalle; puis purger avec 45 gr. d'huile de ricin dans une tasse de bouilon léger. Si les accidents persistent, donner des boissons mucilagineuses en attendant l'arrivée du médecin.

*Phosphore*. — Vomitif; boire beaucoup d'eau de magnésie ; prendre un exercice violent. L'essence de térébenthine convient aussi.

*Vert-de-gris.*—Vomitif; eau albumineuse ; gluten associé au savon noir. Pendant que l'on fait vomir le malade, mettre cuire un chou ; le patient en avalera le bouillon en grandes quantités : il vomira le vert-de-gris en même temps que ce potage. *Puis*, lait, boissons adoucissantes, lavements et bains émollients, infusion de tilleul.

*Sel de plomb, céruse, litharge, extrait de Saturne,* etc. — Vomitif, limonade sulfurique, sulfate de soude (sel de Glauber), sulfate de potasse, eau de Sedlitz, d'Epsom, d'Egra, eau albumineuse (avec blancs d'œufs), lait, boissons mucilagineuses, émollients, etc.

*Sulfate de zinc.* — Vomitif. — Lait en abondance.

*Soufre.* — Tisane chlorurée; boissons mucilagineuses en abondance.

*Pain moisi.* — Le pain moisi peut empoisonner ceux qui en mangent; la moisissure agit surtout sur les enfants, les symptômes se manifestent par des congestions à la tête, des coliques, des envies de vomir, de la somnolence et parfois des convulsions. — Faire vomir et administrer des boissons adoucissantes. — Le lard rance peut aussi produire des accidents graves.

*Conseils.* — Les vomitifs les plus prompts et les plus sûrs sont le sulfate de cuivre à la dose de 15 centigr., l'ipécacuanha en poudre, 25 centigr. dans un verre d'eau tiède. L'émétique peut aussi s'employer à la dose de 5 à 10 centigr., mais il fait vomir moins vite et moins sûrement; on répète la dose de dix en dix minutes et l'on facilite le vomissement en faisant boire de l'eau tiède.

Lorsqu'il s'agit d'un poison qui détruit rapidement tout ce qu'il touche, comme un acide, un alcali concentré, il faut, à défaut du contre-poison indiqué, et aussi promptement que possible, chercher à l'envelopper de substances qui préserveront d'abord les parois de l'estomac, et seront ensuite expulsées à l'aide d'un vomitif, avec le poison qui s'y trouvera mêlé. Les légumes herbacés ou féculents, tels que les choux, les épinards, la chicorée, les pommes de terre, les haricots, sont ce qui convient le mieux dans ce cas : il faut en bourrer le malade en attendant qu'on puisse se procurer les médicaments nécessaires, soit comme émétiques, soit comme contre-poisons. (A. Le Pileur.)

Il serait prudent de s'abstenir de manger des champignons. Ils forment d'ailleurs une nourriture malsaine et fort indigeste nuisible surtout aux enfants, aux femmes et aux personnes qui se remuent peu. N'oubliez pas que les bons champignons deviennent mauvais en vieillissant.

En épluchant ces plantes, c'est une bonne précaution d'enlever les lames et les tubes, mais elle est loin de préserver du danger, car la substance vénéneuse est répandue dans tout le champignon. Il est à remarquer que les champignons peuvent être rendus comestibles en les faisant macérer pendant un temps plus ou moins long dans le vinaigre ou l'eau très salée, qui dissolvent le principe délétère. C'est pourquoi, en cas d'empoisonnement, il faut bien se garder de faire avaler ces liquides qui faciliteraient l'action de ce poison en le délayant. (Bouillet.)

Exclure du jardin la ciguë et les autres plantes vénéneuses qui s'y trouvent.

Ne faites pas usage de moules en été.

Faites étamer très souvent les vases en cuivre qui servent à préparer les aliments ; ayez soin de les nettoyer aussitôt que vous vous en êtes servis. Le plus sûr serait de les exclure de la cuisine.

Il est imprudent de laisser des allumettes, des sous rouillés ou d'autres poisons à la portée des enfants.

*Tisanes purgatives.* — Elles peuvent convenir en cas d'empoisonnement.

1. Faites cuire, dans un litre d'eau, de la chicorée (racine), de l'aigremoine et de la capillaire ; retirez du feu

et ajoutez 8 grammes de séné et 32 grammes de tamarin ; passez et ajoutez 32 grammes de sirop de rhubarbe. (Voir l'article : diarrhée sans douleur, 3.)

2. Prenez 15 grammes de coriandre, autant de réglisse, autant de roses sauvages et 8 grammes de séné. Mettez le tout tremper le soir, dans une pinte d'eau froide ; passez le lendemain. Buvez-en un verre en vous levant et restez deux heures sans manger. Buvez un second verre après le dîner quand la digestion est faite, et un en vous couchant. (Clément.)

3. *Sirop de longue vie.* — Prenez 3 livres de miel, une livre de jus de mercuriale, 2 onces (64 gr.) de jus de bourrache, mêlez le tout dans une bassine sur le feu, et passez sans faire bouillir ; ajoutez ensuite un quart de litre de vin blanc dans lequel on a fait infuser, pendant 24 heures, 8 grammes de racine de gentiane coupée menue ; mettez ce mélange sur le feu et remuez-le ; passez sans faire bouillir, puis faites cuire ce que vous aurez passé jusqu'à consistance de sirop.

La dose est d'une cuillerée délayée dans un verre d'eau tiède et prise à jeun.

Non seulement ce sirop est purgatif, mais il fortifie encore les organes en même temps qu'il tient le ventre libre. Les vieillards constipés, les asthmatiques, les goutteux s'en trouvent bien. (Clément.)

### SECOURS A DONNER AUX NOYÉS.

Si le temps n'est pas mauvais, donner, au noyé, les premiers soins au bord de l'eau ; dans le cas contraire, le transporter à la maison la plus voisine. Coucher le noyé sur le côté droit, la tête relevée et un peu inclinée en avant ; lui débarrasser la bouche et le nez de ce qu'ils pourraient contenir ; le déshabiller rapidement, l'envelopper de linges secs et chauds : draps, couvertures ou même vêtements de ceux qui sont présents si l'on n'a rien d'autre sous la main. Chercher à rétablir la respiration, et pour cela, presser les deux côtés de la poitrine de manière à imiter le mouvement respiratoire; continuer un certain temps ce moyen; si la respiration ne revient pas, il faut boucher les narines du malade en pinçant son nez, appliquer sa bouche contre celle du noyé et souffler fortement de manière à gonfler sa poitrine; puis, laisser sortir l'air; recommencer l'insufflation et la continuer avec persévérance jusqu'à ce que la respiration commence à revenir. En même temps, une autre personne frottera le malade par tout le corps, surtout aux extrémités, avec la main, une brosse ou de la flanelle sèche imbibée d'un peu d'eau-de-vie; on l'entoure de briques chaudes, de bouteilles ou de cruches d'eau chaude. Ne pas se désespérer car on a vu des noyés revivre après 6 heures d'efforts et de soins. Dès que le sentiment est revenu, on fait avaler au patient un peu d'eau-de-vie, de cognac ou d'eau de Cologne.

*Conseils.* — C'est une erreur grossière de croire qu'il faille pendre un noyé par les pieds pour lui faire rendre l'eau qu'il a bue. Il ne faut pas non plus attendre l'arrivée de la police pour lui donner des secours.

### SECOURS EN CAS DE PENDAISON OU D'ÉTRANGLEMENT.

Couper aussitôt la corde en soutenant le corps; coucher le malheureux de manière que la tête soit très haute; lui desserrer les vêtements et procéder comme pour les noyés. Si le visage était rouge ou violet, les veines du cou gonflées, il serait bon d'appliquer 5 ou 6 sangsues derrière les oreilles et aux tempes.

### SOINS AUX PERSONNES GELÉES.

Transporter la personne dans une chambre froide dont on ouvre les fenêtres. La déshabiller, lui frotter vigoureusement tout le corps avec de la neige ou des linges trempés d'eau froide, puis des linges secs et froids. Quand elle commence à se déraidir, la coucher dans un lit froid, toujours dans une chambre sans feu; lui faire boire un demi-verre d'eau froide coupée de quelques gouttes d'eau-de-vie, d'eau de Cologne ou de mélisse. S'il y a assoupissement, on fait boire de l'eau vinaigrée et l'on donne un lavement de sel. Il ne faut pas se décourager car la vie peut revenir après 15 heures de mort apparente.

*Conseils*. — Ce serait une mortelle imprudence que d'approcher une personne gelée du feu ou d'une source quelconque de chaleur. C'est aussi un préjugé aussi barbare que grossier de la coucher dans du fumier, comme cela se pratique parfois à la campagne.

ASPHYXIE OU MORT APPARENTE PRODUITE<br>PAR DES GAZ DÉLÉTÈRES.

Quand une personne perd connaissance en nettoyant une fosse d'aisance, un égoût, un puits, une citerne, ou tout autre lieu d'où sort un mauvais air, il faut vite l'exposer au grand air, lui nettoyer la bouche et les narines; la faire vomir, si elle en témoigne le désir, en lui fourrant deux doigts dans le gosier. On ramène la respiration, la circulation et la chaleur comme il est dit pour les noyés; on lui jette de l'eau fraîche au visage; on lui fait respirer du vinaigre ou de l'eau de Cologne; on la couche dans un lit chauffé; on lui fait boire de l'eau de mélisse dans de l'eau sucrée.

*Conseils*. — Il est très dangereux de descendre dans une fosse d'aisance ou un autre lieu fermé et renfermant des matières puantes ou pourries. L'air y est presque toujours mortel. Voici un moyen très facile de s'en assurer : faites descendre dans la fosse, au bout d'une corde, une chandelle allumée; si elle ne s'éteint pas, descendez sans crainte ; si la flamme pâlit et s'éteint, c'est que l'air est mortel, et il faut, avant de descendre, le chasser en établissant un courant d'air, en y plaçant un chaudron rempli de charbons allumés.

### ASPHYXIE PAR L'ACIDE CARBONIQUE OU GAZ DU CHARBON.

Les journaux contiennent parfois la relation de bien cruels accidents causés par ce gaz méphitique.

Bien des imprudents sont morts asphyxiés pour s'être endormis dans une chambre bien close avec un poêle ou un réchaud allumés ; ils avaient fermé la clef du poêle sous prétexte d'entretenir plus longtemps le feu et, par ce moyen, ils causaient leur perte en empêchant la fuite, par la cheminée, de ce gaz malfaisant.

Si l'on doit secourir un malheureux asphyxié par l'acide carbonique, il faut, au plus vite, le transporter dans une autre pièce, aérer celle qui est remplie de gaz en ouvrant portes et fenêtres, puis opérer comme il est dit pour le noyé. Entre autres moyens, on peut passer sous le nez de l'asphyxié de l'eau sédative ou une allumette soufirée et allumée au moment où elle jette sa flamme bleue. On peut aussi chatouiller les narines avec des plumes.

*Conseils.* — 1. Ne jamais fermer complétement la clef du poêle dans une chambre, surtout dans une chambre à coucher.

2. Ne pas rester dans une place fermée où sèche du linge :

3. Ne pas conserver, la nuit, des fleurs ou des plantes vertes dans sa chambre à coucher.

4. Renouveler l'air le plus souvent possible dans les appartements, surtout dans les chambres de malade et dans celles où l'on dort ; fermer les fenêtres avant le soir.

5. Ne pas s'entasser en trop grand nombre dans un local trop étroit.

6. Renouveler l'air dès qu'on s'aperçoit qu'il sent mauvais.

7. Éviter de fumer dans une pièce trop petite et fermée.

8. Introduire des ventilateurs partout où l'air est sujet à se corrompre.

9. Ne pas trop rester enfermé.

10. Éviter de passer brusquement d'un air très chaud à un air très froid.

11. Profiter de toutes les occasions possibles de respirer l'air pur des jardins et des champs.

### PERTE DE SENTIMENT PAR LA CHALEUR.

Le soleil est parfois si chaud qu'il assomme, pour ainsi dire, ceux qui bravent longtemps ses rayons.

Dans ce cas, placer l'asphyxié à l'ombre, lui mettre 15 à 20 sangsues à l'anus et 8 à 10 derrière les oreilles. Bain de pieds pas trop chaud, à la cendre ou au sel. Quand la vie revient, faire boire de l'eau vinaigrée ou de l'eau mêlée de jus de citron. On peut aussi donner un lavement à l'eau vinaigrée.

### ASPHYXIE PAR LA FOUDRE.

Placer en plein air la personne foudroyée; la déshabiller, la frictionner à l'eau froide et chercher à rétablir la circulation du sang et la respiration, comme il a été dit pour les noyés.

*Conseils.* — Quand on est surpris par l'orage, chacun sait qu'il ne faut ni courir, ni se placer près d'objets en fer. Il est dangereux de chercher un abri sous un arbre; cependant, si l'on s'y décidait, il faudrait se placer à une certaine distance du tronc de l'arbre. Dans les maisons, il faut éviter les courants d'air et s'éloigner des cheminées, surtout si l'on est mouillé. Si l'on craint d'être foudroyé, que l'on reste au lit et qu'on s'enveloppe d'une couverture de laine ou de coton.

C'est un préjugé aussi sot que dangereux de sonner les cloches quand il tonne, sous prétexte de chasser l'orage.

### SOINS A PRENDRE AU DÉBUT D'UNE MALADIE.

Au début d'une maladie, lorsqu'un accident menace la santé et peut-être la vie, il est important de recourir au médecin. Mais celui-ci n'est pas toujours libre; souvent même il est absent. Combien de fois, dans les campagnes surtout, ne doit-on pas attendre le médecin 12 et même 24 heures! Pendant ce temps, le mal peut faire des progrès irrémédiables. Il faudrait savoir le combattre sans perdre une minute. Nous avons cru bon d'indiquer ici la conduite à tenir en pareilles circonstances.

« Les maladies sont presque aussi variables dans leur début que dans leur forme; cependant, quels que soient leurs signes précurseurs et ceux qui accompagnent leurs périodes d'incubation ou d'invasion, rarement, ils sont méconnus par celui qui les éprouve et, chez les enfants, par l'œil maternel. Sans indiquer ici les divers symptômes qui signalent le début des maladies, nous dirons seulement que l'individu chez qui ces symptômes se manifestent doit cesser tout travail et se mettre à une diète sévère. S'il y a fièvre ou courbature, le malade se tiendra au lit et boira une infusion légère de mauve ou de violette édulcorée, soit avec du sucre ou du miel, soit avec de la racine de réglisse. Les trois ou quatre 1res tasses de tisane devront être chaudes, quelle que soit la saison, et on les boira coup sur coup, c'est-à-dire à 8 ou 10 minutes d'intervalle; c'est le moyen le plus prompt d'amener une transpiration salutaire. Il ne faut pas donner à la fois plus d'une demi-tasse à café ou d'un demi-verre de tisane. Il vaut mieux, si le malade a très soif, lui donner à boire souvent, que trop à la fois. Le malade sera modérément couvert, et lorsque, pendant le frisson, il a été nécessaire d'entasser couvertures et édredons sur son lit, on doit, quand le frisson a cessé, ne lui laisser que ce qui convient pour entretenir la sueur que l'on a provoquée. Quand, la sueur étant bien établie, la chemise du malade en est imbibée, il faut la remplacer par une autre qui devra être préalablement chauffée.

Pour le malade qui, seul et sans secours, est obligé de se suffire à lui seul, il devra se munir d'une ou deux chemises qu'il placera sous son matelas, de manière que la chaleur du lit les pénètre sans cependant que la vapeur qui s'exhale de lui puisse les atteindre.

On change ainsi le malade autant de fois que cela est nécessaire, et l'on ne doit pas oublier qu'une transpiration abondante amène souvent la résolution d'une maladie au début, surtout quand le mal tient à un refroidissement ou à un excès de fatigue.

Il vaut mieux que le malade ne remette pas le linge qu'il a trempé de sueur avant que ce linge ait été passé à l'eau ; cependant, en cas de dénûment ou d'impossibilité par autre cause, on peut se contenter de bien sécher le linge humide, puis le faire servir de nouveau.

Si le malade accuse sur un point quelconque une douleur fixe avec battements comme ceux du pouls, il faut appliquer sur ce point un cataplasme de farine de lin plus large que la région douloureuse.

S'il y a mal de tête violent, agitation, délire, on appliquera aux cuisses d'abord, puis aux jambes, des cataplasmes saupoudrés de farine de moutarde dont on surveillera l'effet sur la peau. Chez les jeunes enfants, la farine de moutarde agit quelquefois assez vite pour qu'il faille ne laisser les sinapismes en place que 5 à 6 minutes. Plus tard, dès l'âge de 7 à 8 ans, il faut, en général, les laisser en place un quart d'heure au moins. On peut encore, chez les enfants au berceau, se contenter d'envelopper les pieds de cataplasmes de farine de lin non sinapisés qui forment, autour de la jambe, comme une bottine; on les applique assez chauds et on les laisse à demeure; ce moyen agit d'une manière permanente, à peu près comme un bain de pieds; il a, de plus, l'avantage de ne pas exposer l'enfant aux effets de la farine de moutarde, qui demandent une grande surveillance.

Lorsqu'il survient des vomissements, on ne doit point chercher d'abord à les arrêter, surtout si l'estomac contient des aliments. Quand ce viscère est débarrassé, si les vomissements se prolongent, il faut donner au malade quelques cuillerées d'eau fraîche à laquelle on ajoute un peu d'eau de fleurs d'oranger, ou une infusion de feuilles d'oranger qui doit aussi être bue froide.

Quand la moiteur ne s'établit pas, ou quand elle a cessé d'elle-même, si, depuis plusieurs jours, il n'y a pas eu de garde-robes (selles), on donnera au malade un lavement simple, qu'on pourra renouveler six heures après si le premier n'a produit aucun effet.

Lorsque au début d'une affection, le malade se plaint de coliques et qu'il a de la diarrhée, il faut lui donner un lavement d'eau simple mêlée d'une certaine quantité de décoction de têtes de pavot, depuis une ou deux cuillerées pour un enfant à la mamelle, jusqu'au quart, à la moitié, aux trois quarts de la quantité totale de liquide, suivant l'âge.

Si, au contraire, le malade souffre de constipation, on mêlera au lavement deux cuillerées à bouche d'huile ou de miel commun. *Il est essentiel de ne pas donner de lavement pendant la moiteur.* On couvrira ensuite le ventre d'un large cataplasme qui sera renouvelé matin et soir en hiver, et une ou deux fois de plus en été.

C'est à peu près à cela que se bornent les premiers soins dans le cas d'affection fébrile. On doit se garder des conseils ou des idées qui peuvent survenir d'administrer un émétique et surtout un purgatif au malade, de lui appliquer des sangsues, de lui faire prendre un bain : l'opportunité de ces moyens à effets puissants ne peut être jugée que par le médecin, et ce ne serait pas sans risque pour le malade qu'on lui appliquerait, à tout hasard, des sangsues, ou qu'on le purgerait au début d'une rougeole, qu'on lui donnerait un bain au début d'une pneumonie ou d'une pleurésie. » (Le Pileur.)

### EAU MIRACULEUSE.

Elle s'emploie pour chutes, étourdissements, blessures, inflammations, constipations, indigestions, pâles couleurs. Voici la recette de cette composition médicale : Prendre :

1° une pincée d'angélique,
2°　　　 »　　　 de romarin,
3°　　　 »　　　 de marjolaine,
4°　　　 »　　　 de baume des jardins (menthe-baume),
5°　　　 »　　　 d'hyssope,
6°　　　 »　　　 d'absinthe,
7°　　　 »　　　 de menthe,
8°　　　 »　　　 de thym,
9° une pincée et demie de mélisse,
10°　　　 »　　　　 »　　　 de sauge.

Bien éplucher toutes ces herbes, en rejeter les côtes, et infuser le tout, pendant dix jours, à une douce chaleur ou au soleil, dans un litre et demi de bonne eau-de-vie. Il faut avoir soin de fermer le bocal hermétiquement pendant et après l'opération. Pour les blessures, inflammations, chutes, appliquer deux compresses par jour ; pour les indigestions, étourdissements, prendre la moitié d'une cuillerée à café ; pour les pâles couleurs, une cuillerée à café dans un verre d'eau ; pour la constipation, une demi-cuillerée à café.

### CONTRE LA SOIF.

I. Heureux ceux qui, ayant voyagé dans les déserts,

savent calmer leur soif en suçant un petit cailloux, qu'ils portent toujours dans leur poche. Mais tout le monde n'a pas cette sagesse, et l'on recourt en général aux boissons, dans lesquelles il est bon de savoir faire un choix.

On a souvent fait une remarque assez curieuse : c'est qu'un liquide tiède apaise la soif et l'éteint beaucoup plus vite qu'une boisson froide.

La glace rafraîchit momentanément, mais elle altère ensuite et provoque l'envie de recommencer.

La boisson tiède est moins agréable, mais elle ôte l'envie de boire de nouveau, ce qui est le principal but à atteindre.

Une légère infusion de thé ou de café tiède, peu agréable sur le moment pour un gosier altéré, procure assez vite, par tout le corps, un sentiment d'apaisement incontestable.

Il faut surtout, pour cette boisson comme pour toutes les autres, la prendre lentement, à petites gorgées et ne pas en renouveler trop vite la consommation.

II. Dans les ateliers, on a cherché à préconiser un grand nombre de boissons destinées à remplacer le vin, qui, en été surtout, et par les grandes chaleurs, nuit aux ouvriers autant qu'aux patrons.

Voici la recette, fort simple, d'une boisson en grande faveur en Russie et qui n'affaiblit pas :

Faites bouillir une poignée d'avoine dans un litre d'eau; la décoction faite, passez le liquide et servez chaud avec du sucre et quelques gouttes de rhum. C'est un désaltérant précieux et un cordial véritable possédant un goût exquis.

(L'Ami de l'Ouvrier.)

### VACCINE.

L'inflammation des pustules est parfois assez vive pour déterminer un peu de fièvre. Dans ce cas, recouvrir les pustules d'un léger cataplasme tiède de fécule. Si la démangeaison est vive, les bassiner avec une décoction fraîche de farine de lin ou de racine de guimauve.

# CHAPITRE XI.

## LECTURES SUR L'HYGIÈNE.

—

### L'INTEMPÉRANCE.

Que de temps, que de force, que d'argent le peuple ne pourrait-il pas épargner par la sobriété ! Si l'argent qu'on prodigue pour les liqueurs fortes était consacré avec sagesse à l'élévation du peuple, dans quel monde nouveau nous vivrions ! L'intempérance détruit, non pas seulement les économies, mais la santé et l'esprit de l'ouvrier. Combien en est-il qui, en s'abstenant des liqueurs fortes, seraient étonnés de voir qu'ils ont vécu sous un nuage, dans une demi-insensibilité, et se sentiraient une énergie intellectuelle qu'ils n'ont jamais soupçonnée ! Le travail les épuiserait moins, et moins de travail deviendrait nécessaire à leur entretien ; et ainsi serait écartée, pour la plus grande part, cette prétendue incapacité de cultiver leur noble nature. Les classes ouvrières, plus que toutes les autres, ont intérêt au triomphe de la tempérance, et elles devraient considérer l'individu, qui vit en répandant les moyens et les stimulants de l'ivrognerie, non-seulement comme l'ennemi général de la race humaine, mais comme le plus terrible ennemi qu'elles puissent rencontrer !

Entre les maux que cause l'intempérance, on accorde une grande importance à la pauvreté qui en est la suite. Mais si grand que soit ce mal, il n'est rien en comparaison des autres maux qu'elle produit. Ah ! ouvriers, qu'importe qu'on soit pauvre, si l'on porte dans sa pauvreté l'esprit, l'énergie, la raison et les vertus d'une conscience honnête ! La pauvreté de l'ivrogne doit, tout ce qu'elle a d'affreux à la cause qui l'a engendrée. Celui qui devient mendiant parce qu'il s'est fait brute, est réellement misérable, car il n'a plus de consolations en dehors de ses moments d'ivresse ; son ménage est un intolérable enfer ; ses souvenirs sont pleins d'angoisses et de remords déchirants, lorsqu'il regarde son foyer glacé, sa table sans pain, ses enfants couverts de haillons, sa compagne qui se détourne de lui avec dégoût. Qu'est-ce qui brise le cœur de la femme de l'ivrogne, qui lui enlève tout courage, tout esprit d'ordre? Ce n'est pas parce que son mari est pauvre, mais c'est parce qu'il est ivrogne! Au lieu de cette face rougeâtre, suintante de genièvre, tantôt défigurée par par le genièvre, tantôt dépouillée de tout rayon d'intelligence, si l'épouse du travailleur pouvait voir ce visage affectueux qui, pendant des années, fut le miroir d'une âme plein de bons principes et d'un cœur fidèle, se laisserait-elle aller aux défaillances, à l'abandon qu'on signale si souvent et qui produisent de si terribles conséquences pour la famille!

Ah! ouvriers, fuyez les occasions qui peuvent vous conduire sur cette pente fatale, toujours dangereuse, quelquefois criminelle, et vous, législateurs, sans craindre de froisser la liberté, hâtez-vous d'opposer une digue à des désordres qui entraînent à d'aussi épouvantables résultats!

(Channing.)

PENSÉES D'HOMMES CÉLÈBRES SUR L'IVROGNERIE

1. — L'ivrognerie diminue la résistance de l'homme à la fatigue, aux intempéries, aux privations; elle aggrave les blessures.

(Tardieu).

2. — Par le trouble qu'il apporte dans les fonctions, par la dépression générale où il jette l'organisme, l'alcoolisme diminue la résistance aux influences morbifiques; aussi l'ivrogne contracte-t-il plus facilement que tout autre différentes maladies.     (Gasté.)

3. — Le sixième des suicides a lieu pendant l'état d'ivresse.

(Morel Brierre de Boismont).

4. — L'ivrognerie est une calamité sociale. On a calculé qu'elle tue en Angleterre cinquante mille personnes par an; la moitié des aliénés, les deux tiers des pauvres et les trois quarts des criminels de ce pays se trouvent parmi des gens adonnés à la boisson. C'est une des plus grandes plaies des classes ouvrières. (Michel Lévy.)

5. — Dans les dix dernières années, l'usage des spiritueux a imposé aux États-Unis une dépense directe de trois milliards de francs et une dépense indirecte de trois milliards cinq cent millions de francs. Il a détruit trois cent mille individus et envoyé cent mille enfants dans les asiles. Il a fait entrer cent cinquante mille individus, au moins, dans les prisons et les hospices. Il a causé au moins mille suicides. Il a fait détruire par le feu ou la violence, cinquante millions de francs pouvant être utilisés. Il a fait deux cent mille veuves et un million d'orphelins.     (Dr Marmon, de New-York.)

6. — Les habitudes de l'ivrognerie sont telles dans plusieurs villes

de fabrique et elles entraînent une telle misère que l'ouvrier est absolument incapable de songer à l'avenir. Le jour de la paie, on lui donne en bloc l'argent de la semaine ou de la quinzaine. Il n'attend pas le lendemain, si c'est un samedi, il se jette, le soir, dans les cabarets ; il y reste le dimanche et quelquefois encore le lundi. Bientôt il ne reste plus que la moitié ou les deux tiers de ce salaire si péniblement gagné. Que deviendra alors la femme pendant la quinzaine qui va suivre ? Elle est là, à la porte, toute pâle et gémissante, songeant aux enfants qui ont faim. Vers le soir, on voit stationner devant les cabarets des troupeaux de ces malheureuses, qui essaient de saisir leur mari si elles peuvent l'entrevoir, ou qui attendent l'ivrogne pour le soutenir quand le cabaretier le chassera ou qu'un invincible besoin de sommeil le ramènera chez lui.

(Jules SIMON).

7. — Les maladies, suites de la misère, qui enlèvent tant d'enfants en bas-âge, sont rendues beaucoup plus communes par l'intempérance du chef de la famille. L'alcoolisme arrête la marche ascendante de l'humanité et doit conduire fatalement au remplacement des races dégradées sous son influence par des races vierges de cette cause de dégénérescence physique et morale.

(BOUCHARDAT.)

8. — Tout, en effet, crie autour de nous que l'alcoolisme nous gagne et va nous déborder : la natalité qui diminue, la faiblesse congénitale qui devient plus fréquente chaque jour chez les enfants de la classe ouvrière, le rachitisme qui encombre nos hôpitaux d'enfants ; le nombre croissant des cas d'épilepsie congénitale ou acquise, d'itiotie et de tant d'états névropathiques divers ; le phthisie pulmonaire multipliant ses ravages, tandis que l'aliénation mentale paie à l'alcoolisme un tribut chaque année plus élevé.

(BERGERON).

9. — Il n'est pas exagéré de dire que l'alcoolisme menace l'existence des populations au sein desquelles il se propage. Des tribus indiennes ont été décimées ou même anéanties par leur insatiable passion pour l'eau-de-vie. Dégradation de l'homme qui perd ses habitudes de travail, qui noie dans l'eau-de-vie son intelligence et sa force, qui sacrifie son ménage au cabaret ; abandon de la famille, destruction du lien conjugal, immoralité ; mauvais exemples donnés aux enfants qui, livrés à eux-mêmes, prennent de bonne heure des habitudes de paresse et de vagabondage ; enfin, et surtout, la misère, la misère avec son cortège de souffrances physiques et morales, avec son abrutissement, ses vices, ses sollicitations criminelles, etc. Ces calamités domestiques, nous y assistons tous les jours,

nous les voyons se dérouler à nos côtés... Apathique, indifférent, sans initiative et sans énergie, pusillanime, oublieux de ses proches et de lui-même, se traînant de débauche en débauche, réduit au dénûment, ne reculant pas même à tendre les mains pour se procurer les moyens de satisfaire son ignoble passion, sordide, misérable, couvert de haillons, puant le vin, abject, démoralisé, crapuleux, tel est habituellement l'homme qu'a transformé l'alcool.

(A. Fournier.)

10. — L'habitude de boire outre mesure du vin ou des spiritueux, prédispose au cancer de l'estomac. (J. Béhier.)

11. — L'usage trop fréquent de l'eau-de-vie est rarement utile ; il devient presque toujours même une source d'irritations chroniques et de lésions organiques des plus graves. Il paraît que l'alcool se répand promptement dans tous les organes ; et quelques médecins ont attribué à cette imprégnation générale de l'économie les *combustions spontanées*, observées surtout, en effet, chez ceux qui abusent des liqueurs spiritueuses. (J. Girardin.)

12. — Monsieur, disait au spirituel Brillat-Savarin, un riche marchand d'eau-de-vie de Danzick, on ne se doute pas, en France, de l'importance du commerce que nous faisons, de père en fils, depuis plus d'un siècle. J'ai observé avec attention les ouvriers qui viennent chez moi ; et quand ils s'abandonnent sans réserve au penchant, trop commun chez les Allemands, pour les liqueurs fortes, ils arrivent à leur fin tous à peu près de la même manière. D'abord, ils ne prennent qu'un petit verre d'eau-de-vie le matin, et cette quantité leur suffit pendant plusieurs années ; ensuite ils doublent la dose, c'est-à-dire qu'ils en prennent un petit verre le matin et autant vers midi. Ils restent à ce taux environ deux à trois ans ; puis, ils en boivent régulièrement le matin, à midi et le soir. Bientôt ils en viennent prendre à toute heure, et n'en veulent plus que de celle dans laquelle on a fait infuser du girofle. Aussi, lorsqu'ils en sont là, il y a certitude qu'ils ont tout au plus six mois à vivre ; ils se dessèchent, la fièvre les prend, ils vont à l'hôpital et on ne les revoit plus.

(J. Girardin, de l'Institut).

13. — Les liqueurs sont des boissons qui donnent la vie à ceux qui en vendent et la mort à ceux qui en boivent. (Guy-Patin.)

### REMÈDE CONTRE L'INTEMPÉRANCE.

Un jeune homme avait pris la funeste habitude de boire de l'eau-de-vie ; sa santé en fut gravement altérée, et il tomba dangereusement malade. Un médecin fut appelé ; il déclara que si le malade ne renonçait à cette boisson, il mourrait infailliblement. « Mais, monsieur, lui dit le jeune homme, il m'est impossible de m'en passer ; regardez, ajouta-t-il, il faut que, tous les jours, j'en consomme plein cette bouteille. »

Voyant l'obstination de son malade, le docteur s'en alla en réfléchissant aux moyens qu'il pourrait employer pour sauver la vie à ce jeune insensé. Le lendemain il revint, portant dans sa poche, une boîte remplie de petits cailloux bien propres, et dit à son malade : « Jetez tous les jours une de ces pierres dans votre bouteille, mais ayez soin de les y laisser toutes. »

Le jeune homme, confiant en son médecin, suivit scrupuleusement l'ordonnance. De cette manière, et sans s'en apercevoir, il but tous les jours quelques gouttes de moins, si bien qu'il en perdit insensiblement l'habitude, et lorsque sa bouteille fut remplie de petits cailloux, il était corrigé.

### L'ÉCONOMIE DU CABARET.

Le célèbre calculateur Henri Mondeux, se trouvant, un jour dans la rue du Faubourg-Saint-Antoine, entendit une pauvre femme reprocher à son mari d'être toujours attablé au cabaret, où il perdait au jeu l'argent qu'il gagnait par son travail, tandis qu'il ferait mieux d'économiser pour leurs vieux jours. « Bah ! bah ! répondait le mari ; un ouvrier ne gagne pas assez pour songer à l'économie ; cela me ferait des privations bien inutiles.

Vous avez tort, lui dit Mondeux en se mêlant à l'entretien, et je vais vous le prouver ; écoutez bien. »

Quelques personnes qui passaient s'étant groupées autour du calculateur, prêtèrent l'oreille par curiosité, et dans le nombre peut-être il s'en trouva plus d'une à qui ce calcul fort simple, mais très exact, aura profité.

« La perte d'une journée de travail, disait l'homme-chiffre, représente pour un ouvrier 2 francs ; sa dépense en boisson et sa perte au jeu, au moins 1 fr. 25 c. ; les dégâts qu'il cause, les habits qu'il déchire et les indispositions qui suivent toujours une journée de débauche, représente 75 cent. Ainsi voilà pour l'ouvrier qui chôme un jour une perte de 4 frs. ; si ce chômage se répète chaque semaine, cette perte représente, à la fin de l'année, une somme de 208 fr., et dépasse au bout de trente ans 12,000 frs.

« Voilà donc 12,000 frs. perdus ; et, si l'on ajoute à cette somme 3000 frs. que l'usage régulier de l'eau-de-vie fait perdre en trente

ans, voilà un capital de 15,000 frs. absorbé en pure perte par l'ouvrier dont le salaire est de 2 frs. par jour. Ces 15,000 frs. eussent été
une fortune pour cet ouvrier, et lui eussent permis d'assurer un
avenir pour ses enfants, s'il en a, et du pain pour ses vieux jours.
Vous voyez bien, ajouta Mondeux, que votre femme a raison de vous
prêcher l'économie. »

« Tiens, tiens, répliqua l'ouvrier, je ne me doutais pas que j'absor-
bais ce capital; merci, monsieur; dorénavant, je ne boirai plus. »

Voici les conseils pleins de sagesse que donne le célèbre Franklin
à ceux qui ont la malheureuse habitude de s'adonner à l'ivrognerie,
sous prétexte de se donner des forces pour travailler.

On dit que le vin, la bière, les liqueurs donnent des forces. Cela
n'est vrai que pour les personnes d'un certain âge. Un jeune homme
bien portant reste fort en buvant de l'eau. Quel travail plus pénible
que celui de la presse dans une imprimerie? Eh bien! voici comment
un ouvrier américain, venu en Angleterre, raconte qu'il maniait la
presse en buvant de l'eau :

« En entrant dans l'imprimerie de Wath, je me mis à la presse,
imaginant que j'avais besoin de l'exercice corporel auquel j'étais
habitué en Amérique, où le travail de la presse alterne avec la composition. Je ne buvais que de l'eau : les autres ouvriers, au nombre
d'environ cinquante, étaient grands buveurs de bière. Au besoin
cependant je montais et je descendais les escaliers portant de chaque main une grande forme de caractères, tandis que les autres
employaient les deux mains pour en porter une seule.

« Ils s'étonnaient de voir, par cette preuve et par d'autres, que
l'Américain aquatique, comme ils m'appelaient, était plus fort qu'eux
qui buvaient de la bière forte. Nous avions un garçon de cabaret qui
était toujours dans l'atelier pour fournir de la bière aux ouvriers. Mon
compagnon de presse buvait chaque jour une pinte avant de déjeuner, une pinte en déjeunant avec son pain et son fromage, une pinte
entre le déjeuner et le dîner, une pinte en dînant, une pinte dans
l'après-midi, vers les six heures, et une dernière quand il avait fini
sa journée.

« Je regardais cette habitude comme détestable; mais mon compagnon prétendait qu'il était nécessaire de boire de la bière forte
pour avoir des forces en travaillant; j'essayai de le convaincre que
la force corporelle que donne la bière ne peut être qu'en proportion
de la farine d'orge qu'elle contient; qu'il entre plus de farine dans
un pain d'un penny que dans une pinte de bière, et que, par conséquent, son pain d'un penny arrosé d'une pinte d'eau lui donnerait
plus de forces que sa bière.

« Il n'en continua pas moins à boire, il avait tous les samedis soir
quatre où cinq schellings à donner sur sa paye pour cette misérable
boisson, dépense dont je me trouvais exempt. C'est ainsi que, par
leur faute, ces pauvres diables restent toujours au-dessous de leurs
affaires. »  *(Extrait de divers auteurs.)*

### LA COUR DE LA MORT.

La mort, cette reine épouvantable, résolut un jour de se choisir
un premier ministre ; elle réunit autour d'elle le pâle cortège de ses
fidèles, la troupe fidèle des maladies. Chacune fut invitée à faire
valoir ses droits pour ce poste d'honneur. La *Fièvre* compta le nombre de ses victimes, la *Phtisie* plaida pour sa cause tout en tremblant
de tous ses membres, et l'*Hydropisie* au ventre gonflé fit un beau
plaidoyer. La *Goutte* montra sa puissance à disloquer les membres ;
l'*Asthme,* presque sans voix, fit un éloquent discours en faveur de
ses prétentions. La *Pierre* et la *Colique* établirent avec force leurs
ravages ; la *Peste* montra son pouvoir foudroyant pour tout détruire,
et la *Consomption,* bien que lente dans sa marche, prouva qu'elle
était toujours sûre dans ses effets.

Pendant cette discussion, le tribunal fut interrompu par le bruit
d'une musique, de danses, de rires, de fête et de bombance. Puis
on vit entrer une Dame à l'air effronté, à la démarche joyeuse et
animée. Elle était suivie, d'une part, d'un cortége de cuisiniers, et
de l'autre, d'une troupe de débauchés qui, tous, dansaient gaiement
aux sons d'une molle musique. Son nom était : *Gourmandise.* Elle
agita sa main et, s'adressant à la foule des autres maladies : « Allez,
dit-elle, cohue banale de prétendants ; ne tentez point de rivaliser
avec mes mérites supérieurs qui me donnent tous les droits au ser-
vice de la Mort, notre grand monarque. Ne suis-je pas votre mère
à tous ? — N'est-ce pas à moi que toutes les autres maladies doivent
leur existence ? N'est-ce pas de moi presque uniquement que vous
tenez votre pouvoir d'abréger l'existence humaine ? — Qui, dès lors,
a plus d'aptitudes que moi, pour le poste de ministre de la Mort ? »

Le terrible Monarque grimaça dans sa tête de mort un sourire
d'approbation ; tout son squelette frémit de satisfaction ; il tendit
vers la *Gourmandise* et vers sa sœur l'*Intempérance* sa main déchar-
née, la plaça à sa droite, et, depuis cet instant, elle n'a pas cessé
d'être son conseiller intime et son premier Ministre.

### SUR LE TABAC.

L'usage du tabac est l'origine d'affections très pénibles.

Ainsi, l'habitude de fumer prédispose aux congestions cérébrales, et l'on peut avoir une idée du funeste effet que le tabac ainsi employé produit sur le système nerveux quand on observe les troubles qu'il détermine dans la santé d'un individu qui fume pour la première fois. Les effets sont bien plus marqués chez les individus qui mâchent le tabac; ils portent sur leur visage la trace de cette habitude dans l'apparence semi-hébêtée de leur regard, et, par beaucoup de côtés, se rapprochent des mangeurs d'opium. En outre, le fumeur et le chiqueur sont forcés à une sécrétion considérable de salive qui, chez les individus d'une santé délicate, peut devenir funeste. Nous avons eu plusieurs exemples très tranchés de cette déplorable influence. Il n'est pas rare non plus d'observer chez les individus qui mâchent le tabac, des troubles marqués et très opiniâtres de la digestion, ce qui se conçoit : car la salive imprégnée de jus de tabac est avalée par eux en certaine quantité, et cette plante est un poison des plus actifs. Le priseur est soumis aux mêmes troubles de la digestion, car le tabac, porté par l'aspiration dans l'arrière-gorge, est entraîné jusque dans l'estomac par la déglutition. Nous avons vu des accidents de ce genre chez un médecin, et ils étaient portés à un tel point qu'on avait pu penser à une maladie organique : la cessation de l'habitude de priser dissipa tous les symptômes.

On observe plus souvent chez les priseurs une variété de coryza (rhume de cerveau) suraigu et très opiniâtre. J'ai plusieurs fois rencontré ce phénomène, et notamment chez un homme de 50 ans qui, habitué à priser depuis 30 ans au moins, était tourmenté depuis 15 ans environ d'un rhume de cerveau très intense qui allait en s'aggravant et qui fut guéri par la cessation de l'habitude de priser.

(J. Béhier.)

### LA PIPE DU PÈRE RÉMY.

« Voyons, vous vous plaignez que les denrées sont chères et que le gain n'est pas toujours fort honnête. — Ah! oui, monsieur; je ne connais que trop la vérité de ce que vous dites-là. — Eh bien! savez-vous pourquoi, père Rémy, le bout du compte vous semble tel? — Mon Dieu, monsieur, c'est que l'on est le pauvre père d'une nombreuse famille; c'est que la nature est avare, les pommes de terre malades, c'est qu'on n'a plus la force de manier toute une semaine la scie ou le rabot, c'est que le travail est rare et mal payé; enfin c'est que tout va mal. — Mais enfin, père Rémy, si vous ne dépensiez pas tant, vous pourriez attraper plus commodément le bout de l'année. — Que voulez-vous dire? — Oui, je crois que vous vous passez certaines choses. — Oh! ma foi, monsieur, jamais. Moi dépenser! Ah! certes, non; veuillez croire que l'économie... — Ne vous hasardez pas trop, Rémy. Si vous n'employiez votre petit pécule qu'aux besoins de votre ménage, voyez, vous seriez riche dans dix ans; dans dix ans, on vous nommerait peut-être maire ou député. — Ho! ho! et comment donc? répliqua Rémy en se croisant les bras. — Je parie que vous avez une pipe, là, sous votre blouse? — Eh bien? — Eh bien! si vous songiez que cette elle qui rend les denrées chères, et médiocres les profits, si vous saviez que c'est à cause d'elle que tout va mal, vous n'hésiteriez pas à la briser sur-le-champ. — Quoi! ma chère pipe!... Si vous songiez que c'est votre chère pipe qui vous prive bien souvent des choses les plus indispensables; que cet objet futile sur lequel se reposent vos plus douces affections est un ami traître et perfide, un ami qui suce votre santé et votre bourse et qui vous menace des plus tragiques évènements; encore une fois si vous songiez à tout cela, vous briseriez sur-le-champ et sans regret ce fragile, mais puissant instrument de malheur. »

Rémy ouvrait de grands yeux.

« Comme vous le voyez, je m'anime un peu; mais il s'agit de votre intérêt, car la pipe, c'est capable de tout. Cette pipe ne coûte qu'un sou. Eh bien! en admettant l'impossible, c'est-à-dire que vous réussissiez à la culotter pendant dix ans, savez-vous combien elle vous aura pris de nourriture? Comptons, père Rémy. Vous dépensez bien un sou de tabac par jour? — Quelquefois deux, dit le père Rémy d'une voix altérée. — Ne comptons qu'un sou par jour, cela fait sept sous par semaine, un franc cinquante par mois, dix-huit francs par an; et au bout de dix ans vous vous êtes privé pour cent quatre-vingts francs de pain. — Mon Dieu! comme cela va vite; je n'y avais jamais pensé. — Attendez, père Rémy; faites attention qu'avec tout cela, il n'y a point de pipe cassée; supposez une pipe tous les mois, ce qui est la mesure ordinaire, cela fait au bout de dix ans cent vingt pipes et un excédant de dépenses de six francs; total : cent quatre-vingt-six francs de fumée. Observez que je ne compte pas les jours où vous prenez pour deux sous de tabac, et les jours de fête où vous êtes forcé d'en acheter pour trois. Ajoutez le nombre d'allumettes qu'il faut au bout de dix ans pour allumer toutes les pipes fumées dans ce laps de temps. Considérez avec tout cela que vous vous ruinez la santé sous prétexte de reprendre courage, que vous perdez votre temps, que vous brûlez votre habit, que vous pouvez mettre le feu à votre maison, que vous vous exposez à perdre l'amour de votre femme, que vous donnez le mauvais exemple à vos enfants qui vont tripler et quadrupler les dix-huit francs de tabac par an et le nombre de pipes cassées. N'oubliez pas que la pipe nécessite à certains jours la tasse de café, le pousse-café, ou la bouteille de vin; et alors les dépenses s'en vont croissant à l'infini; bienheureux si vous n'êtes pas obligé de solder le menu de deux ou trois amis. Enfin joignez à tout cela les disputes qui peuvent naître, les combats qui peuvent surgir au milieu des vapeurs du tabac, du café ou du vin, et vous aurez une médiocre idée... — Oh! de grâce, » interrompit le père Rémy terrifié.

Et le père Rémy brisa sa pipe contre la terre en s'écriant :

« C'est la dernière. »

(A. Nicolet).

### MOYEN D'AVOIR TOUJOURS DE L'ARGENT DANS SA POCHE.

Dans ce temps, où l'on se plaint généralement que l'argent est rare, ce sera faire acte de bonté que d'indiquer aux personnes qui sont à court d'argent le moyen de pouvoir mieux garnir leurs poches. Je veux leur enseigner le véritable secret de gagner de l'argent, la méthode infaillible pour remplir les bourses vides et la manière de les garder toujours pleines. Deux simples règles, bien observées en feront l'affaire. Voici la première : Que la probité et le travail soient vos compagnons assidus. Et la seconde : Dépensez un sou de moins par jour que votre bénéfice net. Par là votre poche si plate commencera bientôt à s'enfler, et n'aura plus à crier jamais que son ventre est vide ; vous ne serez pas maltraité par des créanciers, pressé par la misère, rongé par la faim, glacé par la nudité.

(Franklin).

### LE CORSET.

Parmi les plus sottes et les plus déplorables inventions de la coquetterie, il faut placer le corset au premier rang.

Un physiologiste distingué attribue à l'usage de cet impitoyable étouffoir la plupart des maladies particulières aux femmes.

Le corset n'est bon que pour corriger ou prévenir les difformités du corps chez les enfants.

La plupart des femmes, en faisant usage du corset, sacrifient à la mode. Elles ne songent pas que, loin de leur procurer de l'élégance et de la grâce, il détruit chez elles les formes naturelles qui peuvent seules être belles, et que, en donnant au corps une raideur outrée, il ravit au mouvement la souplesse et la grâce. Elles ne songent pas non plus que, d'après les meilleures autorités médicales, le corset amène forcément des désordres souvent irréparables dans la constitution de la personne qui en fait usage.

Les Grecques et les Romaines, qui ont fourni tant de splendides modèles à la statuaire, n'ont jamais connu le corset ; leur corset, à elles, était une ceinture qui leur dessinait la taille sans lui ôter ses formes naturelles.

La mode, souvent sotte, ridicule, absurde, — ce tyran auquel on sacrifie tant de nos jours sans avoir le courage de s'en affranchir, — la mode veut que le corset règne : tant pis pour la mode et pour ses esclaves.

La raison, la médecine et la morale, ne peuvent permettre, à la femme, en fait de corset qu'une sorte de brassière (camisole) garnie d'élastiques, pour *soutenir* la taille et non pour l'*étrangler*.

(Ami de l'Ouvrier.)

Tout le monde sait que la poitrine forme un cône dont le sommet est en haut et la base, en bas. Or, les corsets, plus serrés vers le milieu du torse, rétrécissent la base de la poitrine, partie du tronc qui doit être naturellement la plus large. De la sorte, ils compriment et déplacent les principaux organes ; et les intestins, correspondant à l'endroit le plus serré, s'échappent au-dessus et au-dessous de ce lien, et se dirigent vers la poitrine et le bassin. Dans le I<sup>er</sup> cas, ils compriment le foie, la rate et l'estomac, refoulent le diaphragme qui se voûte vers la poitrine. D'un autre côté, les parties qui sont poussées vers le bassin compriment la vessie, l'utérus, etc. De la compression de ces différents organes, il résulte une grande gêne pour tous les viscères et les principales fonctions : la respiration est très gênée par le serrement des fausses côtes et le refoulement du diaphragme vers les poumons ; la circulation du sang est aussi troublée par la gêne de la respiration et la compression du cœur et des gros vaisseaux. Le sang alors se trouve retenu en trop grande quantité dans les vaisseaux de la poitrine, de la tête, de l'utérus, etc., ce qui occasionne une espèce de regorgement qui, selon les dispositions individuelles, peut donner lieu à des palpitations, à des oppressions, à des phthisies, à des vertiges, ou même à de véritables apoplexies, à des pertes utérines, à des affections hystériques, à des vapeurs, etc.

Mais c'est principalement chez les jeunes filles que l'emploi de ce vêtement est pernicieux. Souvent, pour avoir voulu embellir la taille, on a déformé la torse, compromis ou entravé la crue, en même temps qu'on fomentait, chez ces jeunes personnes, le germe de ces maladies auxquelles on doit attribuer beaucoup de morts prématurées. Les corsets agissent, chez les jeunes filles, en s'opposant au développement de la charpente osseuse de la poitrine, et au libre exercice des viscères qu'elle renferme. Les poumons et le cœur sont, en effet, gênés dans leur action, et de là résultent des irritations pectorales qui compromettent gravement la santé et souvent la vie. L'irritation des organes pectoraux empêche le sang de se porter vers l'utérus, et telle est une des causes les plus fréquentes de l'aménorrhée et de la chlorose (défaut d'écoulement menstruel et pâles couleurs). Quant à la compression du torse, indépendamment des causes que nous venons de signaler, elle est très souvent la cause la plus active des distorsions vertébrales ; car elle agit en comprimant les muscles du tronc, et par conséquent, en entravant leur développement : alors, ces muscles n'ont plus assez de force pour soutenir l'épine dans sa rectitude normale. (V. DUVAL.)

J. Béhier dit que l'avortement résulte souvent de l'usage trop prolongé du corset ou de sa pression exagérée dans un but de coquetterie.

« Les corsets n'ont aucune utilité : jamais, dit Le Pileur, corset n'a empêché une fille de devenir bossue. »

### SUR LE MARIAGE.

1. — Le mariage est l'acte le plus grave de la vie de l'homme, et c'est communément celui qui est accompli avec le plus d'irréflexion. La faute, du côté des jeunes gens, en est à l'amour qui, tout sage qu'il puisse être, ne laisse pas de fasciner un peu, et, du côté des parents, à une trop grande préoccupation des seuls intérêts matériels. — Je l'aime, dit le jeune homme ; — elle a une riche dot, disent les parents, et l'affaire se conclut par ces très insuffisantes considérations.

Aujourd'hui, c'est, en réalité, l'homme qui se vend, et à chaque marché, il gagne peu de chose ; car, généralement, grosse dot, grosse dépense. Si donc c'est un devoir pour le jeune homme et surtout pour les parents, de penser à la position pécuniaire du futur ménage, c'en est un plus grand encore de ne pas tout subordonner à cette position. (J. LA BEAUME.)

2. — L'homme et la femme devant concourir l'un et l'autre à donner l'existence à des êtres qui leur ressembleront nécessairement et qu'ils désirent aussi parfaits que possible, il est de toute évidence qu'ils doivent arrêter leur choix, non sur la personne qui possède des qualités passagères et souvent tout à fait extérieures, indépendantes de la personne même ; mais sur celle qui représente le mieux l'idéal qu'ils désirent pour eux et pour leurs enfants. La santé du corps, l'égalité des âges, l'élévation et la pénétration de l'esprit, l'amour de l'ordre et du travail, la pureté des mœurs, l'humilité, la douceur, l'amour filial, la sincérité religieuse : voilà toutes qualités

infiniment préférables aux richesses, aux rangs, aux honneurs ; parce que les unes peuvent toujours se transmettre, et que la transmission des autres est souvent très douteuse ; parce que les premières seules peuvent rendre heureux et que les secondes ne peuvent rien pour notre bonheur sans le secours des premières. (J. B. FLESCH.)

3. — Aussitôt après leur union, commence, pour les époux, une série de nouveaux devoirs qui les suivront pendant toute la vie. En voici quelques-uns :

Le mari et la femme doivent faire en sorte de se plaire par les mêmes qualités qui les ont attachés l'un à l'autre, ou d'en acquérir qui fassent naître l'atttachement, s'ils se sont mariés sans s'aimer.

Au mari, les grandes affaires, les soucis du dehors ; à la femme, le gouvernement de l'intérieur.

Point d'ordres de la part du mari : des avis, des conseils ; point d'ordres de la part de la femme : des propositions.

Confiance et respect des deux parts.

Les femmes sont sensibles aux procédés ; les hommes le sont aux prévénances.

Le meilleur mari, la femme la meilleure se donnent réciproquement l'occasion d'exercer presque toutes les vertus. Le ménage le mieux uni n'est pas celui où jamais ne se fait entendre un mot plus vif qu'il ne le faudrait, mais celui où chacun est toujours prêt à faire des concessions à l'autre. (Jules LA BAUME.)

Le mari doit convaincre et non commander : il doit montrer la vérité et la bonté de ce qu'il veut, par l'intelligence, par le raisonnement.

De son côté, la femme ne doit pas, sous prétexte qu'elle est mariée, montrer de l'indifférence à son mari, et ne l'accueillir qu'avec froideur. Ce serait l'exposer à des doutes cruels et à des chutes plus cruelles encore. (J.-B. FLESCH.)

4: — *Préceptes de Plutarque sur le mariage*, traduits du grec par le docteur Seraine.

La paille et les étoupes s'enflamment aisément, mais leur feu s'éteint aussi vite qu'il s'allume, à moins qu'on y ajoute une matière propre à l'alimenter et à l'entretenir. Si l'amour des jeunes mariés n'est excité que par la beauté du corps, il ne peut avoir ni stabilité, ni durée. Il faut qu'il ait sa source dans le cœur et qu'il unisse les âmes pour produire une affection durable.

C'est surtout dans les premiers temps du mariage qu'il importe d'éviter avec soin les dissensions et les offenses. Les diverses parties d'un vase composé de diverses pièces se disjoignent avec facilité quand elles sont nouvellement assemblées ; au contraire, le fer et le feu peuvent à peine désunir les jointures affermies par le temps.

Il y a autant de folie à ne pas savoir supporter quelques contrariétés de la part d'une jeune femme qu'à refuser des raisins mûrs
parce qu'on a eu quelquefois la lèvre offensée par des raisins verts.
Et de même, une nouvelle mariée qui, au premier désagrément,
s'éloignerait de son époux, montrerait aussi peu de sagesse que si,
pour avoir été piquée par une abeille, elle repousserait un gâteau
de miel.

Le Soleil, dit la fable, fut plus puissant que Borée. En effet, plus
le vent soufflait avec violence, et s'efforçait d'enlever le manteau du
voyageur, plus celui-ci le serrait contre lui et le retenait avec force.
Mais quand le vent ayant cessé, le Soleil fit sentir l'ardeur de ses
rayons, le voyageur ôta, en même temps, et sa tunique et son manteau. Les femmes agissent d'une façon semblable : elles se fâchent
et résistent à leurs maris quand ils veulent s'opposer violemment
à leur goût pour le luxe et les vaines dépenses; mais si, plus sages
et plus prudents, ils ont recours à la douceur et à la persuasion,
elles font d'elles-mêmes le sacrifice de leurs fantaisies et se prêtent
de bonne grâce à une vie simple et modeste.

Un Romain, que ses amis blâmaient d'avoir répudié son épouse
dont la vertu égalait la beauté et les richesses, étendit le pied et leur
dit : « Cette chaussure est aussi élégante et bien faite; elle me
blesse pourtant, et personne de vous ne saurait dire en quel endroit ! » Pour se faire aimer, les femmes ne doivent donc compter
ni sur leur fortune, ni sur leur naissance, ni sur leur beauté, mais
seulement sur leur habileté à pénétrer chaque jour plus avant dans
le cœur de leurs maris, en se montrant pour eux, à chaque instant,
aimables, gracieuses et prévenantes. Les maladies, engendrées par
des causes cachées, agissant petit à petit, sont regardées comme
beaucoup plus dangereuses que celles qui naissent sous des influences sensibles et manifestes; de même, rien ne trouble plus
profondément la félicité domestique et ne désunit davantage les
époux que les petites querelles journalières ; en se renouvelant sans
cesse, elles ruinent la bonne harmonie du ménage et changent en
amertume toute la douceur de la vie conjugale.

5. — *Des commencements du mariage.* — Il en est des âmes comme
du sol, il faut, pour les rendre fécondes, que chaque chose y soit
faite dans le temps et la saison convenables. Or, nul moment n'est
plus propice à la fusion des âmes que les premiers temps du
mariage.

De jeune fille on ne devient pas femme en un jour, pas plus que
l'homme, en un jour, ne devient époux. Tous deux, avant d'arriver
à former un tout harmonique, ont à se transformer. De leurs facul-

tés, de leurs goûts, de leurs habitudes, les uns doivent être développés, les autres, modifiés ou détruits. La fusion de deux êtres en un seul demande bien du temps et des soins. Il y faut une inépuisable bonté, une sincérité parfaite, une entière et constante ouverture de cœur, et, de part et d'autre, une patience que rien ne rebute. Surtout, il faut repousser loin, bien loin, la légèreté, l'indifférence, l'amour-propre, l'orgueil, tout ce qui isole et ferme le cœur, égare l'esprit... Les deux époux doivent être l'œuvre l'un de l'autre... Il faut que, suivant le mot de Socrate, les époux se servent de précepteurs l'un à l'autre... Si cette éducation des cœurs et des esprits l'un par l'autre rencontre quelques obstacles imprévus, souvenez-vous de ces belles paroles de Plutarque : « Quant aux épines des commencements du mariage, ne les craignez pas comme si c'étaient de graves blessures ou des ulcères incurables. De même qu'il n'y a rien à craindre des incisions que l'on fait aux arbres pour les greffer, il n'y a non plus rien à redouter des sacrifices qu'il peut y avoir à faire pour s'unir à une femme vertueuse. L'union ne peut se faire sans que les époux n'aient d'abord quelque chose à souffrir l'un de l'autre. Les commencements de l'étude des sciences sont très pénibles, mais elles ne conservent pas toujours leurs épines; l'amour perd aussi les siennes. Semblable aux liqueurs qu'on veut mêler ensemble, il produit d'abord une effervescence, mais bientôt le calme succède au trouble, et l'amour prend une assiette solide et durable. »

(D<sup>r</sup> SERAINE).

Une fois mariés, quelque mal assortis que l'on soit, le meilleur moyen de se tirer d'affaire, c'est de rester inébranlablement fidèle l'un à l'autre et de supporter patiemment les défauts de son compagnon, tout en cherchant à l'en corriger... Qu'on sache bien aussi, qu'il est quasi impossible de ne pas éprouver quelque déception relativement aux qualités de celui qu'on regardait peut-être comme parfait avant la vie d'intimité créée par le mariage. Rien n'est parfait sous le soleil ; il faut tenir compte et faire la part des faiblesses humaines et ne pas se rebuter dès le principe pour les petits défauts qu'on corrigera facilement, si l'on se confie l'un à l'autre. Et qu'au sujet de ces déceptions il n'y ait surtout pas de regrets exprimés, pas de reproches faits sur les liaisons antérieures au mariage; le passé de deux personnes mariées, *pour autant qu'il ne se rapporte pas à elles deux*, doit être complètement laissé de côté.

(J.-B. FLESCH.)

Il convient aux jeunes mariés de s'éloigner des bruits du monde, de vivre ensemble le plus possible, se gardant tout leur cœur et toutes leurs pensées. Qu'il en soit ainsi jusqu'à ce que leur union soit solidement affermie, qu'ils se soient créé un fonds commun d'idées et de sentiments, qu'ils aient mutuellement pénétré les secrets de leur caractère. Plus ils se sépareront complètement de leur passé pour vivre ensemble dans l'intimité, plus rapidement ils arriveront à se connaître, à fondre ensemble leur esprit, leur cœur et leur volonté. Que cette charmante retraite des commencements du mariage, soit pour les deux époux, le tombeau de leur vie passée et le berceau d'une vie nouvelle. (D<sup>r</sup> SERAINE.)

6. — *Du gouvernement intérieur de la maison.* — La femme doit protéger, au-dedans, les intérêts de la famille, répartir suivant les besoins le produit du travail de l'homme. A quoi servirait ce travail, en effet, si une main prévoyante et économe ne veillait sans cesse pour en utiliser le résultat? Si la femme n'économise, le mari travaille en vain, il n'y a de sécurité pour personne, et la misère est toujours à la porte. Si l'ordre matériel et la propreté ne règnent à la maison, si les serviteurs et les enfants n'ont une vie convenablement réglée et occupée, il n'y a pas de véritable honneur pour la femme... Quelle source de chagrin et de découragement pour le mari, s'il voit dissiper en dépenses vaines et superflues le produit de ses sueurs; si, en rentrant, il trouve le désordre et la mauvaise humeur qui en naît: s'il manque des soins qui doivent réparer les forces du corps, si la douce joie, fille du devoir accompli, ne vient rafraîchir son cœur, reposer son esprit. (Id.)

7. — *Nourrices.* — Les nourrices transmettent à leurs nourrissons leur caractère, leurs goûts, leurs passions et leurs maladies. Cela ne doit-il pas suffire pour engager les mères à s'en passer quand leur santé leur permet d'allaiter elles-mêmes leurs enfants? De plus, c'est de sa mère que l'enfant doit recevoir, outre les mille petits soins attentifs et dévoués qu'une nourrice ne sait pas prendre, les premières connaissances et les premières impressions morales si influentes sur tout le reste de la vie. En toutes choses, ce sont les fondements de l'édifice qui importent le plus. (Id.)

8. — *Pensées d'hommes célèbres sur le mariage.* — La bonté chez la femme, et non ses beaux regards, obtiendra mon amour.

(SHAKESPEARE).

— Que l'homme ait la sagesse, et la femme la douceur.

(G. HERBERT.)

— Si Dieu eût voulu donner à l'homme la femme pour maître, il l'eût tirée de sa tête; s'il eût voulu en faire son esclave, il l'eût tirée de ses pieds; mais voulant qu'elle fût sa compagne et son égale, il la forma d'une de ses côtes. (Saint AUGUSTIN.)

— Qui trouvera la femme vertueuse? Elle a plus de prix que les perles qui viennent des extrémités du monde. — Elle aura de la joie dans ses derniers jours. — Elle n'a point mangé son pain dans l'oisiveté. — Ses enfants se sont levés et l'ont proclamée bienheureuse; son mari s'est aussi levé et a chanté ses louanges.

(Prov. de SALOMON).

— La vie de famille est pleine d'épines et de soucis, mais ce sont des soucis fructueux ; les autres sont des épines sèches.

(SAINTE-BEUVE).

— A un certain âge de la vie, si votre maison ne se peuple point d'enfants, elle se remplit de manies et de vices.     (Id.)

— Se lever matin et se marier jeune sont deux choses dont un homme ne se repent jamais.

— Les meilleures qualités de la femme ne résident pas dans son intelligence, mais dans ses affections.     (Samuel SMILES.)

— La femme de tête ne nous intéresse jamais comme la femme de cœur.     (O.-W. HOLMES.)

— Souffrir et endurer, c'est la règle la plus sûre de la vie conjugale.     (S. SMILES.)

— Prenez la fille d'une bonne mère.     (FULLER.)

— Le mariage, comme le gouvernement n'est qu'une suite de compromis.     (S. SMILES.)

— Combien il est vrai, en ménage, qu'une douce réponse détourne la colère !     (Id.)

— De toutes les qualités, c'est la bonne humeur qui produit les meilleurs résultats dans la vie conjugale.     (Id.)

— On a dit que les jeunes filles étaient très habiles à faire des filets, mais qu'il leur serait plus utile d'apprendre à faire des cages. Les hommes, pour la plupart, se laissait prendre aussi facilement que des oiseaux, et ils sont aussi difficiles à garder. Si la femme ne sait pas rendre son intérieur agréable et heureux, de manière à ce qu'il soit pour son mari le refuge le plus doux, le plus séduisant, le plus gai, — un lieu de repos après les travaux et les soucis du monde extérieur, — alors, le pauvre homme est à plaindre, car il est sans abri !     (Samuel SMILES).

### RECETTE POUR LES MAUVAIS MÉNAGES.

Figurez-vous une femme qui fut jeune, à la face artistement sculptée par la petite vérole, au menton pointu et relevé cherchant sans cesse à rejoindre le bout d'un grand nez aquilin qui descend sur la bouche; au front large et soucieux : encadrez le tout dans les gros plis d'un bonnet à rubans jaunes, et vous aurez, peint d'après nature, ressemblance parfaite, le portrait de la malheureuse Babette, femme du maréchal de notre village.

Je viens de dire : malheureuse Babette, car, quoiqu'elle ne soit en ménage que depuis quelques années, sa lune de miel n'a pas été de fort longue durée. Comprenez que Baptiste, le maréchal, sait se mettre en colère, mais comme jamais personne n'a su et ne saura se mettre en colère. A certains moments et quelquefois pour une queue de poire ou de cerise, ce sont des scènes, des jurons, des injures qui ne finissent pas, avec accompagnement de bruits de chaises qui volent en éclats, de cafetières et de tasses qui se brisent; un vrai tapage de tous les diables de l'enfer. Encore ce ne serait rien si tout se bornait là; mais c'est que le forgeron, habitué à manier le marteau et à battre l'enclume, pousse la distraction jusqu'à remplacer le marteau par le manche à balai, et l'enclume par le dos de sa chère moitié. Il faut bien que je vous le dise cependant, et ce n'est pas pour blanchir mon noir maréchal, mais Babette n'était pas non plus tout-à-fait innocente dans toutes ces mises en scène.

Bref, un jour notre pauvre femme se dégoûta des douceurs de son hyménée, et se mit à regretter le temps heureux, où, victime involontaire d'un célibat forcé, elle passait ses jours dans l'armoire de Sainte Anne à peigner son barbet et à élever des alouettes. Elle vient donc chez un avocat, homme de bien de la ville voisine, et son cousin, je pense, à la deuxième génération. — Cher cousin, dit-elle, en criant comme un veau et en pleurant comme une Magdeleine, je n'en puis plus. Je m'étais mariée pour avoir un soutien dans mes vieux jours, je me suis trompée et c'est impossible de rester avec Baptiste. Hélas! je n'ai que trop éprouvé la vérité du proverbe wallon que mon vieux grand-père répétait si souvent : « Avant le mariage c'est : Béchi, Bécha!! mais après, c'est : Haï, Haïa!! »

— Cousine Babette, reprit l'avocat qui avait entendu souvent raconter les scènes du forgeron par son voisin, le marchand de faïence, cousine Babette, je veux vous consoler et vous guérir. J'ai ici une eau qui vous garantira dorénavant des coups de votre mari.

— Comment, cousin, depuis quand avez-vous pris une patente d'apothicaire?

— C'est un secret, cousine Babette, un secret que je possède depuis longtemps et dont l'effet est infaillible. Vous aurez soin de ne rien dire au cousin, et quand vous le verrez en colère, vous prendrez vite une cuillerée de cette eau, et vous la garderez en bouche jusqu'à ce que sa colère soit passée.

— Oh! merci cousin.

— Il n'y a pas de quoi, cousine Babette, adieu.

A peine revenue au village, Babette n'attendit pas longtemps l'occasion de faire usage de sa précieuse recette. Comme elle s'était un peu attardée, il arriva que la soupe ne fut pas prête pour midi. Aussitôt l'orage commence; mais vite, voilà Babette à l'armoire, et, prenant la bouteille, elle fait comme son cousin l'avocat lui avait dit. Cette fois-là, le balai resta à sa place, et l'épine dorsale fut respectée. Il y avait progrès, et ce progrès ne fit qu'augmenter, car, au bout d'un certain temps, le calme et la paix succédèrent pour toujours aux orages et aux tempêtes. Babette s'empressa d'aller remercier son bienfaiteur et lui demanda d'où il pouvait tirer cette eau merveilleuse.

— Ma chère cousine, répondit en souriant le bon avocat, vous en trouverez partout de cette eau-là. Tout le secret ne consiste qu'à vous taire aussitôt que la colère s'empare de votre mari.

Si la paix des familles est troublée par l'un des époux, que l'autre se souvienne de la bouteille de Babette : qu'il garde le silence et la contestation n'aura pas de fâcheux résultats. Mais si tous deux veulent faire valoir leurs raisons, il s'établira toujours un courant d'injures et de reproches et l'on aura à regretter les plus graves désordres et les scandales les plus funestes.　　*(Le Travailleur.)*

# APPENDICE.

### SANGSUES.

On préfère les sangsues à la saignée dans les cas où une évacuation locale de sang est nécessaire, dans les fluxions et chez les enfants.

On doit éviter de les appliquer aux paupières, au scrotum et chez les tout petits enfants.

Il est bon, avant de les placer, de les rendre plus avides en les tirant de l'eau une heure d'avance, et en se servant d'une pomme dans laquelle on a fait un trou, pour les maintenir à l'endroit voulu; elles prennent plus facilement si l'on humecte la peau avec de l'eau sucrée, du lait ou du sang. On arrive au même résultat en les plaçant une ou deux heures dans une bouteille sans eau, puis sur une étoffe de laine où elles se remuent à leur aise. On peut aussi les plonger quelque temps dans de la bière. Elles prennent alors immédiatement, car, prétend-on, la bière les affame. Elles tombent d'elles-mêmes quand elles sont gorgées; ou bien on les fait détacher par une pincée de sel dont on les saupoudre. On fait saigner les morsures avec des lotions d'eau chaude ou avec des cataplasmes amolissants. Si l'on veut arrêter le sang, il suffit de placer sur les piqûres de l'amadou déchiré dans son épaisseur, la partie intérieure, poilue, étant en contact avec la peau; à défaut d'amadou, on emploie des chiffons brûlés.

Si une sangsue avait pénétré dans une cavité, on l'en délogerait avec de l'eau salée.

On fait dégorger les sangsues avec de la cendre; ou en les pressant légèrement entre les doigts en allant de la queue, qui est le gros bout, à la bouche. On les place alors et on les conserve au grand air dans de l'eau souvent renouvelée. Il est utile de jeter quelques racines de jonc dans le bocal qui les contient. On peut aussi y placer un peu de tourbe ou de terre de bruyère et un morceau de fer. Le bocal doit être couvert.          (DUPASQUIER.)

Quand on pose les sangsues à l'anus, il faut, auparavant, que le malade ait pris un lavement et qu'il l'ait rendu; si c'est aux jambes ou aux pieds, il faut, avant, faire prendre un bain de pieds chaud.

Quand il s'agit de mettre les sangsues à de très jeunes enfants, il vaut mieux avoir recours à un médecin, car on risquerait, en tirant trop de sang, de faire plus de mal que de bien.

Les sangsues qui ont servi peuvent être utilisées de nouveau au bout de quelques mois.

Quand les sangsues ont servi dans une maladie très grave ou de mauvaise nature, il vaut mieux les jeter. (DEHAUT.)

*Une bonne sangsue* s'attache promptement à la peau et s'en sépare difficilement : elle est un peu plate et le dessous d'un gris noirâtre marbré; son dos est partagé en trois parties à peu près égales; les quatre lignes qui forment ces divisions sont jaunes, mais les deux du milieu présentent çà et là des taches noires.

### VÉSICATOIRE.

Il y en a de deux sortes : le vésicatoire volant et le vésicatoire à demeure. On panse le premier pour le faire guérir tout de suite, tandis qu'on cherche à entretenir la suppuration chez le second.

Avant de poser un vésicatoire, on lave la place qu'il doit occuper avec de l'eau-de-vie ou du vinaigre. Environ dix heures après, on regarde avec précaution si l'ampoule est faite; dans ce cas, on retire l'emplâtre et l'on perce les cloches avec une épingle, en se gardant bien d'enlever la peau; puis on recouvre le mal avec une compresse de vieux linge bien graissée avec du beurre, ou mieux, avec du cérat. Pour le vésicatoire volant, il suffit de renouveler ce pansement, soir et matin, jusqu'à la guérison. Si l'on veut un vésicatoire à demeure, on attend au lendemain pour couper la peau avec des ciseaux et l'on fait le pansement avec une feuille de poirée ou une grande feuille de lierre graissée avec de la pommade à vésicatoire. Au bout de deux ou trois jours, la suppuration commence, et on l'entretient plus ou moins active, en mettant plus ou moins de pommade sur la feuille. Si la plaie s'enflamme et suppure difficilement, on met un cataplasme émollient, à la graine de lin, par exemple, pendant un jour ou deux.

Le papier épispastique, qui se vend chez le pharmacien est ce qu'il y a de mieux pour panser un vésicatoire. (DEHAUT.)

L'écorce sèche de bois de garou, ramollie pendant quelques heures dans l'eau, ou mieux dans du vinaigre, appliquée sur la peau et maintenue en place par un bandage, produit, au bout de 48 heures, l'effet du meilleur vésicatoire; elle remplace avantageusement les cantharides. S'il y a démangeaison, laver avec une décoction de fleurs de sureau et de cerfeuil. (SAFFRAY.)

## VENTOUSES.

Pour appliquer les ventouses (ce qui se fait surtout dans certains rhumatismes, dans la goutte sciatique et dans le mal des reins), on prend un petit verre à boire, ou y jette un peu de papier enflammé, et l'on applique le verre aussitôt à l'endroit voulu, en ayant soin que le bord du verre soit partout contre la peau. L'y laisser 15 ou 20 minutes.

## LAVEMENTS.

Voici la composition de quelques lavements :

*Lavements adoucissants.* : Mettez 16 grammes de racine de guimauve dans un demi-litre d'eau : faites bouillir pendant un quart d'heure ; ajoutez 30 grammes d'huile à manger. S'en servir tiède. Ou bien, prenez 30 grammes de chacune des espèces ci-après : guimauve, mauve, bouillon-blanc, séneçon, pariétaire, graine de lin ; faites bouillir dans trois quarts de litre d'eau.

*Lavements purgatifs* : Prenez un demi-litre d'une infusion de séné ; ajoutez-y 30 grammes de sulfate de magnésie et 25 grammes d'huile de lin.

Ou bien, prenez un litre d'eau, ajoutez-y 10 grammes de séné et une poignée de graine de lin ; faites bouillir et ajoutez 30 grammes de sulfate de magnésie.

D'autres lavements purgatifs sont indiqués pour le traitement des diverses maladies où ils sont recommandés.

*Lavement contre les vers* : Faites infuser, dans un demi-litre d'eau, environ, 15 grammes de graine de vers, autant de valériane et autant de têtes d'absinthe.

*Lavement contre les coliques venteuses* : Dans un litre d'eau bouillante, faites infuser : camomille, fenouil, anis, têtes de pavot ; dix grammes de chaque plante. Passez.

*Lavement astringent* : Faites cuire 30 grammes d'écorce de chêne (provenant de bois de 3 ou 4 ans) dans 200 grammes d'eau.

*Lavement au quinquina* : Eau : 1/2 litre ; écorce de quinquina, 30 grammes (60 grammes d'écorce de saule blanc peuvent avantageusement remplacer le quinquina). Faites bouillir pendant 20 minutes et passez.

*Lavement de têtes de pavot* : Eau : un demi-litre : têtes de pavot réduites en morceaux, 20 grammes. Jetez-les dans l'eau bouillante ; laissez-les infuser pendant 2 heures. Passez. Ajoutez 16 grammes d'amidon et mêlez.

## DÉSINFECTANTS.

On appelle ainsi les substances qui enlèvent à l'air, aux vêtements, à un corps quelconque, les miasmes dangereux dont ils sont infectés.

Les meilleurs désinfectants sont le chlore, la vapeur de soufre, les sels de fer, de zinc, de plomb et de cuivre. On se sert aussi de la paille qui absorbe l'humidité des urines et une bonne partie des gaz fétides des excréments; il en est de même du poussier de charbon de bois, de terre, de tourbe, et des terres brûlées. Le charbon de bois notamment peut absorber jusqu'à 80 fois son volume de gaz.

Voulez-vous détruire les mauvaises odeurs répandues dans une maison, une étable, un lieu quelconque? versez un kilogramme de chlorure de chaux dans un seau d'eau; laissez reposer; lavez ou arrosez avec ce liquide clair.

Pour détruire le mauvais air d'une étable, on pourrait aussi brûler quelques morceaux de soufre, en ayant soin de fermer les portes. Autre procédé de désinfection d'un lieu quelconque :

Versez du vinaigre sur de la craie et laissez dégager l'acide carbonique; lorsque le dégagement est opéré, c'est-à-dire que la craie a cessé de travailler, laissez déposer, et décantez (tirez au clair). Faites sécher le résidu, et lorsque vous voulez vous en servir, versez dessus un peu d'acide sulfurique (eau forte). La vapeur qui se dégage se répand partout avec rapidité et s'empare de toutes les mauvaises odeurs. (D. LEPRINCE).

La ventilation est le meilleur moyen de purifier l'air; mais il n'est pas toujours possible de l'employer aussi souvent et aussi largement qu'il le faudrait. C'est alors qu'on emploie les moyens cités plus haut. Mais le chlore et l'acide sulfurique dégagent des odeurs qui ne plaisent pas à tous les malades, surtout aux femmes. Alors, on emploie l'eau de cologne, le sucre brûlé ou le vinaigre que l'on verse sur une pelle rougie au feu. Mais ces moyens sont insuffisants et ne détruisent pas les miasmes. Le café est un désinfectant dont l'odeur plaît, et qui a une action incontestable sur les miasmes. Le café désinfecte les eaux corrompues. Récemment moulu, il ôte la mauvaise odeur de la chair pourrie sur laquelle on le répand. Pour assainir une chambre de malade, il suffit de brûler auprès du lit, deux ou trois fois par jour, quelques grains de café vert, soit sur un réchaud, soit sur une pelle rougie au feu.

« Les vêtements, le linge, la literie sont désinfectés par la lessive et le dégraissage. Cependant, ajoute le docteur Dupasquier, lorsque ces objets ont servi à des personnes mortes récemment de maladies

19

contagieuses, il faut en outre les passer à l'eau chlorurée. Quant aux émanations des marécages qui occasionnent si souvent des fièvres endémiques, aux fosses à purin qui rendent insalubres les habitations du cultivateur, on y remédie par le dessèchement ou le drainage des premiers, et en utilisant sans cesse le purin, ce qui est d'ailleurs d'un intérêt bien entendu. »

*Pour prévenir l'odeur d'urine qui se dégage ordinairement du berceau des enfants.* — Placer sous le matelas un petit sac rempli de petits morceaux de charbon de bois.

*Pour purifier l'eau d'un puits, d'une citerne ou d'un abreuvoir lorsqu'elle commence à s'altérer par suite d'un séjour trop prolongé.* — Plonger dans cette eau un petit sac rempli de charbon de bois. Pour éviter qu'il ne surnage, y attacher une pierre. En peu de temps, l'eau redeviendra bonne et potable. — Cette recette est très-précieuse pour certains cultivateurs qui, pendant l'été, par une ignorance ou par une négligence impardonnable, servent à leur bétail une eau puante et malsaine qui pourrait amener des maladies graves et contagieuses. — On renouvelle le charbon de temps en temps.

*Pour dissiper la puanteur d'un cadavre.* — Semer une once de chlorure de chaux dans le cercueil, ou, à défaut de cette substance, une ou deux poignées de chaux vive.

*Pour parfumer un appartement.* — Les feuilles de pin fournissent une essence fortifiante et recommandable pour les soins de la toilette. Quelques gouttes, versées sur un fer chaud s'évaporent et répandent dans l'appartement un parfum suave qui fortifie les poitrines faibles.

(RODIN).

FIN.

# TABLE DES MATIÈRES DE LA 1re PARTIE.

## I. — TABLE DES CHAPITRES.



## I. — TABLE ALPHABÉTIQUE DES PLANTES.

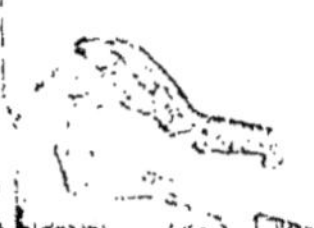

# TABLE DES MATIÈRES DE LA SECONDE PARTIE.

## I. — TABLE DES CHAPITRES.



## II. — TABLE ALPHABÉTIQUE DES MALADIES.

## TABLE DES PRINCIPALES RECETTES CONTENUES DANS CET OUVRAGE.

# TABLE GÉNÉRALE.



FIN DE LA TABLE DES MATIÈRES.

## ON TROUVE A LA MÊME LIBRAIRIE :

**Code fiscal de la Brasserie belge,** ou commentaire des lois fiscales qui régissent la Brasserie en Belgique, par G. FÉVRIER, avocat, ancien juge, actuellement brasseur. . . . 6 00

**Manuel d'Histoire, de Droit constitutionnel et d'Hygiène,** à l'usage des écoles d'adultes, par J.-M. SCHMITZ; cartonné. . . . 0,60

**Petite Histoire de la Belgique,** par le même, à l'usage des écoles primaires. Édition illustrée de gravures sur bois.

**Histoire de la Belgique,** à l'usage des athénées et des collèges, par L. STRUMAN, docteur en Philosophie et Lettres, professeur d'Histoire et de Géographie. Vol. in-16 anglais, cartonné. . . . 2 00

**Histoire de l'Abbaye de Floreffe,** de l'Ordre de Prémontré, par J. et V. BARBIER. Magnifique volume in-8° de XVI-520 pages, sur beau papier, orné de gravures sur bois. . . . 6 00

**Annales de la Société archéologique de Namur.** Du tome V à XIV. (Les t. I à IV et le VIII° sont épuisés).

**Morceaux choisis de Poètes belges,** recueillis par B. VAN HOLLEBEKE. In-8°. 4 00

**Le même ouvrage,** édition classique. » » » » 3 00

**Cours pratique de l'Art épistolaire,** 3° édition, revue soigneusement, par le même; cartonné . . . 1 75

**Études sur La Fontaine.** *Fables choisies.* Éd. revue avec soin, par le même. 1 75

**Recueil d'analyses littéraires.** Édition revue et augmentée de notices sur les auteurs cités, par le même; broché. . . . 1 50

**Études sur le Télémaque,** manuel du professeur, par le même; broché.

**Les Aventures de Télémaque,** Livre I. Éd. annotée par le même; broché.

**Les Plantes du Pays** dont les vertus bienfaisantes sont propres à soulager et à guérir nos maux et nos maladies, par NOEL et CROWET . . . 2 75

**L'Éducation, Hygiène première du corps et de l'âme,** par le D<sup>r</sup> SOVET. 2 vol. se vendant sé arément. Le t. I, 2 fr.; le t. II, 4 fr.

**Cours de Commerce et de Tenue de Livres.** *Édition classique en rapport avec le programme fixé par le Gouvernement pour l'enseignement moyen des deux degrés;* par BARLET, professeur de sciences commerciales . . . 5 50

**Cours de Tenue de Livres,** à l'usage des commençants. Vol. in-12, cartonné. 0 60

**Le Dessin à l'École primaire,** par HENRY et DISCLEZ. Livre du maître, cart. 1,75
» de l'élève. . . . 0 20

**Cours d'Histoire universelle,** par MATHIEU, prof. à l'école normale de Carlsbourg.
1<sup>re</sup> partie : Histoire ancienne; cartonné. . . . 1 50
2° » Histoire du moyen âge; cartonné . . . 1 50
3° » Histoire moderne; » . . . 2 00

**Les grands faits de l'Histoire générale** *dans les limites exigées par le programme de l'enseignement normal primaire et des classes inférieures de l'enseignement moyen;* par le même . . . 2 50

**Guide pour l'enseignement de la Gymnastique** *des Garçons,* par le Major DOCX.
Id. id. Id. *des Filles,* id.
(Pour le détail, consulter le Catalogue de la librairie Wesmael-Charlier, à Namur).

**Traité théorique et pratique de Méthodologie,** par ACHILLE V. A.

**Le Vade-Mecum du jeune instituteur,** par le même. . . . 0 40

**25 chants pour les Exercices gymnastiques,** à l'usage des garçons et des filles suivant la Méthode Docx . . . 1 00

**De l'usage et de l'abus des boissons et des liqueurs alcooliques.** Manuel d'instruction populaire, par le D<sup>r</sup> Aug. JANSEN . . . 0 75

**La province de Luxembourg.** — Description géographique, historique, statistique et archéologique, par C.-J. MATHIEU et ALEXIS M. G. . . . 1 10

www.ingramcontent.com/pod-product-compliance
Lightning Source LLC
LaVergne TN
LVHW052003060726
842528LV00002B/388